特色疗法

中国传统特色疗法丛书

火针疗法

HUO ZHEN LIAO FA

总主编 常小荣 伦 新

主 编 林国华 李丽霞

副主编 陈楚云 李艳慧

编 委 （按姓氏笔画排序）

孔美君 邓钊立 许延林 李 茜

李巧林 李丽霞 李艳慧 张去飞

陈 红 陈楚云 林国华 罗 岚

赵兰风 赵婷婷 钟振民 黄应杰

黄昌锦 彭 意 董 方

中国健康传媒集团

中国医药科技出版社

内容提要

本书分为基础知识与临床应用两大部分。上篇基础知识较为系统地介绍了火针的源流、作用、作用机制、适应证和禁忌证、注意事项、火针部位、火针常用的方法及意外的防治等内容；下篇临床应用分别介绍火针在内科、骨科、外科、皮肤科、妇儿、男科、五官科等各科病证中的应用，基本上概括了目前常见的火针适应证。本书力求反映火针疗法的当代水平，将各种疾病火针治疗的真正疗效呈现给读者。适合针灸工作者及针灸爱好者阅读参考。

图书在版编目（CIP）数据

火针疗法/林国华，李丽霞主编．—北京：中国医药科技出版社，2012.9

（中国传统特色疗法丛书/常小荣，伦新主编）

ISBN 978－7－5067－5455－2

Ⅰ.①火…　Ⅱ.①林…　②李…　Ⅲ.①火针疗治　Ⅳ.①R245.31

中国版本图书馆 CIP 数据核字（2012）第 062103 号

美术编辑　陈君杞
版式设计　郭小平

出版　**中国健康传媒集团**｜中国医药科技出版社
地址　北京市海淀区文慧园北路甲 22 号
邮编　100082
电话　发行：010－62227427　邮购：010－62236938
网址　www.cmstp.com
规格　958×650mm 1/16
印张　22
字数　301 千字
版次　2012 年 9 月第 1 版
印次　2022 年 9 月第 5 次印刷
印刷　三河市百盛印装有限公司
经销　全国各地新华书店
书号　ISBN 978－7－5067－5455－2
定价　49.00 元

弘扬传统
融汇新知

书贺
中国传统疗法丛书出版

陈可冀

二〇二年初夏

总序

中国传统特色疗法两千多年前已形成了较完整的理论体系，以后历经各代医家的不断补充和完善，在中华民族的繁衍过程中具有重要的医疗和保健价值。随着现代科技的日新月异，这门传统学科也在不断地吸收着新知识，丰富自身的理论，以求得更大的发展。尤其是近几年来，针灸学已经作为中医学的代表学科，首先走出国门，为世界上大部分国家和地区所接受，成为世界医学的组成部分。

本丛书共分19册，包括《体针疗法》、《头针疗法》、《耳针疗法》、《埋线疗法》、《水针疗法》、《电针疗法》、《皮肤针疗法》、《腕踝针疗法》、《刮痧疗法》、《艾灸疗法》、《子午流注针法》、《壮医点灸疗法》、《挑针疗法》、《火针疗法》、《微针疗法》、《蜂针疗法》、《穴位贴敷疗法》、《拔罐疗法》、《刺血疗法》。每册书均分两部分，第一部分为基础知识，系统介绍各种疗法的历史源流、作用机制、疗法特点、应用范围、治疗部位、操作方法、注意事项及异常情况防治等；第二部分为临床应用，均以临床的内、外、妇、儿、五官、皮肤、骨伤等科分类，每论一方一法即治一病，按病因病机、辨证、方法、按语等逐项叙述，均采用图表与文字相结合的体裁，条目井然，明晰易懂，易学易做，融科学性、知识性、实用性为一体，适合于中医临床各科医生、基层医务工作者、医学院校师生、中医药爱好者及城乡广大群众阅读。本套丛书所述疗法，有承袭先贤之经验，也有作者长期临证之自得，融古今疗法与现代保健知识于一体，用之得当，效如桴鼓。

本丛书以“普及医疗，方便患者”为宗旨，力图从简、便、廉、验四个方面，以简明通俗的语言、丰富翔实的内容，向读者展现中医药简便疗法的特色。所谓“简”，即方法简而易，易操作，易掌握；所谓“便”，即取法方便，患者乐于接受；所谓“廉”，即治疗价格较低，患者可以接受；所谓“验”，即用药取法均符合中医中药基本理论和医疗保健的基本原理，组方合理，药量准确，方法可靠，疗效明显。

几千年来，中医学对中华民族的健康繁荣起到了重要作用，殷切希望中国传统特色疗法能为世界人民的健康、幸福做出更大的贡献。

石学敏

2012 年 2 月

前言

火针是《黄帝内经》中“九针”之一，火针疗法是传统中医针灸疗法学的重要部分。“火”是火针疗法鲜明的独特性，火针直接、快速地将“热”送达治疗部位，起到“温”、“通”、“补”、“消”、“清”等的作用，对一些疾病的疗效是其他疗法无法达到的。也是因为“火”，火针施术时要求“红”、“狠”、“稳”、“准”，即指较其他疗法，火针的操作有烧针要红、心要狠、操作要稳、刺入要准的特点。所以要想火针应用自如，在患者身上使用前必须勤加练习，熟而生巧。还是因为“火”，火针操作的前后及过程中均应注意消除患者的恐惧心理，对所选的治疗部位皮肤肌肉的厚薄应了然于心，对操作时需要刺入的深度应能控制自如。

火针疗法的发展与其他疗法一样，经历了初始、发展、成熟等过程。早在先秦时期就奠定了火针疗法的理论和临床基础，金元明时期是火针疗法的成熟阶段，当时已有较完善的理论体系，用于内外科、儿科、五官科等各种专科疾病的治疗，并且有大量的医案记载，火针疗法也是在这个时期传到了国外。经过历代医家的不断努力，火针疗法的临床与机制研究均取得了长足的进展，现在火针已广泛应用于皮肤科、外科、妇科、五官科以及内科等疾病的治疗中，适应证达 80 余种。现代研究认为火针疗法具有改善血液循环、镇痛、调节内分泌 - 免疫、调节代谢、影响外周血象的作用。

本书分为基础知识与临床应用两大部分。上篇基础知识部分，较为系统地介绍了火针的源流、作用、作用机制、适应证和禁忌证、注意事项、火针部位、火针常用方法及意外的防治等内容；下篇临床应用为火针疗法的治疗各论，分别介绍火针在内科、骨科、外科、皮肤科、妇儿科、男科、五官科等各科病证中的应用，基本上概括了目前常见的火针适应证。本书的编写体例以中医病名为纲目，对于一些疾病火针疗效显著，但属于西医病名者，则以“附”的形式列在相关中医病证的后面，对于如癌症疼痛、甲状腺功能减退、退行性骨关节病等现代病名则作为一个病单独论述。验案示例部分，医案后附有引用文献的，是文献报道的全国各级针灸医生的验案；医案后未附引用文献的，均是本书主编在临床治疗中的验案。本书力求反映火针疗法的当代水平，体现我们临床使用火针的实际情况，将各种疾病火针治疗的真正疗效呈现给读者。

火针治疗许多疾病均有其独特的、有时是出乎意料的临床疗效，临床使用广泛，这促使我们编写此书，目的在于将怎么用火针、哪些疾病用火针疗效较好告知大家。本书的编写过程中参考了贺老的《火针疗法图解—贺氏针灸三通法之一》、刘老的《火针》等书，在此深表感谢！本书很多临床经验凝聚着广州中医药大学第一附属医院针灸科司徒铃教授、靳瑞教授、张家维教授等前辈及科室同仁的心血和经验总结，在此深表谢意！由于本书涉及内、外、妇、儿、五官各科，涉及面较广，内容较多，且编写时间较仓促，虽经多次校对，仍难免有不足及疏漏之处，欢迎广大的读者及同行给予批评指正。

编　者

2012 年 2 月

目 录

上篇 基础知识

下篇 临床应用

上篇 基础知识

第一章 >>>
概　　述

火针是一种特殊针灸针具，从远古针具“九针”中的“大针”发展而来，是用耐受高温并对人体无伤害的金属为材料，供烧红使用。

火针疗法，是用特制的火针针具，经针体加热，采用一定的手法，刺入到人体相应的腧穴或部位，以达到防治疾病的一种独特针灸治疗方法。

火针疗法为古老而独特的针灸疗法，是针法和火灸法的有效结合。从伏羲氏制九针（晋代·皇甫谧《帝王世纪》）至今有数千年的历史。火针疗法经历了数千年的发展与积淀，已形成了一套比较系统的理论体系，在临床各科运用均具备确切的疗效。

一、源流

（一）火针疗法的初始阶段

火针的应用历史可以追溯到先秦时期以前，《黄帝内经》中就有针具特点的记载，当时称为大针、燔针。《灵枢·九针十二原》曰：“九曰大针，长四寸，……大针者，尖如梃，其锋微圆……”，首次对火针针具的特点进行描述，长3~4寸，体粗圆，尖锐利，柄用角质或竹、木制作。火针疗法，《黄帝内经》中称之为“焠刺”、“燔针”，《灵枢·官针》云：“凡刺有九，以应九变，……九曰焠刺”，“焠刺者，刺燔针则取痹也”，是将针烧红后刺入体表的一种方法，用来治疗寒痹等病证，《灵枢·经筋》篇也云：“治在燔针劫刺也。”火针疗法是针刺与灸法相结合的一种治疗方法。

火针的产生有一定的地域性，《素问·异法方宜论》记载：“北方者，天地所闭藏之域也，其地高陵居，风寒冰冽，其民乐野处而乳食，藏寒生满病，其治宜灸焫。故灸焫者，亦从北方来。”其中“焫”，古意同“爇”，是燃烧的意思，指用火针、烧针、温针或砭石加热以刺激体表局部的疗法，故多认为火针源于北方，正如王冰注《素问》云："火艾烧灼谓之灸焫，故灸焫北人正行其法。"

在火针疗法的作用与适应证上，《黄帝内经》也有记载，《灵枢·九针十二原》篇曰："以泻机关之水也。"《灵枢·官针》篇曰："病水肿不能通关节者，取以大针。"说明火针可以用于治疗凡因水湿停滞而阻碍大气不能通过关节的痹证。《灵枢·四时气》篇曰："转筋于阳治其阳，转筋于阴治其阴，皆卒刺之。"《素问·调经论》记载："病在筋，调之筋，病在骨，调之骨，燔针劫刺。"说明火针可治疗经筋骨脉病证。《灵枢·寿夭刚柔》云："刺寒痹者奈何？……刺布衣者以火焠之。"《灵枢·经筋》载有："焠刺者，刺寒急也，热则筋弛纵不收，无用燔针。"表明火针的适应证是寒痹，而热痹为禁忌证。《灵枢·厥病》篇曰："肠中有虫瘕及蛟蛕，……以大针刺之，久持之，虫不动，乃出针也。"说明火针可治疗腹中虫证。

《黄帝内经》是我国现存最早的医学专著，对火针的针具、刺法以及其适应证、禁忌证都有初步的描述，但大多是作为九针之一进行描述，对火针的整体认识尚不够全面，只是初始阶段。

（二）**火针疗法的发展阶段**

火针疗法自《黄帝内经》后不断发展，汉代火针的使用已渐广泛。张仲景的《伤寒杂病论》中称其为"烧针"，其论述不仅扩大了火针的主治范围，用火针治疗伤寒表证，而且补充了《黄帝内经》中关于禁忌证的内容，论述火针治疗后的变证，提出了火针误治后的处理以及火针治疗后的防护。如其云："荣气微者，加烧针则血留不行，更发热而烦躁也。"指出营气虚、某些阳明里热证、太阳中风证、太阳伤寒证、少阴病都禁用火针。《伤寒杂病论》对误用火针后的变证提出了补救的措施，如"火逆下之，因烧针烦躁者，桂枝甘草龙骨牡蛎汤主之"等。此外《伤寒杂病论》还指出火针针口感染及其处理，"烧针令其汗，针处被寒，核起而赤者，必发奔豚，气从少腹上冲心者，灸其核上各一壮，与桂枝加桂汤，更加桂二两也"晋唐时期突破了《内经》中火针治疗寒证的理论，在内外科、五官科上有长足的发展。晋·陈延之《小品方》首次提出"火针"一词，并首次提出眼科疾病可用火针治疗，外科附骨疽、石痈、瘘均是火针的适应证。正如《小品方》云："附骨疽，若失时不消成脓者，用火针、膏、散"；"有石痈者，……脓浅易为火针，诸痈溃后用膏散”；“有瘘者，……。若失时不治结脓者，亦以练石薄薄，令速熟，熟用火针膏散”；“疗眼生胬肉覆瞳子者方，取针烧令赤，烁着肤上，不过三烁缩也。”晋·皇甫谧在其《针灸甲乙经》强调火针的适应证为寒证和痹证，并且肯定了“焠刺”这种火针刺法；同时，也提出火针治病必须考虑体质因素，所谓“用针者，不知年之所加，气之盛衰，虚实之所起，不可以为工矣”。从以上可以看出在唐代以前，火针的发展都是以《黄帝内经》为基础，突破《黄帝内经》单单只是内科疾病的适应证范围。

唐宋时期，火针治疗适应证进一步扩大到内外科、眼科、五官科以及急证等病的治疗，并提出火针的选穴、操作、禁忌等问题，而且有了火针治病的医案记载。唐·孙思邈《备急千金要方》将火针用于外科疔肿、痈疽、瘰疬，内科黄疸、癫狂、风眩，口腔科牙齿出血。如“凡用药帖，法皆当疮头处，其药开孔，令泄热气”；“凡痈按之大坚者，未有脓；……用铍针脓深难见，肉厚而生者用火针”；“凡项旁腋下先作瘰疬者，……已溃者治如痈法，诸漏结核未破者，火针针使着核结中，无不瘥者”；“治酒醉，牙齿涌血出方。烧钉令赤，注血孔中止”；“夫风眩之病……困急时但度灸穴，使火针针之，无不瘥者，初得，针竟便灸，最良。”孙思邈指出在火针烧针的过程中要重视针身的温度，烧针不热则会对人产生损伤，正如《千金要方·用针略例》云：“火针亦用锋针，以油火烧之，务在猛热，不热即于人有损也，隔日一报，三报之后，当脓水大出为佳。”孙思邈还对火针的禁忌部位也提出了自己的看法，认为：“……诸小弱者，勿用大针，然气不足宜调以百药”；“巨阙、太仓、上下脘，此之一行有六穴，忌火针也。……每针常须看脉，脉好乃下针，脉恶勿乱下针也。”即体质弱、脉气欠佳者，不宜火针治疗；腹部的某些穴位亦不适宜火针治疗。对火针操作过程的深度、手法、针刺的深度等，孙思邈均有较全面的论述。如：治疗大癥块，“当停针转动须臾为佳”。治疗疔肿、痈疽的针刺深度是四分，所谓“当头以火针，针入四分瘥”。治疗癫狂患者，火针刺十三鬼穴皆是：“火针七锃，锃三下。”即火针7次，每次三下。唐·王焘在《外台秘要》提出了“结”的针刺次数、针后的处理为“以火针针结子中央，作两下，去针讫，乃涂少许膏药，无者杂油亦得。须待三两日，又如前报针，更经一两日，当脏水自出。若不出，复如前针，候脓溃尽，结便自散”，对现代火针的操作与术后护理有很大的指导作用。

宋·王执中在《针灸资生经》记载了心脾痛、脚卒肿、腰痛、喘、腹寒热气等症的火针治疗。治心脾病“以火针微针之，不拘心腹，须臾痛定，即欲起矣，神哉”。治心胃痛“用火针微刺诸穴与疼处，须臾即止”。治哮喘“若不因痰而喘者，当灸肺俞，凡在喘与哮者，……以火针微刺之即愈”。治腰痛“有妇人久病而腰甚痛，腰眼忌灸，医以针置火中令热，缪刺痛处，初不深入，即而痛止”。“舍弟腰疼，出入甚艰，予用火针微微频刺肾俞，则行履如故”。宋·赵佶编的《圣济总录·钩割针镰》记载了火针治疗目翳病的方法，“凡目生顽翳者，可用火烧铜针轻点，传波斯国银矿名悉兰脂，点之不痛，勿用别法。”在宋代官修方书《太平圣惠方》卷第六十一中，对痈疽用火针或不用火针的证型进行了分析，认为“夫痈疽者，头少肿处多出脓。不快者宜针烙”。该书也首次提出小儿无辜疳用火针治疗的方法：“烧针似火色，看核子大小，作一纸环子束定，无辜仍须捏定，以针当中烙之，可深二豆许，即贴沉香膏。”

在唐宋间还出现了专以火针烙黄为业的专科医生，并出现了点烙法治疗多种黄疸病证的专书《点烙三十六黄经》，足见当时火针烙黄运用之广泛。

（三）火针疗法的成熟阶段

在清初时期，火针疗法的应用达到了高峰。治疗的病种较之前明显增多，新增病种包括：外科痔漏、梅毒及小儿肛闭、膝眼风等；内科的气虚证、卒心痛、瘫痪；口腔科舌卷、舌肿等；眼科的睑中赤痒、外障、目生翳；耳鼻喉科梅核气、腮痈等。在此期间，有关“火针疗法”的记载非常多，其对火针针具、操作方法、适应范围和禁忌证都有发展提高，尤其是明代，有关火针的描述最为全面。嘉元二年（1304 年），日本医人梶原性全撰写的《顿医抄》大型综合性医学全书，在第十九卷中有用铜火针治疗鼻痔的内容，说明在当时火针已由中国传到了国外。此阶段已形成了较完善的火针理论基础，不仅从刺法、适应证、禁忌证上有所扩展，还对火针的针具进行了规范，火针已用于内外科、儿科、五官科等各种专科疾病的治疗，并且有大量的医案记载，为火针疗法的成熟阶段。

1. 火针疗法的针具与操作

明代著作中，高武的《针灸聚英》对火针疗法有较全面的论述，从火针针具的取材制造，到火针操作过程的针体加热，针刺方法和针刺深度，及火针疗法的适应证、禁忌证等多方面都有很详尽的说明。如："世之治火针者，皆用马衔铁，思之令喜意也。此针惟是要久受火气，铁熟不生为工，莫如火炉中用废铁筋制针为佳也。初制火针，必须一日一夜，不住手以麻油灯火频频蘸烧，如是一日一夜，方可施用"，指出制火针材料要选用耐烧的上好熟铁。"焠针者，以麻油满盛，灯草令多如大指许，取其灯火烧针，频以麻油蘸其针，烧至通红，用方有功，若不红者，反损于人，不能去病"；"以墨记之，合针时无差，穴点差，则无功。……，先以左手按定其穴，然后针之"；"切忌过深，深则反伤经络。不可太浅，浅则治病无功，但消息取中也。"提出了火针的操作要热、准，深度要适中。在出针方面，其认为"凡行火针，一针之后，疾速便去，不可久留，寻即以左手速按针孔上，则痛止，不按则痛甚"，提出了火针出针时按压针孔可以减轻火针后的疼痛。明·朱橚《普济方》治腹部肿块、肠、泌尿系疾病时，火针气海、五枢等穴和针刺深度，要求"一并三穴燔针刺五分"。清·李学川在《针灸逢源》里对火针的刺法进行了详细的描述，强调"烧时令针头低下恐油热伤手，先令他人烧之，医者临时用之，以免手热"；"凡行火针，必先安慰患者，毋令惊恐"；"凡针肿上不可按之，即以手指从两旁捺之，令脓随手而出。"清·赵竹泉《医门补要》也自指出："背与腹用火针，要斜刺方不伤内膜害人，惟手足可直入。"提出了火针的具体刺法、针刺的角度、深度等。

明·汪机在《外科理例》详述了火烙法，其治与火针相似，但形状有别于之前的火针，为"其针圆如箸，大如纬挺，头圆平，长六七寸，一样二枚。捻蘸香油，于炭火中，于疮头近下烙之"。这种方法是将火针针尖改为圆状针面，扩大了火灼的范围，为临床治疗提供了方便。同时，也避免了因火针头细，烧灼面积小，针离开火源后容易变凉，而需多次反复烧红针尖的麻烦，为外科疾病特别是一些皮层赘生物、外痔的治疗提供了方便，是现代火针中平头火针、多头火针的雏形。

2. 火针疗法的适应证

这个时期的著作，明确记载火针治疗外科疾患和痹证，描述了这些疾病的火针治疗的操作方法，并且对火针治疗痈疽、痹证的机制进行了阐述。吴谦总结了前人的经验归纳了火针的适应证："火针者，即古之燔针也。凡周身淫邪，或风或水，溢于机体，留而不能过关节，壅滞为病者以此刺之。”明·陈实功《外科正宗》中：“治瘰疬、痰核……将针烧红，用手指将核握起，用针当顶刺四五分，核大者再针数针也妙，核内或痰或血随即流出，候尽以膏盖之。”明·张景岳在《景岳全书》中提到：“痈疽为患，无非气血壅滞，留结不行之所致，凡大结大滞者，最不易散，必欲散之，非借火力不能速也……。”高武在《针灸聚英》中曰：“破痈毒发背，溃脓在肉，外皮无头者，软不坚者以溃疡，阔大者按头、尾及中，以点记，宜下三针，决破出脓，一针肿上，不可按之，令脓随手而出，或肿大脓多，针时则侧身回避，恐脓射出污身”；“凡治瘫痪，尤以火针易功效，着风、湿、寒三者，存于经络不出者，宜用火针，以外发其邪，针假火力，功效胜于气针。”明·楼英《古今医统大全》载有：“大抵漏疮多生于肛门之畔，始起如豆，忽便肿疼……病深者又同也，用稻草心顶替针丸，探入鹅管，屈曲处再用火针开之，或替针丸咬开。”楼英在《医学纲目》中有：“针灸舌卷，独取手少阳络与筋。……又云：手阳明之筋，其病支痛，转筋舌卷。治在燔针劫刺，以知为数，以痛为输是也。”“治男子脏气虚惫，真气不足，一切气疾久不瘥者，不思饮食，全无气力。燔针，针任脉气海一穴，针入五分，可灸百壮，次以毫针，针足阳明经三里二穴。”“如灸冷心痛，燔针斜针任脉巨阙穴，如五脏气相干心痛者，刺之无不愈”等。明·李梴《医学入门》：“初生谷道无孔者，乃肺热闭于肛门，……；或用火针刺，不可深，以蜜导法套住，紧急只以油纸捻套住。”明·薛己在《保婴撮要》记载治疗一小儿腋痈，其“脓内溃，久不出，色不变，亦不痛，余谓气血虚甚，当先大补而用火针”。李时珍在他的著作《本草纲目》里较全面地论述了用平头火针治疗目翳，曰：“其法用平头针如翳大小，烧赤，轻轻当翳中烙之，烙后翳破，即用除翳药敷点。”明·陈实功《外科正宗》：“火针之法由来异，胜如服药并奇治，将针一点破皮囊，肿消痛止随游戏，治鱼口、便毒、横痃等症，用行药不得内消者。”清·吴谦《外科心法要诀》：“膝眼风（鹤膝风）在鬼眼生，疼痛如锥胖肿形，下虚风湿寒侵袭，屈伸不遂。……兼用火针针膝眼穴，此转重就轻之法也”；“风市主治腿中风，两膝无力脚气冲，兼治浑身麻瘙痒，艾火烧针皆就功。”可见这个时期，火针已较广泛用于内科、儿科、五官科等各种专科疾病的治疗。

3. 火针疗法的禁忌证与变证

高武的《针灸聚英》对火针的禁忌证作了详细的描述，提出"人身之处皆可行针，面上忌之。凡夏季，大经血盛皆下注两脚，切忌妄行火针于两脚内，及足则溃脓肿痛难退。其如脚气多发于夏，血气湿气，皆聚两脚，或误行火针，则反加肿疼，不能行履也"；"凡大醉之后，不可行针，不适深浅，有害无利。"说明面上、醉酒忌用火针及夏季不可用火针针刺两脚。明·王肯堂《证治准绳》提出火针"凡近筋脉骨节处不得乱行针"。明·薛己《口齿类要》："凡舌肿胀甚，宜先刺舌尖，或舌上，或边旁出血，泄毒以救其急，惟舌下廉泉穴，此属肾经，虽当出血，亦当禁针，慎之。"清·赵竹泉在《医门补要》中提出了多种火针禁用部位及疾病。认为"火针（又名燔针）为外症所必用，……误用，更肿痛深溃。头面为诸阳总会，一用火针，引火闭邪，使轻病转危矣。""凡头面、疔疮、对口、搭背等症，俱不可用火针，闭毒助火生变。""凡红肿焮痛外症，最忌火针艾灸，并饮酒浆。""时行厉气，遏于胆胃二经，致耳下浮肿不坚，……倘误用火针必赤肿可畏。"

（四）火针疗法的全新阶段

清朝后期，公元1822年废除了太医院的针灸科，在当时统治阶级的打压下，针灸开始走下坡路，以至于到解放前，火针已经濒临灭绝。

新中国成立后，在党和政府的高度重视下，针灸不断得到传承和发展，火针的发展历史翻开了新的一页。目前，火针的发展进入了一个新的鼎盛时期，现代认为火针具有祛寒除湿、消癥散结、益肾壮阳、宣肺定喘、除麻止痒及清热解毒等作用，不仅适用于寒证、痛证的治疗，还认为火针借助温热之力，引动火毒热邪外出，也适用于热证的治疗。现在，火针广泛应用于皮肤科、外科、妇科、五官科以及内科等疾病的治疗中，据文献报道，火针疗效突出的疾病达80余种，且随着火针疗法的不断推广，其应用范围还将不断扩大。

二、火针的作用

火针疗法借"火"之力而取效。火针集毫针激发经气、火气温阳散寒的功效于一体，通过借火助阳、温通经络、开门驱邪、以热引热等机制起作用。“借火助阳”是其根本，正是由于火，才有了开门、引热等功能，产生了火针许多独特的治疗作用。火针的作用可归纳为“温”、“通”、“补”、“清”、“消”等方面。

1. 温阳散寒，化气利水

火性属阳，火针能借火的温热的作用，振奋人体阳气，人体阳气充盛，温煦有常，阴寒得散，脏腑功能得以正常运行，则脉络调和、气机疏利、津液运行。明朝张景岳云：“燔针，烧针也，劫刺因火气而劫散寒邪也。”火针借助火气的温热作用，可以温化肺内寒邪，温肺化饮；疏通肺之经气，使肺气得以宣发肃降，治疗各种痰浊阻肺、风寒束肺之咳嗽、喘证、哮证等。火针可以温中焦脾胃，治疗寒邪犯胃或脾胃虚寒所致的脘腹闷胀、冷痛，泄泻等证。火针可以温肾散寒，治疗肾阳虚所致的腰膝酸痛、畏寒肢冷、五更泄泻等证。火针还可以通过温阳化气，使肺气通调、脾气传输、肾气蒸腾，治疗脏腑功能失调，三焦决渎失职，膀胱气化不利所致的水肿和小便失利等证。

2. 温经通络，祛瘀止痛

火针具有针和火的双重作用，热力透达，可疏通经络中壅滞之气血，使得气血运行通畅，以调整脉络，增加局部血液供给而濡养筋脉，筋得血养柔而不拘，起到温经通络，祛瘀止痛的作用，正如《景岳全书》云：“凡大结大滞者，最不易散，必欲散之，非借火力不能速也。”因此，火针可以治疗各种由于经络阻滞，气血运行受阻，经络不通，筋肉失于濡养，以致肌肉痉挛、麻木、瘙痒、偏瘫、抽搐等证。火针可以温通经脉，鼓动人体阳气，行气活血，使脉络调和、气机疏利、津液运行、血行经通，经络通调，“通则不痛”，治疗风寒湿痹证及寒凝瘀滞之关节肿痛等病证。火针温通心阳，运行血脉，祛瘀止痛，治疗由于心阳虚，心脉痹阻所致的胸痛、心悸等证。

3. 补养气血，升阳举陷

火针通过温补阳气、引阳达络而补养气血，能使气至血通，气机疏利，起到养血祛风止痒之功，治疗以瘙痒、麻木为主要症状的各种皮肤病，如神经性皮炎、牛皮癣等。火针可以温补肺气，治疗肺气不足之咳嗽、喘息、自汗等病证；火针可以补益心气，益气养血，治疗心气不足、心阴血虚之心悸气短等证；火针可以补益中气，健脾养胃，治疗胃中虚寒，或纳少腹胀、大便溏泻脾胃虚弱之证。火针通过补益阳气，升阳举陷，调节脏腑，收摄止泄；临床上常用此法治疗中气下陷引起的子宫下垂、胃下垂、肾下垂、久泻久痢；肾阳不足所致遗精早泄、痛经、月经不调、腰膝酸软及脏腑亏虚所致的各种痿证等。

4. 清热解毒，引邪外达

火性属阳，阳可升散，开泻畅达，而火针疗法有引气和发散之功，温通之性强而力量集中，能直达肌肤筋肉，因而可使火热毒邪外散，引热外达，清热解毒，即“以热引热”，“火郁发之”。火针治热证，通过灼烙人体腧穴腠理而开启经脉脉络之外门，给贼邪出路，达到开门驱邪之功，加上火针本身针身较普通针灸针粗，借助火力，出针后针孔不会马上闭合，使有形之邪可以直接排除体外，使邪毒得清。正如《针灸聚英》云：“盖火针大开其针孔，不塞其门，风邪从此而出”；“若风寒湿之气在于经络不出者，宜用火针以外发其邪”，火针治疗后机体都留下针眼，可使邪气从针孔而出，达到邪去正安的效果，临床常用于治疗蛇串疮、乳痈、痄腮等病证。

5. 消癥散结，生肌敛疮

火针能消癥软坚散结，温通经络，行气活血，疏利气机，正如《针灸聚英》云：“破瘤、坚积结瘤等，皆以火针猛热可用。”火针可以治疗气血、痰、湿等各种病理障碍积聚凝结而成的肿物、包块，无论在体表，或聚结在体内，均有不同程度的疗效。同时火针可以使局部气血运行加快，气血通畅，从而加速其消散；临床上常用于治疗腱鞘囊肿、瘿瘤、瘰疬、脂肪瘤、子宫肌瘤、纤维瘤、疣、痣等病证。火针的温热之性能加速气血运行，鼓舞正气，正气充盛，能托毒生肌，排脓敛疮，加快肌肤更新，促进疮口组织的物质代谢，加速疮口愈合，临床上常用于治疗静脉炎、痤疮、痈疮、痔疮、象皮腿等病证，并对一些经久不愈的疮口，或慢性溃疡具有促进生肌敛疮之功。

三、火针的作用机制及其研究

火针疗法源远流长，已经过数千年历代医家的总结和完善，关于火针疗法的临床报道很多，现将近 10 年来有关火针治病机制的研究进展作如下总结。

（一）火针治疗各系统疾病的作用机制研究

1. 火针治疗慢性软组织损伤的作用机制

运动损伤中慢性运动损伤很多见，虽不算严重，但病情迁延难愈，给运动员带来痛苦，影响训练和比赛。慢性软组织损伤部位在反复的变性、渗出、增生过程中容易形成粘连、瘢痕、挛缩、钙化等病理改变，所以是临床多发病、难治病，常规治疗方法难以从根本上改变这种病理组织结构。但中医文献及临床实践证明火针对慢性软组织损伤的疗效显著，且不易复发。临床及动物实验证明，火针治疗慢性运动损伤（慢性软组织损伤）是通过以下途径起作用的。

（1）火针可改善病变部位血液循环，促进损伤修复：实验证明，采用火针治疗后，病变部位的皮肤温度有明显升高，且甲皱微循环的血流速度明显加快，血流状况明显好转。有实验证实火针在治疗中的不同阶段，$6-\text{Keto}-\text{PGF}_1$（6－酮－前列环素因子1）含量都高于其他疗法，治疗中期达最高值。$6-\text{Keto}-\text{PGF}_1$ 能舒张血管和抗血小板聚集，表明火针可改善病理组织的血液循环。以火针直接刺激病灶及反射点就迅速消除或改善局部组织水肿、充血、渗出、粘连、钙化、挛缩、缺血等病理变化，从而加快循环，增强代谢，使受损组织重新修复。火针点刺具有消坚散肿，促进慢性炎症吸收作用。

（2）火针本身形成的损伤有利于组织修复：西医学认为修复过程起始于损伤。有资料表明火针烧红时，针身温度可达800℃以上，炽热的针体快速刺入粘连瘢痕处，可使针体周围的组织灼伤坏死，坏死组织对机体来说，是一种刺激物，必将引起周围健康组织的反应，首先有白细胞及巨噬细胞侵入将坏死物吸收，之后，周围健康组织细胞再生恢复原有组织结构，而从外观上则可观察到，损伤形成的瘢痕结节或变软、或变小、或消失，呈现吸收再生的良性过程。

（3）火针有抗氧化的作用：火针治疗后的恢复过程中有炎症反应，炎症引起的细胞损伤过程中存在自由基性损伤。火针可保持局部组织清除自由基，对抗氧化的能力，从而保持细胞免受损伤，帮助炎症组织修复。有人检测软组织损伤家兔火针治疗后的生化指标时发现，1～3周期间火针组SOD（超氧化物歧化酶）水平无明显差异，未治疗组织和针灸组均显著下降，火针组治疗期结束时损伤组织中 SOD 含量显著高于未治疗组和针灸组。SOD 含量的高低，反映出组织中超氧化物歧化酶活力的增减，此酶的增加能够清除体内自由基，对抗组织氧化，保护细胞免受损伤，帮助炎症组织的修复。

（4）火针能提高损伤组织中的微量元素含量：实验研究发现火针治疗慢性软组织损伤后，病理组织中的锌、钙含量在治疗周期中有显著提高。由于锌是构成机体多种蛋白质所需的微量元素，能维持细胞膜的稳定性，并参与许多酶的代谢，是淋巴细胞发挥免疫功能的基础，锌含量升高可以提高淋巴细胞反应能力，所以锌是创伤组织愈合的必需物质。钙是机体中重要的化学元素，能降低神经、肌肉的兴奋性和毛细血管、细胞膜的通透性，防止渗出，控制炎症和水肿。此两种化学元素含量增高，对慢性软组织损伤的修复有明显的促进作用。

2. 火针治疗哮喘患者的作用机制

近年来对支气管哮喘的免疫学研究证实，其发病机制与 I 型变态反应有密切关系。IgE 又称为反应素和亲细胞抗体，1996 年由日本学者发现并提纯，是介导 I 型变态反应的主要免疫球蛋白。IgE 是支气管哮喘发病中的重要抗体。体内 IgE 水平增高是特应性素质和支气管哮喘的共同特征，往往可以反映支气管哮喘患者的特应征存在。有研究证实，火针对降低 IgE 含量具有良好的作用。火针治疗支气管哮喘通过降低异常增高的血清 IgE 水平，降低机体对过敏原的敏感性，减轻过敏原对人体的损害，抑制过敏介质的释放，说明火针具有体液免疫调节、抗过敏的作用。

3. 火针治疗类风湿关节炎的作用机制研究

（1）火针调节类风湿关节炎模型大鼠下丘脑－垂体－肾上腺（HPA）轴的功能：临床治疗类风湿关节炎（RA），激素是重要的一类药物，但由于其副作用如免疫抑制、影响骨质代谢等受到应用限制。皮质醇是肾上腺皮质束状带分泌的糖皮质激素，其分泌受下丘脑－垂体－肾上腺轴（HPA）调控。现代研究表明，RA 患者肾上腺皮质功能紊乱，皮质醇分泌节律异常。研究证实，经火针治疗后，RA 模型大鼠皮质醇含量迅速回升，火针治疗 2 周后，能明显改变皮质醇的分泌；但对于关节肿胀，治疗前一疗程火针组与模型组无明显差异，后一疗程才凸显出火针的效应。从上述两个结论来看，火针治疗 RA 是对内源性激素的一个整体调节，同时显示其效应是一个渐进的过程，并不是即时效应，必须给予一定疗程的治疗后，其效应才得以发挥。这一现象可能与火针作用于HPA轴这个层面，其效应的迟发有关，另一方面其效应的发挥可能与皮质醇的血液中的浓度有关，可能1疗程以上皮质醇才能达到一个稳态浓度。

（2）火针调节类风湿关节炎模型大鼠的免疫功能

①火针能降低RA模型大鼠TNF－α水平：研究表明，TNF－α是一种主要由单核细胞和巨噬细胞产生的单核因子，它在RA的发病中主要起到致热原作用以及激活B细胞、单核巨噬细胞、中性粒细胞、血管内皮细胞等，介导免疫反应；同时，也诱导软骨和成纤维细胞合成与分泌胶原酶、PGE_2等炎症介质，介导滑膜炎症和软骨破坏。因此，降低TNF－α水平是治疗RA获效环节之一。

②火针能降低RA模型大鼠IL－1β水平：IL－1β是细胞因子中的一个重要组成部分，可以由多种细胞如内皮细胞、B细胞或者成纤维细胞、表皮细胞等分泌合成，但主要由单核/巨嗜细胞合成。研究表明IL－1β在RA的发病过程中起着十分重要的作用。实验表明，RA模型大鼠IL－1β的水平显著升高，火针治疗后，IL－1β水平显著下降，火针对RA治疗作用的发挥可能是通过减少血清IL－1β的含量，抑制了其在病理过程中的作用，从而起到减轻RA的症状。

（3）火针能改善RA患者微循环，促进关节病变的改善：临床研究表明，RA患者经火针治疗后，甲皱循环异常状态有明显改善，清晰管袢数目增多，血流速度加快，血管管袢形态、血液流态、袢周状态与治疗前比有显著差异，证明火针有明显地改善微循环的功效，血流速度加快，血管管袢增粗，局部血流量增加，从而消除关节肿胀、疼痛、改善关节功能。

4. 火针能改善实验性小鼠膝骨关节炎关节软骨病理形态

膝骨关节炎又称膝骨关节病、膝增生性关节炎，是指膝关节内软骨的退化，以及损害后关节内骨的增生、变形，导致关节功能的改变，甚或丧失。许多学者认为该病是一个以关节软骨退行性改变为核心，累及骨质，并包括滑膜、关节及其他结构的全方位、多层次、不同程度的慢性炎症。而该病的发生发展与年龄明显相关。有实验研究将小鼠膝关节于伸直位制动5～6周，制备骨关节炎（OA）动物模型。因为当动物的下肢关节机械制动一段时间后，局部不论是否施以外加压力，不论采用伸直位、屈曲位或中间位，关节软骨均可出现与临床骨关节炎相似的退行性病变。

实验结果表明火针和电针均对膝骨关节炎实验动物模型有较好的治疗作用，能抑制软骨病变的发展，并在一定的程度上改善软骨的退变。虽然火针组软骨病变积分比电针组稍低，但两组的软骨病变积分差异却无统计学意义，而在改善实验性小鼠膝关节炎关节活动度方面，火针较电针的改善程度更优，与临床观察的结果相一致。

5. 火针对外周血白细胞及血小板计数的双相调节

有临床研究证实，在脑血管病合并感染或者脑血管病合并血小板计数异常时（升高或降低），经火针治疗后患者白细胞及血小板计数都能恢复到正常值范围，表明火针对这些患者的白细胞及血小板计数有双相调节作用，通过调节外周血白细胞及血小板计数达到控制感染及改善血液循环的目的。

6. 火针治疗椎动脉型颈椎病的作用机制

火针能调节椎动脉型颈椎病患者血浆 TXB_2、6 - keto - $PGF_1\alpha$ 的水平。椎动脉型颈椎病的形成主要与以下两种血管活性物质相关：血栓素 A_2（TXA_2）使血管收缩和血栓形成，前列环素（PGI_2）使血管扩张和血流畅通，正常情况下，两者保持着平衡状态，若这一平衡遭到破坏如血管内皮细胞受损，导致 PGI_2 合成减少时，TXA_2 合成就会增加，从而造成局部组织及神经系统的缺血缺氧及降解酶活性增加，使炎症介质分泌异常，形成非特异性炎症从而导致椎动脉型颈椎病的发生。有研究观察到 74 例椎动脉型颈椎病患者，TXB_2（TXA_2 降解产物）的含量较高，6 - keto - $PGF_1\alpha$（PGI_2 的降解产物的）的含量较少，与上述观点一致；经火针治疗后，其 TXB_2 含量明显下降，6 - keto - $PGF_1\alpha$ 含量明显升高，通过解除血管痉挛，使患者的脑血管扩张，增加血流量，血小板聚集受抑制，血流阻力减少，血流通畅，从而改善局部组织血液循环，恢复血管内的动力平衡。说明火针治疗椎动脉型颈椎病，能有效地抑制 TXB_2 的分泌，增加 6 - keto - $PGF_1\alpha$ 的分泌，恢复其内在的动力平衡，维持正常血管的舒缩状态，改善脑循环。

7. 火针治疗痛风性关节炎的可能机制

随着分子生物学的发展，对痛风的病理有了更深入的认识，认为痛风性关节炎是中性粒细胞介导的炎症，而 IL - 1β、IL - 8、TNF - α 作为炎症趋化因子和激活因子在痛风性关节炎的发生发展过程中起重要作用。目前治疗仍以秋水仙碱为首选，但由于临床上的毒副作用较大，而不能长期应用。近年采用火针放血等针灸方法治疗痛风取得良好的效果，且安全可靠。

（1）降低 TNF－α、IL－1β 水平，抑制致炎因子：研究显示火针能使血清 IL－1、IL－6、IL－1β、TNF－α 含量水平明显降低，升高血清皮质醇。皮质醇是肾上腺皮质束状带分泌的糖皮质激素，其分泌受下丘脑－垂体－肾上腺轴（HPA）的调控，提示火针可能通过调节 HPA 轴而作用。

（2）改善甲皱微循环：研究显示火针能改善甲皱微循环异常状态，使清晰管袢数目增多，血流速度增快，改善血管管袢形态、袢周状态，增加局部血流量，从而达到消肿止痛，改善症状的作用。

（3）促进损伤组织再生和修复：一方面火针能直接消除或改善局部组织水肿、渗出、充血、粘连、缺血等病理改变，加快循环，改善组织代谢，促进组织修复；另一方面火针作为一种微创操作，能激发患者机体的免疫机制，促进对坏死组织的吸收，从而促进受损组织的再生和修复。

（4）调节体内嘌呤代谢：研究表明刺血疗法不仅能通过改善血液流变学而改善血液循环，并能反馈调节体内嘌呤代谢，促进尿酸排泄，降低 RNA 酶以抑制血尿酸合成，呈双相调节作用。尿酸过多可形成尿酸钠结晶，后者可直接刺激滑液中单核细胞而导致 TNF－α 的产生，而 TNF－α 在痛风性关节炎的发生、发展中起着重要的作用。

8. 火针治疗甲状腺功能减退症大鼠的可能作用机制

甲状腺主要合成分泌两种具有生物活性的甲状腺激素，一是四碘甲腺原氨酸（甲状腺素），即 T_4；另一种是三碘甲腺原氨酸，即 T_3。生理情况下，绝大多数 T_3、T_4 与血浆蛋白结合，仅有极少部分是游离存在的，称游离甲状腺激素（即 FT_3、FT_4），FT_3、FT_4 虽少，但能通过细胞膜在靶组织细胞发挥生物效应，是直接反映甲状腺功能最灵敏的指标。促甲状腺素（TSH）是垂体前叶腺细胞合成并分泌的，可与甲状腺中滤泡细胞核内的特异受体结合而引起一系列的生化反应。TSH 对甲状腺的作用是多方面的，其主要有促进甲状腺激素的合成及分泌，使甲状腺吸碘能力增强等。T_3、T_4、FT_3、FT_4、TSH 的变化可直接反映甲状腺功能状态。研究发现火针能不同程度地改善甲状腺功能减退症大鼠的症状、体征，火针治疗能使 FT_4、FT_3 升高，明显降低血清 TSH 水平，有效调节负反馈，稳定下丘脑-垂体-甲状腺轴。

9. 火针治疗腰椎间盘突出症的可能作用机制

火针治疗腰椎间盘突出疗效显著，可能通过以下机制起作用。

（1）改善局部循环，消除炎症介质：临床研究指出针刺一方面以直接刺激病灶的反射点（即受压神经），使神经释放一定的神经递质；另一方面能促进外周炎性组织阿片肽的释放而发挥免疫调控作用，如β-内啡肽可增加单核细胞的趋化性，使自然杀伤细胞（NK）活性增加，从上述两个途径达到消炎镇痛的作用。火针刺激穴位后，一方面有针刺的效应，另一方面火针对皮肤的灼伤又类似于直接灸的作用，因此推测火针可能也从上述两个作用途径而发挥其改善循环，消炎镇痛的效应。

（2）各级中枢的镇痛作用：研究表明针刺镇痛的机制涉及脊髓、脑干、大脑皮层等各级中枢神经系统及其核团，并与神经体液、神经介质关系较为密切，在上述综合作用下发挥镇痛效应。其中粗纤维可直接激活脊髓本身的镇痛机制，细纤维通过激活相应节段脊髓，再激活脊髓上疼痛抑制系统，二者以内源性阿片类物质、P 物质、胆囊收缩素等为主要神经递质，从而产生镇痛效应。火针具有针刺及艾灸的双重作用，据上可推测火针亦可能通过上述途径来发挥其镇痛效应。

（二）火针的作用机制

通过对近十余年关于火针作用机制探讨的文献研究，火针作用机制主要可以概括为以下几点。

1. 改善血液循环

（1）提高病变部位温度：火针治疗后经红外热像图观察病变部位的平均温度升高，局部血液循环改善和局部组织代谢加强，有利于炎症等病理反应的消失和肌肉皮肤等正常组织的营养。

（2）激活机体的应激性反应：火针疗法是将特制针具加热到很高的温度后去刺激皮肤上的反应点，这种温热刺激可以在皮肤上形成局部充血或是有红、热、痛及轻微的水肿现象，正是由于这种热力的刺激伤及了皮肤，激活了机体的应激性反应，释放出组胺样物质，同时变性坏死的组织溶解成蛋白而被吸收，此时引起自身免疫反应，引起全身炎症因子的释放及局部趋附，二者通过作用于血管的收缩舒张机制，如有效抑制 TXB_2 的分泌，增加 6 - keto - $PGF_1\alpha$ 的分泌，舒张血管及抗血小板聚集，从而达到改善局部循环的目的。

（3）调整大脑皮层的功能状态：西医学认为，大脑皮层能调节皮层下各级神经中枢的功能状态，当前者处于紧张状态时，后者表现为受皮层的约束，而当前者功能活动低下时，则后者表现为占优势状态。所以，当大脑皮层的功能活动状态异常时，皮层下各级中枢功能的活动就会受到影响，而表现出身体各器官或系统的新陈代谢障碍及其他内脏功能失调等情况，火针通过刺激皮肤，并通过神经上传至大脑，通过对大脑皮层的调节，解除脑血管痉挛，使脑血管扩张，降低脑血管阻力，改善脑循环，使临床症状得以改善，并经 TCD 检查证明了以上结果。

2. 镇痛

（1）降低体内炎症因子：火针通过降低体内炎症因子如 IL - 1、IL - 6、IL - 1β、TNF - α 的发生趋化，阻断炎症因子介导的免疫反应，达到消炎止痛的目的。

（2）调节神经递质的含量：火针通过调节外周、中枢的神经递质，如升高动物脑内（端脑与间脑）5 - HT，降低外周血中 NE 含量，而血浆中 NE 主要来自交感神经末梢，NE 本身不是致痛物质，但疼痛伴有一系列自主神经反应，尤其是交感神经活动亢进。

（3）兴奋“第二优势灶”：根据前苏联生理学家乌赫托拇斯基提出的“第二优势灶”现象，火针刺激在中枢形成的第二兴奋灶强度超过原有病灶在中枢形成的第一兴奋灶，第一个兴奋灶的兴奋性被抑制，而且将它的“兴奋性”也被牵引过来，所以疼痛也就减退或消失了。

（4）提高刺激反射阈：当内脏存在病变时，由刺激感受性低的内脏通过大脑皮层向刺激感受性高的相应脊髓神经所支配的皮肤形成刺激反射，即人们常称的“海特带”，针灸通过刺激与内脏原发病灶相应脊髓节段的皮肤，由于皮肤的刺激感受性比内脏的高，因此针刺引起的皮肤疼痛必然影响内脏病变刺激所引起的疼痛向中枢的传达，从而发挥镇痛效应。

（5）转移注意力：火针操作上一定程度地转移了患者的注意力，分散了原有病灶的疼痛。

3. 调节内分泌－免疫

现代研究表明，RA 患者肾上腺皮质功能紊乱，皮质醇分泌节律异常。火针通过调节 HPA 轴，引起皮质醇的分泌变化，影响其血中的稳定浓度，从而达到抑制免疫的作用，但其发挥效应是一个慢性过程，需经一定疗程治疗后才能显现出来。研究已证实血中 T_3、T_4、FT_3、FT_4、TSH 的变化可直接反映甲状腺功能状态，火针通过升高血中 FT_4、FT_3 及降低 TSH 水平，稳定下丘脑－垂体－甲状腺轴，一定程度上改善甲状腺功能减退引起的症状及体征。体内 IgE 水平增高是特应性素质和支气管哮喘的共同特征，火针通过降低哮喘患者异常增高的血清 IgE 水平，降低机体对过敏原的敏感性，抑制过敏介质的释放，达到免疫抑制及抗过敏的作用。火针本身作为一种有创刺激，温度高，其灼热刺激可使局部病变组织分解，从而引起机体的非特异性炎症及自身免疫反应，导致炎症因子趋化，促进病变组织的重吸收及修复。

4. 对外周血象的影响

白细胞是血液中有形成分的重要组成部分，其中中性粒细胞属于吞噬细胞系统，是机体发生急性炎症时的主要反应细胞。火针后，除了局部的血液供应增强还可促进白细胞的渗出和提高其吞噬功能，进而帮助炎症的消退，并使炎症局限化，不蔓延到全身各处。临床研究证实，在脑血管病合并感染或者脑血管病合并血小板计数异常时（升高或降低），经火针治疗后患者白细胞及血小板计数都能恢复到正常值范围，表明火针对这些患者的白细胞及血小板计数有双相调节作用，通过调节外周血白细胞及血小板计数达到控制感染及改善血液循环的目的。

四、火针的适应证和禁忌证

（一）火针的适应证

现代火针广泛用于内科、外科、骨科、皮肤科、妇儿科、男科、眼科和五官科，以下是总结近十年文献报道的适合火针治疗的各科疾病。

（1）外科：面部化脓性皮脂腺囊肿、颈淋巴结结核、急性乳腺炎、乳腺增生症、乳房纤维瘤、褥疮、血栓闭塞性脉管炎、下肢静脉曲张、多发性鸡眼、下肢慢性溃疡、丹毒、流行性腮腺炎等。

（2）骨科：颞下颌关节功能紊乱综合征、颈椎病、落枕、强直性脊柱炎、棘上韧带损伤、肌筋膜炎、腰背肌纤维炎、腰椎间盘突出症、第三腰椎横突综合征、腰肌扭伤、慢性腰肌劳损、肩关节周围炎、肱骨外上髁炎、腕管综合征、关节扭伤、退行性膝关节炎、腘窝囊肿、跟痛症、腱鞘囊肿、慢性运动损伤等。

（3）内科：支气管炎、支气管哮喘、慢性胃炎、胃十二指肠溃疡、慢性结肠炎、肠激惹综合征、甲状腺功能减退症、急性肾绞痛、失眠、偏头痛、慢性疲劳综合征、癔症性瘫痪、梅尼埃病、脑血管意外（肩手综合征）、面神经炎、面肌痉挛、肋间神经痛、坐骨神经痛、三叉神经痛、枕大神经痛、风湿性关节炎、类风湿关节炎、急性痛风性关节炎、癌症疼痛等。

（4）皮肤科：疣、湿疹、带状疱疹、白癜风、银屑病、神经性皮炎、瘙痒性皮肤病、虫咬皮炎、体表脓肿、脂瘤、酒渣鼻、色素沉着、痤疮、冻疮、多发性鸡眼等。

（5）妇儿男科：痛经、月经不调、闭经、更年期综合征、慢性盆腔炎、子宫肌瘤、卵巢囊肿、不孕症、外阴白色病变、绝经后骨质疏松，小儿气管炎、支气管炎、喘息性支气管炎、支气管哮喘、遗尿症、功能性腹痛、小儿营养不良、佝偻病、脑发育不全、脑性瘫痪、智能低，男性前列腺炎、男子性功能障碍、不育症等。

（6）眼科和五官科：麻痹性斜视、泪溢、麦粒肿、急性结膜炎、耳鸣耳聋、鼻炎、鼻窦炎、扁桃体炎、慢性咽炎、牙痛、口腔溃疡等。

（二）**火针的禁忌证**

火针治疗使人体的经脉、穴位受到较强烈的刺激，应用得当则有助于疾病的康复，应用不当不只徒伤皮肉，且可能为害。因此，应严格掌握治疗的禁忌，如高热患者、危重患者、糖尿患者和孕妇慎用火针疗法；颜面及双足不宜采用火针深刺；疲劳过度、饥饿和过度紧张的患者，不宜采用火针疗法；火针针刺切忌刺入过深，避免损伤血管、肌腱、重要组织器官等。

五、火针的注意事项

部分患者见点燃的酒精灯及火针可能存在恐惧心理，从火针操作前的准备、火针操作过程以及火针后的护理等方面，均应注意减少患者的恐惧心里、减轻患者治疗时的疼痛，具体事项如下。

（1）针前应充分同患者做好解释工作，避免患者紧张，患者以卧位为宜，减少晕针事件的发生。

（2）注意用火安全，酒精灯不要灌得过满，一般占酒精灯容量的2/3以内为宜。棉球酒精不要蘸过饱，不要烧了患者皮肤、头发，汗毛等部位或烧伤衣物，加热器不用时要立即切断电源。

（3）注意检查与维护针具，发现有剥蚀或缺损时，则不宜使用，以防意外。

（4）针刺前要严格消毒施术局部皮肤，以0.5%碘酒消毒后，再以75%酒精脱碘，消毒后在穴位局部涂上一层薄薄的跌打万花油，以防烫伤，减轻疼痛。

（5）火针疗法在操作时要“红、准、快”。所谓“红”是指乘针体烧至通红时，迅速刺入穴位或部位，这样可使火针具有穿透力强，阻力小的特点，并能缩短进针时间，减少患者痛苦，另一方面针体通红时施术刺激最强、疗效最好；所谓“准”是指进针要准，因火针进针后不能再变动，所以要取得好的效果，进针时必须准确，一般在针刺前可在要针刺的部位做个“十”字标志，这样有助于准确进针；所谓“快”是指进针要快，动作快可使患者不受痛苦或少受痛苦。还应注意烧针时火源应靠近施术部位。

（6）刺激量不宜过度，尤其对身体虚弱或寒热敏感者。

（7）注意针柄根处不要触及皮肤。

（8）火针后一般不需要特殊处理，只需要用干棉球按压针孔即可。如果火针直接点刺创面，针刺后可按外科常规进行无菌处理。

（9）针后当天针孔可能发红，或针孔有小红点高出皮肤，甚或有些患者出现发痒，嘱患者不必担心，不要用指甲搔抓，当日不要浸水，以防感染，忌食或少食辛发之物，如辛辣、鱼、海鲜等食物，宜食清淡，并注意休息，勿过劳。

第二章 >>>
火针部位

一、火针的选穴原则

火针的选穴原则是以脏腑经络学说为指导，以循经选穴为主要原则，并根据不同的病变部位、症状、证型，并可结合西医学神经节段分布选取相应腧穴。

1. 近部取穴

近部取穴是指在病变的局部或邻近部位选取腧穴。近部选穴原则是根据腧穴普遍具有近治作用的特点，选取病变所在部位的腧穴，其应用广泛。凡其症状在体表部位反映较为明显和较为局限的病证，均可按近部选穴原则治疗，是火针选穴的重要取穴法之一。火针常用于治疗皮肤科、外科、骨伤科疾病，其中肿块类疾病、各种皮损、瘙痒、疼痛、溃疡、疮疡等，均以取阿是穴为主，即以病位为腧、以痛为腧。

（1）阿是穴："阿是穴"，又称"天应穴"、"不定穴"——以痛点为穴位，"以痛为输"。这类穴位一般都随病而定，没有固定的位置和名称，以局部压痛点来定穴位。近代又称"压痛点"、"压敏点"，指以压痛点或其他病理反应点作为针灸治疗的穴位。

早在2000多年前《灵枢·经筋》中就有"以痛为输"的记载。《灵枢·五邪》说："以手疾按之，快然乃刺之。"《素问·缪刺论》也说："疾按之应手如痛，刺之。"说明或痛、或快觉、或有特殊感应之处，都有阿是之意。阿是穴这一名称，最早是由唐·孙思邈《备急千金要方》提出来的，《千金要方》："吴、蜀多行灸法，有阿是之法，言人有病痛，即令捏（掐）其上，若里（果）当其处，不问孔穴，即得便快成（或）痛处，即云阿是，灸刺皆验，故曰阿是穴也。"《医学纲目》中把压痛点称为天应穴。

病灶局部或有关穴位处寻找最明显的压痛点。"以痛为腧"，以局部火针刺激来促进气血运行，以中粗火针为宜。《灵枢·官针》中指出："焠刺者，刺燔针则取痹也"，阿是穴适用于痹证、经筋病候。《素问·调经论》说："病在筋，调之筋"；"燔针劫刺，以知为数，以痛为腧"，即用火针，取其痛点快速深刺至筋部，将病邪带出之意。临床上大多数肌肉、关节、肌腱韧带、神经等病变，如肩周炎、风湿性关节炎、面肌痉挛、偏瘫、坐骨神经痛、扭挫伤等病证均取阿是穴为主施以直达病所的火针治疗。

（2）病变部位取穴：火针适应证中，病变部位主要指外科中的肿块、疮疡、筋瘤等。皮肤病的皮损，是火针治疗这类疾病的重要选穴点。肿块可分为实质性、囊性、脓性，以及弥散性水肿等。实质性肿块，火针治疗时大都选择肿物基底部为穴，根据肿物大小，分别取基底上、下、左、右各四穴，与肿物中心一穴，如瘰疬硬结期结块大者，在结块基底选2~4穴，用中号点刺火针向其中刺，再选结块中心一穴垂直刺；对于囊性肿物则选囊肿低垂处为穴，用粗火针或火铍针，使囊液外流，如筋瘤常选其最低点，用粗火针刺入囊腔，挤压排出囊液，并加压包扎；脓性肿物的早期未成脓者可直刺肿物，如已成脓则按囊性肿物针刺；弥漫性肿胀选穴较广泛，可选肿胀部分的穴位。皮肤上皮损、痒痛类疾病，主要选取病灶局部为穴；溃疡早期多选溃疡周边为穴，围刺溃疡；疮口、窦道等疾病，选择其孔口为穴，刺入其中，并选择孔口周边若干点，向孔口中心刺。

2. 辨经取穴

经脉在人体的生理、病理以及疾病的治疗方面都有着重要的作用，如《灵枢·经别》云："夫十二经脉者，人之所以生，病之所以成，人之所以治，病之所以起。"《灵枢·经脉》："经脉者，所以决死生，处百病，调虚实，不可不通。"说明了经络系统的重要性。《灵枢·海论》说："夫十二经脉者，内属于腑脏，外络于支节。"人体的整体活动主要是依靠经络系统的沟通联络而实现的。《灵枢·本脏》言经络"行气血而营阴阳，濡筋骨，利关节"，说明经络有运行气血及协调阴阳的作用。《灵枢·官能》篇说："审于调气，明于经隧。"就是说，应用针灸等治法要讲究调气，要明了经络的通路。可见，经络的作用广泛，医者必须明白辨经取穴，正如《医学入门》云："医而不明经络，犹人夜行无烛。"

（1）经脉循行取穴法：经脉循行取穴法紧密结合经脉的循行，体现了“经脉所通，主治所及”的治疗规律。临床上应用广泛，如选用四肢肘、膝关节以下的穴位，用于治疗头面、五官、躯干、内脏病证，“四总穴歌”之“肚腹三里留，腰背委中求，头项寻列缺，面口合谷收”，乃经脉循行取穴法的典范。《针灸大成·看部取穴》：“人身上部病取手阳明经，中部病取足太阴经，下部病取足厥阴经，前膺病取足阳明经，后背病取足太阳经。取经者，取经中之穴也。一病可用一二穴”，亦是对经脉循行取穴法的概括。

（2）标本根结法取穴：标本根结法取穴是一种特殊的辨经取穴方法。依据标本、根结的理论，头面五官的疾病，选取相关的经脉“根穴”进行治疗。“根穴”均是经脉的井穴。井穴位于四末，是阴阳经经气流注交接的重要部位，是各经经气所出之源泉，主治全身性疾病。如“头面之疾针至阴”就是源于太阳经结于头面，而根于小趾的道理。正如《灵枢·邪气脏腑病形》云：“十二经脉，三百六十五络，其血气皆上于面而走空窍，其精阳气上走于目而为睛。”

头面部疾患，应用火针局部治疗时要谨慎。《针灸大成·火针》说：“人身诸处，皆可行火针，惟面上忌之。”火针针刺后，操作不慎则可能遗留有小瘢痕，因此治疗头面五官科疾病时，除治疗面部痣、斑点、扁平疣外，一般不在面部局部治疗，多采用标本根结取穴法治疗。

眼、耳鼻喉、齿与经络关系密切，而标本根结理论又加强了四肢末端与头面五官的联系，扩大了五官科疾病的取穴范围。《灵枢·根结》篇的“根”，是指四肢末端的井穴，“结”是头、胸、腹的一定部位，是突出各经从四肢上达头胸腹的联系特点，其中与五官科疾病相关的是三阳经和少阴经，《灵枢·根结》云：“太阳根于至阴，结于命门，命门者，目也；阳明根于厉兑，结于颡大，颡大者，钳耳也；少阳根于窍阴，结于窗笼，窗笼者，耳中也；…太阴根于隐白，结于太仓；少阴根于涌泉，结于廉泉；厥阴根于大敦，结于玉英，络于膻中。”十二经脉的标本根结理论，在诊断疾病性质及辨证选穴中，有着重要意义。正如《灵枢·卫气》所谓：“能知六经标本者，可以无惑于天下”，及《标幽赋》曰：“更究四根三结，依标本而刺无不痊。”均说明了经脉标本根结理论在治疗上的重要作用。

头面五官与经脉的根结关系如下表：

经脉	根（井穴）	部位
太阳	至阴	命门（目）
阳明	厉兑	颡大（鼻咽）
少阳	窍阴	窗笼（耳中）
太阴	隐白	太仓（胃）
少阴	涌泉	廉泉（舌下）
厥阴	大敦	玉英膻中（胸中）

目是太阳所结之处，刺太阳之“根”穴，可疏通太阳之经气，从而达到清热明目，祛风散邪，通经止痛的作用。从古至今，至阴穴均广泛应用于眼疾，如《针灸大成》卷五：“足太阳井：至阴，人病头项肩背腰目疼，脊痛，痔疟，癫狂，目黄泪出，鼻流血。……可刺足太阳膀胱井至阴，小指外侧韭叶。”《琼瑶神书》：“治眼目红肿疼痛。”《医科龙木论》：“治目生翳。”《百症赋》：“攀睛攻少泽肝俞之所。”《素问病机气宜保命集·药略》卷下：“眼大眦痛，刺手太阳井穴少泽；小眦痛，刺少阳井穴关冲。”耳为手足少阳所结，《针灸逢源·症治要穴歌》：“聤耳翳风并耳门，暴聋听会窍阴增。”鼻为阳明经“结”部位，为阳明经汇聚之处，同时为肺脏开窍之处，针刺阳明经及肺经井穴厉兑、商阳、少商，亦可清热泻火，《针灸玉龙经·磐石金直刺秘传》：“鼻中生疮：少商（出血）。”咽与口为阳明、少阴之“结”，同时也是肺胃的门户，选择相应经络的井穴刺之，可以清热解毒消肿，《针灸玉龙经·磐石金直刺秘传》：“又乳蛾：少商、委中。”“缠喉风：少商（灸）。”“喉闭：少泽、中冲、委中。”《杂病治例·喉痹》：“针：合谷、涌泉、天突、丰隆。”《喉科指掌·喉痈门》：“肿烂喉痈：针少商、商阳、关冲、少冲，血多为妙。”

头面五官科疾病，主要指眼科、耳鼻喉科疾病，包括风牵斜视、风热赤眼、耳鸣、耳聋、鼻渊、喉痹、乳蛾、牙痛及头面部疮疡等。临床上发现，其主要病因病机多是由风热毒邪外袭，上犯头面，经脉气机不利而致局部气血瘀滞；或素有内热，火郁不得宣泄，上逼头面而致病。所谓“热”“郁”致病。根据《灵枢·卫气》云：“上盛则热痛。”火针治疗时多取相应经脉的井穴点刺，以达火热下泻，风热外疏；同时可使郁热随血而出，经气得以畅通。因经脉的井穴，具有疏通经络、开窍泄热的功能，而又与头身特定部位有着密切的关系。其主要理论源于《灵枢·根结》篇，对于针灸临床选穴有着重要的指导作用。

总之，五官科疾病特点为多由“热”、“郁”致病，使用井穴点刺出血或火针针刺均有较好的解热化郁的效果。因此，头面五官科疾病火针治疗时以标本根结理论指导取穴可取得良好疗效。

3. 辨症取穴

症，指患者主观能感觉到的单个症状，如头痛、胸闷，是患者就诊时向医生反映的不适症状，其中包括患者感受最主要的痛苦或最明显的症状或（和）体征，是诊断疾病和辨别证候的主要依据，是内在病、证本质的客观反映，离开了症就很难作出病、证的诊断。中医重视整体观与辨证论治，临床诊治过程容易忽略了辨症论治。许多情况下，患者的不适症状即是疾病的外在反应，即“有诸形于内，必形于外”。辨症取穴是根据患者不适症状而取的穴位，通过针灸这些的穴位，解除患者的症状，通过穴位、经络的作用，从而治疗内在疾病。

《灵枢·九针十二原》：“五脏有疾，当取之十二原……”，十二原穴是脏腑气血汇聚之处，因十二原穴与五脏六腑沟通，既能反映脏腑病候，又能治疗脏腑疾病。《灵枢·杂病》篇对辨症取穴做了很好的论述，分别论述了厥、喉痹、疟、齿痛、聋、衄、腰痛等不同的症状。

治疗当取不同经脉上的原穴治疗，如“厥挟脊而痛者，至顶，头沉沉然，目𥆧𥆧然，腰脊强。取足太阳腘中血络。厥胸满面肿，唇漯漯然，暴言难，甚则不能言，取足阳明。厥其走喉而不能言，手足清，大便不利，取足少阴。厥而腹向向然，多寒气，腹中谷谷，便溲难，取足太阴”，论述了厥气逆于足太阳、足阳明、足少阴和足太阴经脉的不同症状及治疗。太阳经气厥逆，以疼痛夹脊至头顶，头沉目昏为主症；阳明经气厥逆，以面唇肿胀，难言或不能言，胸部满闷为主症；少阴经气厥逆，以厥气走喉不能言，手足清冷，大便不利为主症；太阴经气厥逆，以腹响肠鸣，大小便不利，多有寒气为主症。可见诸症皆因气机逆乱于经所致，表现为循经所过处病证和所属络脏腑功能受损的病证，针刺宜取本经经穴，用泻法，疏散厥气。如论述耳聋："聋而不痛者，取足少阳；聋而痛者，取手阳明"，论述喉痹："喉痹不能言，取足阳明；能言，取手阳明。"喉痹是邪气阻闭于喉而肿痛之证，以能言、不能言辨所病经脉。属辨症治疗，足阳明脉循喉挟于结喉之旁，邪闭则不能言；手阳明之脉循于喉旁之次，故邪闭能言，即使同病，治疗时当审症求经、辨经取穴，根据不同症状，辨别所在经脉，取相应的经脉的原穴治疗。

辨症取穴的用穴多来源于临床经验，很多时候为经验用穴或特效穴，如"独穴疗法"，属辨症取穴的范畴，用穴少而精，疗效确切，临床上常可达一针即验的疗效。许多临床经验总结的针灸歌赋中穴位的主治作用均体现了该取穴法，《百症赋》云："痉病非颅息而不愈，脐风须然谷而易醒。""湿寒湿热下髎定，厥寒厥热涌泉清"。《肘后歌》曰："鹤膝肿劳难移步，尺泽能舒筋骨疼；更有一穴曲池妙，根寻源流可调停。"《玉龙赋》云："二白医痔瘘，……天井治瘰疬瘾疹。"临床上点刺大、小骨空治疗眼疾，肘尖治疗瘰疬，大陵治疗踝关节疼痛等均是经验效穴的灵活运用。

4. 辨证取穴

辨证取穴是指针对某些全身症状或疾病的病因病机而选取穴位，结合气血阴阳、脏腑经络辨证，是内科、妇科、男科、儿科等疾病的重要取穴原则，可去除病因，从根本上解除疾患。如热证取荥穴、气虚用补气穴位、寒证用温补穴位等。《行针指要歌》亦云："或针风，先向风府百会中。或针水，水分侠脐上边取。或针结，针着大肠泄水穴。或针劳，须向膏肓及百劳。或针虚，气海丹田委中奇。或针气，膻中一穴分明记。"本书各论中，各病种火针治疗的配穴也是根据辨证取穴法的原则取穴，如咳嗽属热证则加用鱼际、阳明胃热加内庭、肾虚加用肾俞、气虚用气海等。

5. 神经节段分布取穴

所谓神经节段，即是在人类胚胎早期，胚胎由一系列均等排列的体节组成。每一体节分为三部分，躯体部形成未来的皮肤肌肉和骨骼；内脏部形成未来的内脏；神经节段即形成未来的神经系统。躯体和内脏的神经分布，保持原来的节段支配。相应的内脏和躯体，形成穴位－经络－内脏间的实质联系。

从解剖学分析，俞募穴与相应的内脏，即穴位所属神经节段与其主治内脏病的节段有相当的一致性。如气会膻中是心包募穴属胸 4

节段，主治呼吸系（治疗范围为颈2～胸4）疾患，对心脏疾病、乳腺疾患等亦常用；中脘是腑会又是胃的募穴属胸8节段，主治胃肠病（治疗范围为胸6～胸9）及消化系病患；关元为足三阴经任脉之会、小肠募穴属胸12节段，系强壮要穴，主治泌尿生殖系的疾患（治疗范围为胸10～胸12），等等。在背部用电针针刺厥阴俞对治疗神经源性心律失常，明显地比足三里作用强，其主要作用是通过胸2～3节脊髓肢中外侧柱，起到调治的作用。很多应用辣根过氧化酶（HRP）进行的直接观察，表明特定穴（俞、募穴等）与相应的脏腑，通过相同的神经节段发生联系。

脊神经的节段性分布对针灸的取穴也有指导作用，如均是下肢疼痛症，若是前面痛加取腰2、腰3夹脊穴，若小腿外侧痛加取腰5夹脊穴；如带状疱疹的火针治疗，皮损在肩周、上臂内侧，加取颈4、颈5、颈6夹脊穴（体表节段性感觉分布见图1）。

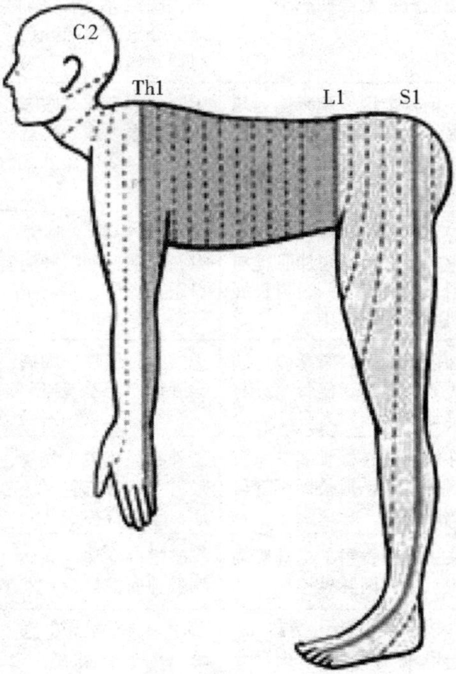

图1　体表节段性感觉分布图

二、十四经穴

（一）手太阴肺经穴位（LU）

	穴名	代号	定位	主治	备注
1	中府	LU1	在胸部，横平第1肋间隙，锁骨下窝外侧，前正中线旁开6寸	①咳嗽，气喘，肺胀满。②胸痛，肩背痛	肺募穴
2	云门	LU2	在胸部，锁骨下窝凹陷中，肩胛骨喙突内缘，前正中线旁开6寸	①咳嗽，气喘。②胸痛，肩痛	
3	天府	LU3	在臂前区，腋前纹头下3寸，肱二头肌桡侧缘处	①鼻衄，咳嗽，气喘。②肩及上肢内侧疼痛	
4	侠白	LU4	在臂前区，腋前纹头下4寸，肱二头肌桡侧缘处	①咳嗽，气喘。②上臂内侧痛	
5	尺泽	LU5	在肘区，肘横纹上，肱二头肌腱桡侧缘凹陷中	①咳嗽，气喘，咳血，潮热，胸部胀满，咽喉肿痛。②急性腹痛吐泻。③肘臂挛痛	合穴
6	孔最	LU6	在前臂前区，腕掌侧远端横纹上7寸，尺泽（LU5）与太渊（LU9）连线上	①咯血，鼻衄，咳嗽，气喘，咽喉肿痛，失音，热病无汗。②痔血。③肘臂挛痛	郄穴
7	列缺	LU7	在前臂，腕掌侧远端横纹上1.5寸，拇短伸肌腱与拇长展肌腱之间，拇长展肌腱沟的凹陷中	①外感头痛，项强，咳嗽，气喘，咽喉肿痛。②口歪，齿痛	络穴，八脉交会穴，通任脉
8	经渠	LU8	在前臂前区，腕掌侧远端横纹上1寸，桡骨茎突与桡动脉之间	①咳嗽，气喘，胸痛，咽喉肿痛。②手腕痛	经穴
9	太渊	LU9	在腕前区，桡骨茎突与舟状骨之间，拇长展肌腱尺侧凹陷中	①外感，咳嗽，气喘，咽喉肿痛，胸痛。②无脉症。③腕臂痛	输穴，原穴，八会穴（脉会）
10	鱼际	LU10	在手外侧，第1掌骨桡侧中点赤白肉际处	①咳嗽，哮喘，咳血。②咽喉肿痛，失音，发热	荥穴
11	少商	LU11	在手指，拇指末节桡侧，指甲根角侧上方0.1寸（指寸）	①咽喉肿痛，发热，咳嗽，失音，鼻衄。②昏迷，癫狂。③指肿，麻木	井穴

（二）手阳明大肠经穴位（LI）

	穴名	代号	定位	主治	备注
1	商阳	LI1	在手指、示指末节桡侧，指甲根角侧上方0.1寸（指寸）	①咽喉肿痛，齿痛，耳聋。②热病，昏迷。③示指麻木	井穴
2	二间	LI2	在手指，第2掌指关节桡侧远端赤白肉际处	①咽喉肿痛，目痛，齿痛，鼻衄。②热病	荥穴
3	三间	LI3	在手背，第2掌指关节桡侧近端凹陷中	①目痛，齿痛，咽喉肿痛。②身热。③手背肿痛	输穴
4	合谷	LI4	在手背，第2掌骨桡侧的中点处	①头痛，齿痛，目赤肿痛，咽喉肿痛，鼻衄，耳聋，痄腮，牙关紧闭，口歪。②热病，无汗，多汗。③滞产，经闭，腹痛，便秘。④上肢疼痛、不遂	原穴
5	阳溪	LI5	在腕区，腕背侧远端横纹桡侧，桡骨茎突远端，解剖学“鼻咽窝”凹陷中	①头痛，目赤肿痛，齿痛，咽喉肿痛。②手腕痛	经穴
6	偏历	LI6	在前臂，腕背侧远端横纹上3寸，阳溪（LI5）与曲池（LI11）连线上	①目赤，耳聋，鼻衄，喉痛。②水肿。③手臂酸痛	络穴
7	温溜	LI7	在前臂，腕背侧远端横纹上5寸，阳溪（LI5）与曲池（LI11）连线上	①头痛，面肿，咽喉肿痛。②肠鸣腹痛。③肩背酸痛	郄穴
8	下廉	LI8	在前臂，肘横纹下4寸，阳溪（LI5）与曲池（LI11）连线上	①头痛，眩晕、目痛。②腹胀，腹痛。③肘臂痛	
9	上廉	LI9	在前臂，肘横纹下3寸，阳溪（LI5）与曲池（LI11）连线上	①手臂麻木，肩膊酸痛，半身不遂。②腹痛，肠鸣	
10	手三里	LI10	在前臂，肘横纹下2寸，阳溪（LI5）与曲池（LI11）连线上	①肩臂麻痛，上肢不遂。②腹痛，腹泻。③齿痛颊肿	
11	曲池	LI11	在肘区，尺泽（LU5）与肱骨外上髁连线的中点处	①热病，咽喉肿痛，齿痛，目赤痛，头痛，眩晕，癫狂。②上肢不遂，手臂肿痛，瘰疬。③瘾疹。④腹痛，吐泻，月经不调	合穴
12	肘髎	LI12	在肘区，肱骨外上髁上缘，髁上嵴的前缘	肘臂酸痛、麻木、挛急	

续 表

	穴名	代号	定位	主治	备注
13	手五里	LI13	在臂部，肘横纹上3寸，曲池（LI11）与肩髃（LI15）连线上	肘臂挛痛，瘰疬	
14	臂臑	LI14	在臂部，曲池（LI11）上7寸，三角肌前缘处	①肩臂痛，瘰疬。②目疾	
15	肩髃	LI15	在三角肌区，肩峰外侧缘前端与肱骨大结节两骨间凹陷中	①上肢不遂，肩痛不举，瘰疬。②瘾疹	
16	巨骨	LI16	在肩胛区，锁骨肩峰端与肩胛冈之间凹陷中	①肩臂挛痛不遂。②瘰疬，瘿气	
17	天鼎	LI17	在颈部，横平环状软骨，胸锁乳突肌后缘	①咽喉肿痛，暴喑。②瘰疬，瘿气	
18	扶突	LI18	在胸锁乳突肌区，横平喉结，胸锁乳突肌前、后缘中间	①瘿气，暴喑，咽喉肿痛。②咳嗽，气喘	
19	口禾髎	LI19	在面部，横平人中沟上1/3与下2/3交点，鼻孔外缘直下	①鼻塞，鼻衄。②口歪，口噤	
20	迎香	LI20	在面部，鼻翼外缘中点旁，鼻唇沟中	①鼻塞，鼽衄，口歪，面痒。②胆道蛔虫症	

（三）足阳明胃经穴位（ST）

	穴名	代号	定位	主治	备注
1	承泣	ST1	在面部，眼球与眶下缘之间，瞳孔直下	①目赤肿痛，流泪，夜盲，近视，眼睑瞤动。②口歪，面肌痉挛	足阳明、阳跻、任脉交会穴
2	四白	ST2	在面部，眶下孔处	①目赤痛痒，目翳，眼睑瞤动，近视。①面痛，口歪，胆道蛔虫症。③头痛、眩晕	
3	巨髎	ST3	在面部，横平鼻翼下缘，瞳孔直下	①口歪，面痛，齿痛，鼻衄，唇颊肿。②眼睑瞤动	
4	地仓	ST4	在面部，口角旁开0.4寸（指寸）	①口歪，流涎。②眼睑瞤动	
5	大迎	ST5	在面部，下颌角前方，咬肌附着部的前缘凹陷中，面动脉搏动处	①颊肿，齿痛。②口歪，口噤	
6	颊车	ST6	在面部，下颌角前上方一横指（中指）	①口歪，颊肿。②齿痛，口噤不语	

续 表

	穴名	代号	定位	主治	备注
7	下关	ST7	在面部，颧弓下缘中央与下颌切迹之间凹陷中	①耳鸣，耳聋，聤耳。②齿痛，口歪，面痛	足阳明、少阳交会穴
8	头维	ST8	在头部，额角发际直上0.5寸，头正中线旁开4.5寸	①头痛，眩晕。②目痛，迎风流泪，眼睑瞤动	
9	人迎	ST9	在颈部，横平喉结，胸锁乳突肌前缘，颈总动脉搏动处	①咽喉肿痛，胸满喘息，瘰疬，瘿气。②头痛，眩晕	
10	水突	ST10	在颈部，横平环状软骨，胸锁乳突肌前缘	①咳嗽，哮喘。②咽喉肿痛，瘿瘤，瘰疬	
11	气舍	ST11	在胸锁乳突肌区，锁骨上小窝，锁骨胸骨端上缘，胸锁乳突肌胸骨头与锁骨头中间的凹陷中	①咳嗽，哮喘，呃逆。②咽喉肿痛，瘿瘤，瘰疬，颈项强痛	
12	缺盆	ST12	在颈外侧区，锁骨上大窝，锁骨上缘凹陷中，前正中线旁开4寸	①咳嗽，哮喘。②缺盆中痛，咽喉肿痛，瘰疬，颈肿	
13	气户	ST13	在胸部，锁骨下缘，前正中线旁开4寸	①咳嗽，哮喘，呃逆。②胸胁胀满	
14	库房	ST14	在胸部，第1肋间隙，前正中线旁开4寸	①咳嗽，哮喘，咳唾脓血。②胸胁胀痛	
15	屋翳	ST15	在胸部，第2肋间隙，前正中线旁开4寸	①咳嗽，哮喘。②胸胁胀满，乳痈	
16	膺窗	ST16	在胸部，第3肋间隙，前正中线旁开4寸	①咳嗽，哮喘。②胸胁胀痛，乳痈	
17	乳中	ST17	在胸部，乳头中央	不针不灸，只作胸腹部腧穴定位标志	
18	乳根	ST18	在胸部，第5肋间隙，前正中线旁开4寸	①咳嗽，哮喘，胸闷，胸痛。②乳痈，乳汁少	
19	不容	ST19	在上腹部，脐中上6寸，前正中线旁开2寸	①呕吐，胃痛，腹胀。②食欲不振	
20	承满	ST20	在上腹部，脐中上5寸，前正中线旁开2寸	①胃痛，腹胀，食欲不振。②吐血	
21	梁门	ST21	在上腹部，脐中上4寸，前正中线旁开2寸	胃痛，呕吐，食欲不振，腹胀，泄泻	
22	关门	ST22	在上腹部，脐中上3寸，前正中线旁开2寸	①腹痛，腹胀，肠鸣泄泻。②水肿	

续 表

	穴名	代号	定位	主治	备注
23	太乙	ST23	在上腹部，脐中上 2 寸，前正中线旁开 2 寸	①胃痛。②癫狂，心烦	
24	滑肉门	ST24	在上腹部，脐中上 1 寸，前正中线旁开 2 寸	①胃痛，呕吐。②癫狂，吐舌	
25	天枢	ST25	在腹部，横平脐中，前正中线旁开 2 寸	①腹胀肠鸣，绕脐腹痛，便秘，泄泻，痢疾。②癥瘕，月经不调，痛经	大肠募穴
26	外陵	ST26	在下腹部，脐中下 1 寸，前正中线旁开 2 寸	腹痛，痛经，疝气	
27	大巨	ST27	在下腹部，脐中下 2 寸，前正中线旁开 2 寸	①小腹胀，小便不利，疝气。②遗精，早泄	
28	水道	ST28	在下腹部，脐中下 3 寸，前正中线旁开 2 寸	①水肿，小便不利，小腹胀满。②痛经，不孕，疝气	
29	归来	ST29	在下腹部，脐中下 4 寸，前正中线旁开 2 寸	①腹痛，疝气。②闭经，月经不调，阴挺，带下	
30	气冲	ST30	在腹股沟区，耻骨联合上缘，前正中线旁开 2 寸，动脉搏动处	①腹痛。②阳痿，阴肿，疝气。③月经不调，不孕	
31	髀关	ST31	在股前区，股直肌近端、缝匠肌与阔筋膜张肌 3 条肌肉之间凹陷中	①下肢痿痹，腰膝冷痛。②腹痛	
32	伏兔	ST32	在股前区，髌底上 6 寸，髂前上棘与髌底外侧端的连线上	①腰膝冷痛，下肢痿痹，脚气。②疝气	
33	阴市	ST33	在股前区，髌底上 3 寸，股直肌肌键外侧缘	①腹胀，腹痛。②腿膝痿痹，屈伸不利	
34	梁丘	ST34	在股前区，髌底上 2 寸，股外侧肌与股直肌肌键之间	①急性胃痛，乳痈。②膝关节肿痛，下肢不遂	郄穴
35	犊鼻	ST35	在膝前区，髌韧带外侧凹陷中	膝肿痛	
36	足三里	ST36	在小腿外侧，犊鼻（ST35）下 3 寸，犊鼻（ST35）与解溪（ST41）连线上	①胃痛，呕吐，噎膈，腹胀，腹痛，肠鸣，消化不良，泄泻，便秘，痢疾，乳痈。②虚劳羸瘦，咳嗽气喘，心悸气短，头晕。③失眠，癫狂。④膝痛，下肢痿痹，脚气，水肿	合穴

续表

	穴名	代号	定位	主治	备注
37	上巨虚	ST37	在小腿外侧，犊鼻（ST35）下6寸，犊鼻（ST35）与解溪（ST41）连线上	①肠中切痛，肠痈，肠鸣，泄泻，便秘。②下肢痿痹，脚气	大肠下合穴
38	条口	ST38	在小腿外侧，犊鼻（ST35）下8寸，犊鼻（ST35）与解溪（ST41）连线上	①下肢痿痹，跗肿，转筋。②肩臂痛	
39	下巨虚	ST39	在小腿外侧，犊鼻（3T35）下9寸，犊鼻（ST35）与解溪（ST41）连线上	①小腹痛，腰脊痛引睾丸。②泄泻，痢疾，乳痈。③下肢痿痹	小肠下合穴
40	丰隆	ST40	在小腿外侧，外踝尖上8寸，胫骨前肌的外缘	①咳嗽，痰多，哮喘。②头痛，眩晕，癫狂痫。③下肢痿痹	络穴
41	解溪	ST41	在踝区，踝关节前面中央凹陷中，拇长伸肌腱与趾长伸肌腱之间	①头痛，眩晕，癫狂。②腹胀，便秘。③下肢痿痹，踝部肿痛	经穴
42	冲阳	ST42	在足背，第2跖骨基底部与中间楔状骨关节处，可触及足背动脉	①胃痛，腹胀。②口歪，面肿，齿痛。③足背肿痛，足痿无力	原穴
43	陷谷	ST43	在足背，第2、3跖骨间，第2跖趾关节近端凹陷中	①目赤肿痛，面目浮肿。②足背肿痛，足痿无力	输穴
44	内庭	ST44	在足背，第2、3趾间，趾蹼缘后方赤白肉际处	①齿痛，咽喉肿痛，口歪，鼻衄，热病。②腹痛，腹胀，便秘痢疾。③足背肿痛	荥穴
45	厉兑	ST45	在足趾，第2趾末节外侧，趾甲根角侧后方0.1寸（指寸）	①齿痛，口歪，咽喉肿痛，鼻衄，癫狂，热病。②足背肿痛	井穴

（四）足太阴脾经穴位（SP）

	穴名	代号	定位	主治	备注
1	隐白	SP1	在足趾，大趾末节内侧，趾甲根角侧后方0.1寸（指寸）	①月经过多，崩漏，便血，尿血。②腹胀。③癫狂，梦魇，多梦，惊风	井穴
2	大都	SP2	在足趾，第1跖趾关节远端赤白肉际凹陷中	①腹胀，胃痛，泄泻，便秘。②热病无汗	荥穴

续 表

	穴名	代号	定位	主治	备注
3	太白	SP3	在跖区，第1跖趾关节近端赤白肉际凹陷中	①胃痛，腹胀，腹痛，泄泻，痢疾，便秘，纳呆。②体重节痛，脚气	输穴，原穴
4	公孙	SP4	在跖区，第1跖骨底的前下缘赤白肉际处	①胃痛，呕吐，腹胀，腹痛，泄泻，痢疾。②心痛，胸闷	络穴，八脉交会穴，通冲脉
5	商丘	SP5	在踝区，内踝前下方，舟骨粗隆与内踝尖连线中点凹陷中	①腹胀，泄泻，便秘，痔疾。②足踝肿痛，舌本强痛	经穴
6	三阴交	SP6	在小腿内侧，内踝尖上3寸，胫骨内侧缘后际	①月经不调，崩漏，带下，阴挺，经闭，难产，产后血晕，恶露不尽，不孕，遗精，阳痿，阴茎痛，疝气，小便不利，遗尿，水肿。②肠鸣腹胀，泄泻，便秘。③失眠，眩晕。④下肢痿痹，脚气	足太阴、少阴、厥阴经交会穴
7	漏谷	SP7	在小腿内侧，内踝尖上6寸，胫骨内侧缘后际	①腹胀，肠鸣，小便不利，遗精。②下肢痿痹	
8	地机	SP8	在小腿内侧，阴陵泉（SP9）下3寸，胫骨内侧缘后际	①腹胀，腹痛，泄泻，水肿，小便不利。②月经不调，痛经，遗精。③腰痛，下肢痿痹	郄穴
9	阴陵泉	SP9	在小腿内侧，胫骨内侧髁下缘与胫骨内侧缘之间的凹陷中	①腹胀，水肿，黄疸，泄泻，小便不利或失禁。②阴茎痛，遗精，妇人阴痛，带下。③膝痛	合穴
10	血海	SP10	在股前区，髌底内侧端上2寸，股内侧肌隆起处	①月经不调，经闭，崩漏。②湿疹，瘾疹，丹毒	
11	箕门	SP11	在股前区，髌底内侧端与冲门（SP12）的连线上1/3与下2/3交点，长收肌和缝匠肌交角的动脉搏动处	①小便不利，遗尿。②腹股沟肿痛	
12	冲门	SP12	在腹股沟区，腹股沟斜纹中，髂外动脉搏动处的外侧	①腹痛。②崩漏，带下，疝气	足太阴、厥阴经交会穴
13	府舍	SP13	在下腹部，脐中下4.3寸，前正中线旁开4寸	腹痛，积聚，疝气	足太阴、厥阴、阴维脉交会穴

续 表

	穴名	代号	定位	主治	备注
14	腹结	SP14	在下腹部，脐中下 1.3 寸，前正中线旁开 4 寸	①腹痛，便秘，泄泻。②疝气	
15	大横	SP15	在腹部，脐中旁开 4 寸	泄泻，便秘，腹痛	足太阴、阴维脉交会穴
16	食窦	SP17	在胸部，第 5 肋间隙，前正中线旁开 6 寸	①腹胀，翻胃，食入即吐，水肿。②胸胁胀痛	
17	食窦	SP17	在胸部，第 5 肋间隙，前正中线旁开 6 寸	①腹胀，翻胃，食入即吐，水肿。②胸胁胀痛	
18	天溪	SP18	在胸部，第 4 肋间隙，前正中线旁开 6 寸	①胸胁疼痛，咳嗽。②乳痈，乳汁少	
19	胸乡	SP19	在胸部，第 3 肋间隙，前正中线旁开 6 寸	胸胁胀痛	
20	周荣	SP20	在胸部，第 2 肋间隙，前正中线旁开 6 寸	①咳嗽，不思饮食。②胸胁胀满疼痛	
21	大包	SP21	在胸外侧区，第 6 肋间隙，在腋中线上	①咳喘，胸胁胀痛。②全身疼痛，四肢无力	脾之大络

（五）手少阴心经穴位（HT）

	穴名	代号	定位	主治	备注
1	极泉	HT1	在腋区，腋窝中央，腋动脉搏动处	①心痛，心悸。②胸闷气短，胁肋疼痛。③肩臂疼痛，上肢不遂，瘰疬	
2	青灵	HT2	在臂前区，肘横纹上 3 寸，肱二头肌的内侧沟中	①头痛，胁痛，肩臂疼痛。②目视不明	
3	少海	HT3	在肘前区，横平肘横纹，肱骨内上髁前缘	①心痛。②腋胁痛，肘臂挛痛麻木，手颤。③瘰疬	合穴
4	灵道	HT4	在前臂前区，腕掌侧远端横纹上 1.5 寸，尺侧腕屈肌腱的桡侧缘	①心痛，心悸。②暴喑。③肘臂挛痛，手指麻木	经穴
5	通里	HT5	在前臂前区，腕掌侧远端横纹上 1 寸，尺侧腕屈肌腱的桡侧缘	①暴喑，舌强不语。②心悸，怔忡。③腕臂痛	络穴
6	阴郄	HT6	在前臂前区，腕掌侧远端横纹上 0.5 寸，尺侧腕屈肌腱的桡侧缘	①心痛，惊悸。②吐血，衄血，骨蒸盗汗。③暴喑	郄穴

续 表

	穴名	代号	定位	主治	备注
7	神门	HT7	在腕前区，腕掌侧远端横纹尺侧端，尺侧腕屈肌腱的桡侧缘	①失眠，健忘，呆痴，癫狂痫。②心痛，心烦，惊悸	输穴，原穴
8	少府	HT8	在手掌，横平第5掌指关节近端，第4、5掌骨之间	①心悸，胸痛。②小便不利，遗尿，阴痒痛。③小指挛痛，掌中热	荥穴
9	少冲	HT9	在手指，小指末节桡侧，指甲根角侧上方0.1寸（指寸）	①心悸，心痛。②癫狂，热病，昏迷。③胸胁痛	井穴

（六）手太阳小肠经穴位（SI）

	穴名	代号	定位	主治	备注
1	少泽	SI1	在手指，小指末节尺侧，指甲根角侧上方0.1寸（指寸）	①头痛，目翳，咽喉肿痛，耳聋，耳鸣。②乳痛，乳汁少。③昏迷，热病	井穴
2	前谷	SI2	在手指，第5掌指关节尺侧远端赤白肉际凹陷中	①头痛，目痛，耳鸣，咽喉肿痛，热病。②乳少	荥穴
3	后溪	SI3	在手内侧，第5掌指关节尺侧近端赤白肉际凹陷中	①头项强痛，腰背痛。②目赤，耳聋，咽喉肿痛，癫狂痫。③盗汗，疟疾。④手指及肘臂挛急	输穴，八脉交会穴，通督脉
4	腕骨	SI4	在腕区，第5掌骨底与三角骨之间的赤白肉际凹陷中	①头项强痛，耳鸣，目翳。②黄疸，消渴，热病，疟疾。③指挛腕痛	原穴
5	阳谷	SI5	在腕后区，尺骨茎突与三角骨之间的凹陷中	①头痛，目眩，耳鸣，耳聋。②热病，癫狂痫	经穴
6	养老	SI6	在前臂后区，腕背横纹上1寸，尺骨头桡侧凹陷中	①目视不明，头痛，面痛。②肩、背、肘、臂酸痛，急性腰痛，项强	郄穴
7	支正	SI7	在前臂后区，腕背侧远端横纹上5寸，尺骨尺侧与尺侧腕屈肌之间	①头痛，目眩。②热病，癫狂。③项强，肘臂酸痛	络穴
8	小海	SI8	在肘后区，尺骨鹰嘴与肱骨内上髁之间凹陷中	①肘臂疼痛。②癫痫	
9	肩贞	SI9	在肩胛区，肩关节后下方，腋后纹头直上1寸	①肩胛头痛，手臂麻木，瘰疬。②耳鸣耳聋	
10	臑俞	SI10	在肩胛区，腋后纹头直上，肩胛冈下缘凹陷中	肩臂疼痛，瘰疬	

续 表

	穴名	代号	定位	主治	备注
11	天宗	SI11	在肩胛区，肩胛冈中点与肩胛骨下角连线上1/3与下2/3交点凹陷中	①肩胛疼痛。②乳痈。③气喘	
12	秉风	SI12	在肩胛区，肩胛冈中点上方冈上窝中	肩臂疼痛，上肢酸麻	
13	曲垣	SI13	在肩胛区，肩胛冈内侧端上缘凹陷中	肩胛部背项疼痛	
14	肩外俞	SI14	在脊柱区，第1胸椎棘突下，后正中线旁开3寸	肩背头痛，颈项强急	
15	肩中俞	SI15	在脊柱区，第7颈椎棘突下，后正中线旁开2寸	①咳嗽，气喘，唾血。②肩背疼痛。③目视不明	
16	天窗	SI16	在颈部，横平喉结，胸锁乳突肌的后缘	①耳鸣，耳聋，咽喉肿痛，暴喑。②颈项强急	
17	天容	SI17	在颈部，下颌角后方，胸锁乳突肌的前缘凹陷中	①耳鸣，耳聋，咽喉肿痛。②颈项肿痛	
18	颧髎	SI18	在面部，颧骨下缘，目外眦直下凹陷中	口歪，眼睑瞤动，齿痛，面痛，颊肿	手少阳、太阳经交会穴
19	听宫	SI19	在面部，耳屏正中与下颌骨髁突之间的凹陷中	①耳鸣，耳聋，聤耳，齿痛。②癫狂痫	手足少阳、手太阳交会穴

（七）足太阳膀胱经穴位（BL）

	穴名	代号	定位	主治	备注
1	睛明	BL1	在面部，目内眦内上方眶内侧壁凹陷中	①近视，目视不明，目赤肿痛，迎风流泪，夜盲，色盲，目翳。②急性腰痛	手、足太阳、足阳明、阴跻、阳跻脉交会穴
2	攒竹	BL2	在面部，眉头凹陷中，额切迹处	①头痛，眉棱骨痛。②目视不明，目赤肿痛，眼睑瞤动，眼睑下垂，迎风流泪。③面瘫，面痛。④腰痛	
3	眉冲	BL3	在头部，额切迹直上入发际0.5寸	①头痛，眩晕，鼻塞。②癫痫	
4	曲差	BL4	在头部，前发际正中直上0.5寸，旁开1.5寸	①头痛。②目视不明，鼻塞，鼻衄	
5	五处	BL5	在头部，前发际正中直上1寸，旁开1.5寸	①头痛，目眩，目视不明。②癫痫	

续 表

	穴名	代号	定位	主治	备注
6	承光	BL6	在头部，前发际正中直上2.5寸，旁开1.5寸	①头痛，眩晕，癫痫。②目视不明，鼻塞	
7	通天	BL7	在头部，前发际正中直上4寸，旁开1.5寸	①鼻塞，鼻渊，鼻衄。②头痛，眩晕	
8	络却	BL8	在头部，前发际正中直上5.5寸，旁开1.5寸	①头晕，癫狂痫。②耳鸣，鼻塞，目视不明	
9	玉枕	BL9	在头部，横平枕外隆凸上缘，后发际正中旁开1.3寸	①头项痛。②目痛，目视不明，鼻塞	
10	天柱	BL10	在颈后区，横平第2颈椎棘突上际，斜方肌外缘凹陷中	①头痛，眩晕。②项强，肩背痛。③目赤肿痛，目视不明，鼻塞	
11	大杼	BL11	在脊柱区，第1胸椎棘突下，后正中线旁开1.5寸	①咳嗽，发热。②头痛，肩背痛	骨会，手足太阳经交会穴
12	风门	BL12	在脊柱区，第2胸椎棘突下，后正中线旁开1.5寸	①伤风，咳嗽。②发热，头痛，项强，胸背痛	足太阳、督脉交会穴
13	肺俞	BL13	在脊柱区，第3胸椎棘突下，后正中线旁开1.5寸	①咳嗽，气喘，咳血，鼻塞。②骨蒸潮热，盗汗。③皮肤瘙痒，瘾疹	背俞穴
14	厥阴俞	BL14	在脊柱区，第4胸椎棘突下，后正中线旁开1.5寸	①心痛，心悸。②咳嗽，胸闷。③呕吐	背俞穴
15	心俞	BL15	在脊柱区，第5胸椎棘突下，后正中线旁开1.5寸	①心痛，心悸，心烦，失眠，健忘，梦遗，癫狂痫。②咳嗽，吐血，盗汗	背俞穴
16	督俞	BL16	在脊柱区，第6胸椎棘突下，后正中线旁开1.5寸	①心痛，胸闷，气喘。②胃痛，腹痛，腹胀，呃逆	
17	膈俞	BL17	在脊柱区，第7胸椎棘突下，后正中线旁开1.5寸	①胃脘痛，呕吐，呃逆，吐血，饮食不下，便血。②咳嗽，气喘，吐血，潮热，盗汗。③瘾疹	血会
18	肝俞	BL18	在脊柱区，第9胸椎棘突下，后正中线旁开1.5寸	①黄疸，胁痛，脊背痛。②目赤，目视不明，夜盲。③吐血，衄血。④眩晕，癫狂痫	背俞穴
19	胆俞	BL19	在脊柱区，第10胸椎棘突下，后正中线旁开1.5寸	①黄疸，口苦，头秃，食不化，胁痛。②肺痨，潮热	背俞穴

续 表

	穴名	代号	定位	主治	备注
20	脾俞	BL20	在脊柱区，第 11 胸椎棘突下，后正中线旁开 1.5 寸	①腹胀，呕吐，泄泻，痢疾，便血，纳呆，食不化。②水肿，黄疸。③背痛	背俞穴
21	胃俞	BL21	在脊柱区，第 12 胸椎棘突下，后正中线旁开 1.5 寸	①胃脘痛，呕吐，腹胀，肠鸣。②胸胁痛	背俞穴
22	三焦俞	BL22	在脊柱区，第 1 腰椎棘突下，后正中线旁开 1.5 寸	①水肿，小便不利。②腹胀，肠鸣，泄泻，痢疾。③腰背强痛	背俞穴
23	肾俞	BL23	在脊柱区，第 2 腰椎棘突下，后正中线旁开 1.5 寸	①遗精，阳痿，月经不调，带下，遗尿，小便不利，水肿。②耳鸣，耳聋。③气喘。④腰痛	背俞穴
24	气海俞	BL24	在脊柱区，第 3 腰椎棘突下，后正中线旁开 1.5 寸	①腰痛，痛经。②腹胀，肠鸣，痔疾	
25	大肠俞	BL25	在脊柱区，第 4 腰椎棘突下，后正中线旁开 1.5 寸	①腰痛。②腹胀，泄泻，便秘，痢疾，痔疾	背俞穴
26	关元俞	BL26	在脊柱区，第 5 腰椎棘突下，后正中线旁开 1.5 寸	①腹胀，泄泻，小便频数或不利，遗尿。②腰痛	
27	小肠俞	BL27	在骶区，横平第 1 骶后孔，骶正中嵴旁开 1.5 寸	①遗精，遗尿，尿血，带下，疝气。②腹痛，泄泻，痢疾。③腰痛	背俞穴
28	膀胱俞	BL28	在骶区，横平第 2 骶后孔，骶正中嵴旁开 1.5 寸	①小便不利，尿频，遗尿，遗精。②泄泻，便秘。③腰脊强痛	背俞穴
29	中膂俞	BL29	在骶区，横平第 3 骶后孔，骶正中嵴旁开 1.5 寸	①痢疾，疝气。②腰脊强痛	
30	白环俞	BL30	在骶区，横平第 4 骶后孔，骶正中嵴旁开 1.5 寸	①遗精，带下，月经不调，遗尿，疝气。②腰骶疼痛	
31	上髎	BL31	在骶区，正对第 1 骶后孔中	①月经不调，带下，遗精，阳痿，阴挺，大小便不利。②腰脊痛	
32	次髎	BL32	在骶区，正对第 2 骶后孔中	①月经不调，痛经，带下，小便不利，遗尿，遗精，阳痿。②腰痛，下肢痿痹	
33	中髎	BL33	在骶区，正对第 3 骶后孔中	①月经不调，带下，小便不利，便秘，泄泻。②腰痛	

续 表

	穴名	代号	定位	主治	备注
34	下髎	BL34	在骶区，正对第4骶后孔中	①小腹痛，腰骶痛。②小便不利，带下，便秘	
35	会阳	BL35	在骶区，尾骨端旁开0.5寸	①泄泻，痢疾，痔疾。②阳痿，带下	
36	承扶	BL36	在股后区，臀沟的中点	①腰腿痛，下肢痿痹。②痔疾	
37	殷门	BL37	在股后区，臀沟下6寸，股二头肌与半腱肌之间	腰腿痛，下肢痿痹	
38	浮郄	BL38	在膝后区，腘横纹上1寸，股二头肌腱的内侧缘	①膝腘痛麻挛急。②便秘	
39	委阳	BL39	在膝部，腘横纹上，股二头肌腱的内侧缘	①腹满，水肿，小便不利。②腰脊强痛，下肢挛痛	三焦下合穴
40	委中	BL40	在膝后区，腘横纹中点	①腰痛，下肢痿痹。②腹痛，吐泻。③小便不利，遗尿。④丹毒，瘾疹，皮肤瘙痒，疔疮	合穴，膀胱下合穴
41	附分	BL41	在脊柱区，第2胸椎棘突下，后正中线旁开3寸	项背强痛，肩背拘急，肘臂麻木	手足太阳交会穴
42	魄户	BL42	在脊柱区，第3胸椎棘突下，后正中线旁开3寸	①咳嗽，气喘，肺痨，咳血。②肩背痛，项强	
43	膏肓	BL43	在脊往区，第4胸椎棘突下，后正中线旁开3寸	①咳嗽，气喘，盗汗，肺痨。②健忘，遗精。③羸瘦，虚劳	
44	神堂	BL44	在脊柱区，第5胸椎棘突下，后正中线旁开3寸	①心痛，心悸。②咳嗽，气喘，胸闷，悲痛	
45	譩譆	BL45	在脊柱区，第6胸椎棘突下，后正中线旁开3寸	①咳嗽，气喘。②疟疾，热病。③肩背痛	
46	膈关	BL46	在脊柱区，第7胸椎棘突下，后正中线旁开3寸	①呕吐，呃逆，嗳气，食不下，噎闷。②脊背强痛	
47	魂门	BL47	在脊柱区，第9胸椎棘突下，后正中线旁开3寸	①胸胁痛，呕吐，泄泻，黄疸。②背痛	
48	阳纲	BL48	在脊柱区，第10胸椎棘突下，后正中线旁开3寸	①肠鸣，泄泻，腹痛。②黄疸，消渴	
49	意舍	BL49	在脊柱区，第11胸椎棘突下，后正中线旁开3寸	腹胀，肠鸣，泄泻，呕吐	

续 表

	穴名	代号	定位	主治	备注
50	胃仓	BL50	在脊柱区，第12胸椎棘突下，后正中线旁开3寸	①胃脘痛，腹胀，小儿食积。②水肿	
51	肓门	BL51	在腰区，第1腰椎棘突下，后正中线旁开3寸	①腹痛，痞块，便秘。②乳疾	
52	志室	BL52	在腰区，第2腰椎棘突下，后正中线旁开3寸	①遗精，阳痿，遗尿，小便不利，水肿，月经不调。②腰脊强痛	
53	胞肓	BL53	在骶区，横平第2骶后孔，骶正中嵴旁开3寸	①小便不利，阴肿。②肠鸣，腹胀，便秘。③腰脊痛	
54	秩边	BL54	在骶区，横平第4骶后孔，骶正中嵴旁开3寸	①腰腿痛，下肢痿痹。②痔疾，便秘，小便不利，阴痛	
55	合阳	BL55	在小腿后区，腘横纹下2寸，腓肠肌内、外侧头之间	①腰脊强痛，下肢痿痹。②疝气，崩漏	
56	承筋	BL56	在小腿后区，腘横纹下5寸，腓肠肌两肌腹之间	①痔疾。②腰腿拘急疼痛	
57	承山	BL57	在小腿后区，腓肠肌两肌腹与肌腱交角处	①痔疾，便秘。②腰腿拘急疼痛，脚气	
58	飞扬	BL58	在小腿后区，昆仑（BL60）直上7寸，腓肠肌外下缘与跟腱移行处	①头痛，目眩，鼻塞，鼻衄。②腰背痛，腿软无力。③痔瘘	络穴
59	跗阳	BL59	在小腿后区，昆仑（BL60）直上3寸，腓骨与跟腱之间	①头重，头痛。②腰腿痛，下肢痿痹，外踝肿痛	阳跻郄穴
60	昆仑	BL60	在踝区，外踝尖与跟腱之间的凹陷中	①头痛，项强，目眩，鼻衄。②腰痛，足跟肿痛。③难产，癫痫	经穴
61	仆参	BL61	在跟区，昆仑（BL60）直下，跟骨外侧，赤白肉际处	①下肢痿痹，足跟痛。②癫痫	
62	申脉	BL62	在踝区，外踝尖直下，外踝下缘与跟骨之间凹陷中	①头痛，眩晕，失眠，嗜卧，癫狂痫。②目赤痛，眼睑下垂。③腰腿痛，项强，足外翻	八脉交会穴，通阳跻
63	金门	BL63	在足背，外踝前缘直下，第5跖骨粗隆后方，骰骨下缘凹陷中	①头痛，癫痫，小儿惊风。②腰痛，下肢痹痛，外踝肿痛	郄穴
64	京骨	BL64	在跖区，第5跖骨粗隆前下方，赤白肉际处	①头痛，项强，目眩，癫痫。②腰腿痛	原穴

续 表

	穴名	代号	定位	主治	备注
65	束骨	BL65	在跖区，第5跖趾关节的近端，赤白肉际处	①头痛，项强，目眩，癫狂。②腰背痛	输穴
66	足通谷	BL66	在足趾，第5跖趾关节的远端，赤白肉际处	①头痛，项强。②目眩，鼻衄。③癫狂	荥穴
67	至阴	BL67	在足趾，小趾末节外侧，趾甲根角侧后方0.1寸（指寸）	①胎位不正，难产，胞衣不下。②头痛，目痛，鼻塞，鼻衄	井穴

（八）足少阴肾经穴位（KI）

	穴名	代号	定位	主治	备注
1	涌泉	KI1	在足底，屈足卷趾时足心最凹陷中	①顶心头痛，眩晕，昏厥，癫狂，小儿惊风，失眠。②便秘，小便不利。③咽喉肿痛，舌干，失音。④足心热	井穴
2	然谷	KI2	在足内侧，足舟骨粗隆下方，赤白肉际处	①月经不调，阴挺，阴痒，遗精，小便不利。②消渴，泄泻，小儿脐风。③咽喉肿痛，咳血，口噤	荥穴
3	太溪	KI3	在踝区，内踝尖与跟腱之间的凹陷中	①月经不调，遗精，阳痿，小便频数，消渴，泄泻，腰痛。②头痛，目眩，耳聋，耳鸣，咽喉肿痛，齿痛，失眠。③咳喘，咳血	原穴，输穴
4	大钟	KI4	在跟区，内踝后下方，跟骨上缘，跟腱附着部前缘凹陷中	①癃闭，遗尿，便秘。②咳血，气喘。③痴呆，嗜卧。④足跟痛	络穴
5	水泉	KI5	在跟区，太溪（K13）直下1寸，跟骨结节内侧凹陷中	①月经不调，痛经，阴挺。②小便不利	郄穴
6	照海	KI6	在踝区，内踝尖下1寸，内踝下缘边际凹陷中	①月经不调，痛经，带下，阴挺，阴痒，小便频数，癃闭。②咽喉干痛，目赤肿痛。③痫证，失眠	八脉交会穴，通阴跻
7	复溜	KI7	在小腿内侧，内踝尖上2寸，跟腱的前缘	①水肿，腹胀，泄泻。②盗汗，热病无汗或汗出不止。③下肢痿痹	经穴
8	交信	KI8	在小腿内侧，内踝尖上2寸，胫骨内侧缘后际凹陷中	①月经不调，崩漏，阴挺。②泄泻，便秘	阴跻郄穴

续 表

	穴名	代号	定位	主治	备注
9	筑宾	KI9	在小腿内侧，太溪（K13）直上5寸，比目鱼肌与跟腱之间	①癫狂，呕吐。②疝气。③小腿疼痛	阴维郄穴
10	阴谷	KI10	在膝后区，腘横纹上，半腱肌肌腱外侧缘	①阳痿，疝气，崩漏。②癫狂。③股膝痛	合穴
11	横骨	KI11	在下腹部，脐中下5寸，前正中线旁开0.5寸	①少腹胀痛，小便不利，遗尿。②遗精，阳痿，疝气，阴痛	足少阴、冲脉交会穴
12	大赫	KI12	在下腹部，脐中下4寸，前正中线旁开0.5寸	遗精，阳痿，阴挺，带下	足少阴、冲脉交会穴
13	气穴	KI13	在下腹部，脐中下3寸，前正中线旁开0.5寸	①月经不调，带下，经闭，崩漏，小便不利。②泄泻	足少阴、冲脉交会穴
14	四满	KI14	在下腹部，脐中下2寸，前正中线旁开0.5寸	①月经不调，带下，遗精，遗尿，疝气。②便秘，腹痛，水肿	足少阴、冲脉交会穴
15	中注	KI15	在下腹部，脐中下1寸，前正中线旁开0.5寸	①腹痛，便秘，泄泻。②月经不调，痛经	足少阴、冲脉交会穴
16	肓俞	KI16	在腹部，脐中旁开0.5寸	①腹痛，腹胀，呕吐，泄泻，便秘。②月经不调，疝气，腰脊痛	足少阴、冲脉交会穴
17	商曲	KI17	在上腹部，脐中上2寸，前正中线旁开0.5寸	腹痛，泄泻，便秘	足少阴、冲脉交会穴
18	石关	KI18	在上腹部，脐中上3寸，前正中线旁开0.5寸	①呕吐，腹痛，便秘。②不孕	足少阴、冲脉交会穴
19	阴都	KI19	在上腹部，脐中上4寸，前正中线旁开0.5寸	①腹痛，腹胀，便秘。②不孕	足少阴、冲脉交会穴
20	腹通谷	KI20	在上腹部，脐中上5寸，前正中线旁开0.5寸	①腹痛，腹胀，呕吐。②心痛，心悸	足少阴、冲脉交会穴
21	大包	SP21	在胸外侧区，第6肋间隙，在腋中线上	①咳喘，胸胁胀痛。②全身疼痛，四肢无力	脾之大络
22	步廊	KI22	在胸部，第5肋间隙，前正中线旁开2寸	①胸痛，气喘，胸胁胀满。②呕吐	
23	神封	KI23	在胸部，第4肋间隙，前正中线旁开2寸	①咳嗽，气喘。②胸胁胀满，乳痈。③呕吐	
24	灵墟	KI24	在胸部，第3肋间隙，前正中线旁开2寸	①咳嗽，气喘。②胸胁胀满，乳痈。③呕吐	

续 表

	穴名	代号	定位	主治	备注
25	神藏	KI25	在胸部，第2肋间隙，前正中线旁开2寸	①咳嗽，气喘，胸痛。②呕吐	
26	彧中	KI26	在胸部，第1肋间隙，前正中线旁开2寸	①咳嗽，气喘。②胸胁胀满	
27	俞府	KI27	在胸部，锁骨下缘，前正中线旁开2寸	①咳嗽，气喘，胸痛。②呕吐	

（九）手厥阴心包经穴位（PC）

	穴名	代号	定位	主治	备注
1	天池	PC1	在胸部，第4肋间隙，前正中线旁开5寸	①咳嗽，气喘。②乳痈，乳汁少。③胸闷，胸胁胀满，瘰疬	
2	天泉	PC2	在臂前区，腋前纹头下2寸，肱二头肌的长、短头之间	①心痛，咳嗽，胸胁胀痛。②臂痛	
3	曲泽	PC3	在肘前区，肘横纹上，肱二头肌腱的尺侧缘凹陷中	①心痛，心悸。②热病，中暑。③胃痛，呕吐，泄泻。④肘臂疼痛	合穴
4	郄门	PC4	在前臂前区，腕掌侧远端横纹上5寸，掌长肌腱与桡侧腕屈肌腱之间	①心痛，心悸，疔疮，癫痫。②呕血，咳血	郄穴
5	间使	PC5	在前臂前区，腕掌侧远端横纹上3寸，掌长肌腱与桡侧腕屈肌腱之间	①心痛，心悸。②癫狂痫，热病，疟疾。③胃痛，呕吐。④肘臂痛	经穴
6	内关	PC6	在前臂前区，腕掌侧远端横纹上2寸，掌长肌腱与桡侧腕屈肌腱之间	①心痛，心悸，胸闷。②眩晕，癫痫，失眠，偏头痛。③胃痛，呕吐，呃逆。④肘臂挛痛	络穴，八脉交会穴，通阴维
7	大陵	PC7	在腕前区，腕掌侧远端横纹中，掌长肌腱与桡侧腕屈肌腱之间	①心痛，心悸，癫狂，疮疡。②胃痛，呕吐。③手腕麻痛，胸胁胀满	输穴，原穴
8	劳宫	PC8	在掌区，横平第3掌指关节近端，第2、3掌骨之间偏于第3掌骨	①口疮，口臭，鼻衄。②癫痫狂，中风昏迷，中暑。③心痛，呕吐	荥穴
9	中冲	PC9	在手指，中指末端最高点	①中风昏迷，中暑，小儿惊风，热病。②心烦，心痛。③舌强肿痛	井穴

（十）手少阳三焦经穴位（SJ）

	穴名	代号	定位	主治	备注
1	关冲	SJ1	在手指，第4指末节尺侧，指甲根角侧上方0.1寸（指寸）	①热病，昏厥，中暑。②头痛，目赤，耳聋，咽喉肿痛	井穴
2	液门	SJ2	在手背，第4、5指间，指蹼缘上方赤白肉际凹陷中	①头痛，目赤，耳聋，咽喉肿痛。②疟疾	荥穴
3	中渚	SJ3	在手背，第4、5拿骨间，第4掌指关节近端凹陷中	①头痛，耳鸣，耳聋，目赤，咽喉肿痛。②热病，消渴，疟疾。③手指屈伸不利，肘臂肩背疼痛	输穴
4	阳池	SJ4	在腕后区，腕背侧远端横纹上，指伸肌腱的尺侧缘凹陷中	①耳聋，目赤肿痛，咽喉肿痛。②疟疾，消渴。③腕痛	原穴
5	外关	SJ5	在前臂后区，腕背侧远端横纹上2寸，尺骨与桡骨间隙中点	①热病，头痛，目赤肿痛，耳鸣，耳聋。②胸胁痛。③上肢痿痹	络穴，八脉交会穴，通阳维
6	支沟	SJ6	在前臂后区，腕背侧远端横纹上3寸，尺骨与桡骨间隙中点	①便秘，热病。②胁肋痛，落枕。③耳鸣，耳聋	经穴
7	会宗	SJ7	在前臂后区，腕背侧远端横纹上3寸，尺骨的桡侧缘	①耳鸣，耳聋。②癫痫。③上肢痹痛	郄穴
8	三阳络	SJ8	在前臂后区，腕背侧远端横纹上4寸，尺骨与桡骨间隙中点	①耳聋，暴喑，齿痛。②上肢痹痛	
9	四渎	SJ9	在前臂后区，肘尖下5寸，尺骨与桡骨间隙中点	①耳聋，暴喑，齿痛，咽喉肿痛，偏头痛。②上肢痹痛	
10	天井	SJ10	在肘后区，肘尖上1寸凹陷中	①耳聋，偏头痛，癫痫。②瘰疬，肘臂痛	合穴
11	清冷渊	SJ11	在臂后区，肘尖与肩峰角连线上，肘尖上2寸	①头痛，目痛，胁痛。②肩臂痛	
12	消泺	SJ12	在臂后区，肘尖与肩峰角连线上，肘尖上5寸	①头痛，项强，齿痛。②肩臂痛	
13	臑会	SJ13	在臂后区，肩峰角下3寸，三角肌的后下缘	①瘿气，瘰疬。②上肢痿痹	
14	肩髎	SJ14	在三角肌区，肩峰角与肱骨大结节两骨间凹陷中	①月经不调，带下，遗精，遗尿，疝气。②便秘，腹痛，水肿	肩臂挛痛不遂

续 表

	穴名	代号	定位	主治	备注
15	天髎	SJ15	在肩胛区，肩胛骨上角骨际凹陷中	肩臂痛，颈项强痛	
16	天牖	SJ16	在颈部，横平下颌角，胸锁乳突肌的后缘凹陷中	①头痛，项强。②目痛，耳聋，瘰疬，面肿	
17	翳风	SJ17	在颈部，耳垂后方，乳突下端前方凹陷中	①耳鸣，耳聋，聤耳。②口歪，牙关紧闭，齿痛，呃逆，瘰疬，颊肿	
18	瘈脉	SJ18	在头部，乳突中央，角孙（TE20）与翳风（TE17）沿耳轮弧形连线的上 2/3 与下 1/3 的交点处	①耳鸣，耳聋。②小儿惊风，头痛	
19	颅息	SJ19	在头部，角孙（TE20）与翳风（TE17）沿耳轮弧形连线的上 1/3 与下 2/3 的交点处	①小儿惊风，头痛。②耳鸣，耳聋	
20	角孙	SJ20	在头部，耳尖正对发际处	①目翳，齿痛，痄腮。②偏头痛，项强	
21	耳门	SJ21	在耳区，耳屏上切迹与下颌骨髁突之间的凹陷中	①耳鸣，耳聋，聤耳。②齿痛	
22	耳和髎	SJ22	在头部，鬓发后缘，耳廓根的前方，颞浅动脉的后缘	①头痛，耳鸣。②牙关紧闭，口歪	
23	丝竹空	SJ23	在面部，眉梢凹陷中	①目赤肿痛，眼睑瞤动，目眩。②头痛，癫狂痫	

（十一）足少阳胆经穴位（GB）

	穴名	代号	定位	主治	备注
1	瞳子髎	GB1	在面部，目外眦外侧 0.5 寸凹陷中	①目赤肿痛，目翳，青盲，口歪。②头痛	手太阳、手足少阳经交会穴
2	听会	GB2	在面部，耳屏间切迹与下颌骨髁状突之间的凹陷中	①耳鸣，耳聋，聤耳。②齿痛，口歪，面痛	
3	上关	GB3	在面部，颧弓上缘中央凹陷中	①耳鸣，耳聋，聤耳。②偏头痛，口歪，口噤，齿痛，面痛，癫狂痫	手足少阳、足阳明经交会穴
4	颔厌	GB4	在头部，从头维（ST8）至曲鬓（GB7）的弧形连线（其弧度与鬓发弧度相应）的上 1/4 与下 3/4 的交点处	①偏头痛，眩晕，癫痫。②齿痛，耳鸣，口歪	手足少阳、足阳明经交会穴

续 表

	穴名	代号	定位	主治	备注
5	悬颅	GB5	在头部，从头维（ST8）至曲鬓（GB7）的弧形连线（其弧度与鬓发弧度相应）的中点处	①偏头痛。②目赤肿痛，齿痛，面肿，鼽衄	
6	悬厘	GB6	在头部，从头维（ST8）至曲鬓（GB7）的弧形连线（其弧度与鬓发弧度相应）的上3/4与下1/4的交点处	①偏头痛。②目赤肿痛，耳鸣，齿痛，面痛	手足少阳、足阳明经交会穴
7	曲鬓	GB7	在头部，耳前鬓角发际后缘与耳尖水平线的交点处	①偏头痛，颔颊肿。②目赤肿痛，暴喑，牙关紧闭	足少阳、足太阳经交会穴
8	率谷	GB8	在头部，耳尖直上入发际1.5寸	①偏正头痛，眩晕，耳鸣，耳聋。②小儿急、慢性惊风	足少阳、足太阳经交会穴
9	天冲	GB9	在头部，耳根后缘直上，入发际2寸	①头痛，耳鸣，耳聋，牙龈肿痛。②癫痫	足少阳、足太阳经交会穴
10	浮白	GB10	在头部，耳后乳突的后上方，从天冲（GB9）至完骨（GB12）的弧形连线（其弧度与耳廓弧度相应）的上1/3与下2/3交点处	①头痛，耳鸣，耳聋，目痛。②瘿气	足少阳、足太阳经交会穴
11	头窍阴	GB11	在头部，耳后乳突的后上方，从天冲（GB9）至完骨（GB12）的弧形连线（其弧度与耳郭弧度相应）的上2/3与下1/3交点处	①耳鸣，耳聋。②头痛，眩晕，颈项强痛	足少阳、足太阳经交会穴
12	完骨	GB12	在头部，耳后乳突的后下方凹陷中	①头痛，颈项强痛，失眠。②齿痛，口歪，口噤不开，颊肿。③癫痫，疟疾	足少阳、足太阳经交会穴
13	本神	GB13	在头部，前发际上0.5寸，头正中线旁开3寸	①头痛，目眩，目赤肿痛。②癫痫，小儿惊风，中风昏迷	足少阳、阳维脉交会穴
14	阳白	GB14	在头部，眉上1寸，瞳孔直上	①头痛，目眩。②视物模糊，目痛，眼睑下垂，面瘫	足少阳、阳维脉交会穴
15	头临泣	GB15	在头部，前发际上0.5寸，瞳孔直上	①头痛，目眩，流泪，鼻塞，鼻渊。②小儿惊风，癫痫	足少阳、太阳与阳维脉交会穴

续 表

	穴名	代号	定位	主治	备注
16	目窗	GB16	在头部，前发际上 1.5 寸，瞳孔直上	①目赤肿痛，青盲，视物模糊，鼻塞。②头痛，眩晕，小儿惊风	足少阳、阳维脉交会穴
17	正营	GB17	在头部，前发际上 2.5 寸，瞳孔直上	①头痛，目眩，项强。②齿痛，唇吻急强	足少阳、阳维脉交会穴
18	承灵	GB18	在头部，前发际上 4 寸，瞳孔直上	①头痛，眩晕。②目痛，鼻塞，鼻衄	足少阳、阳维脉交会穴
19	脑空	GB19	在头部，横平枕外隆凸的上缘，风池（GB20）直上	①头痛，目眩，颈项强痛。②癫狂痫，惊悸	足少阳、阳维脉交会穴
20	风池	GB20	在颈后区，枕骨之下，胸锁乳突肌上端与斜方肌上端之间的凹陷中	①头痛，眩晕，失眠，癫痫，中风。②目赤肿痛，视物不明，鼻塞，鼻衄，鼻渊，耳鸣，咽喉肿痛。③感冒，热病，颈项强痛	足少阳、阳维脉交会穴
21	肩井	GB21	在肩胛区，第 7 颈椎棘突与肩峰最外侧点连线的中点	①头痛，眩晕，颈项强痛，肩背疼痛，上肢不遂，瘰疬。②乳痈，乳汁少，难产，胞衣不下	手足少阳、足阳明与阳维脉交会穴
22	渊腋	GB22	在胸外侧区，第 4 肋间隙中，在腋中线上	①胸满，胁痛。②上肢痹痛	
23	辄筋	GB23	在胸外侧区，第 4 肋间隙中，腋中线前 1 寸	①胸满，胁痛，腋肿。②呕吐，吞酸。③气喘	
24	日月	GB24	在胸部，第 7 肋间隙中，前正中线旁开 4 寸	①黄疸，呕吐，吞酸，呃逆，胃脘痛。②胁肋胀痛	胆募穴，足少阳、足太阴经交会穴
25	京门	GB25	在上腹部，第 12 肋骨游离端的下际	①小便不利，水肿。②腹胀，泄泻，肠鸣，呕吐。③腰痛，胁痛	肾募穴
26	带脉	GB26	在侧腹部，第 11 肋骨游离端垂线与脐水平线的交点上	①带下，月经不调，阴挺，经闭，疝气，小腹痛。②胁痛，腰痛	足少阳、带脉交会穴
27	五枢	GB27	在下腹部，横平脐下 3 寸，髂前上棘内侧	①腹痛，便秘。②带下，月经不调，阴挺，疝气	足少阳、带脉交会穴
28	维道	GB28	在下腹部，髂前上棘内下 0.5 寸	①少腹痛，便秘，肠痈。②阴挺，带下，疝气，月经不调	足少阳、带脉交会穴
29	居髎	GB29	在臀区，髂前上棘与股骨大转子最凸点连线的中点处	①腰痛，下肢痿痹。②疝气	足少阳、阳跻脉交会穴

续 表

	穴名	代号	定位	主治	备注
30	环跳	GB30	在臀区，股骨大转子最凸点与骶管裂孔连线的外1/3与内2/3交点处	下肢痿痹，半身不遂，腰腿痛	足少阳、太阳经交会穴
31	风市	GB31	在股部，直立垂手，掌心贴于大腿时，中指尖所指凹陷中，髂胫束后缘	①下肢痿痹。②遍身瘙痒，脚气	
32	中渎	GB32	在股部，腘横纹上7寸，髂胫束后缘	下肢痿痹，半身不遂，脚气	
33	膝阳关	GB33	在膝部，股骨外上髁后上缘，股二头肌腱与髂胫束之间的凹陷中	半身不遂，膝腘肿痛挛急，小腿麻木，脚气	
34	阳陵泉	GB34	在小腿外侧，腓骨头前下方凹陷中	①黄疸，口苦，呕吐，胁肋疼痛。②下肢痿痹，膝膑肿痛，脚气，肩痛。③小儿惊风	合穴，筋会
35	阳交	GB35	在小腿外侧，外踝尖上7寸，腓骨后缘	①胸胁胀满。②下肢痿痹。③癫狂	阳维脉郄穴
36	外丘	GB36	在小腿外侧，外踝尖上7寸，腓骨前缘	①胸胁胀满。②颈项强痛，下肢痿痹。③癫狂。④狂犬伤毒不出	郄穴
37	光明	GB37	在小腿外侧，外踝尖上5寸，腓骨前缘	①目痛，夜盲，目视不明。②乳房胀痛，乳汁少	络穴
38	阳辅	GB38	在小腿外侧，外踝尖上4寸，腓骨前缘	①偏头痛，目外眦痛，咽喉肿痛。②腋下肿痛，胸胁胀痛，瘰疬。③下肢痿痹，脚气，恶寒发热	经穴
39	悬钟	GB39	在小腿外侧。外踝尖上3寸，腓骨前缘	①颈项强痛，偏头痛，咽喉肿痛。②胸胁胀痛。③痔疾，便秘。④下肢痿痹，脚气	髓会
40	丘墟	GB40	在踝区，外踝的前下方，趾长伸肌腱的外侧凹陷中	①胸胁胀痛。②下肢痿痹，外踝肿痛，脚气。③疟疾	原穴
41	足临泣	GB41	在足背，第4、5跖骨底结合部的前方，第5趾长伸肌腱外侧凹陷中	①偏头痛，目赤肿痛，目眩，目涩。②乳痈，乳胀，月经不调。③胸胁疼痛，足跗肿痛。④瘰疬，疟疾	输穴，八脉交会穴，通带脉

续 表

	穴名	代号	定位	主治	备注
42	地五会	GB42	在足背，第4、5跖骨间，第4跖趾关节近端凹陷中	①头痛，目赤，耳鸣。②乳痈，乳胀。③胁肋胀痛，足跗肿痛	
43	侠溪	GB43	在足背，第4、5趾间，趾蹼缘后方赤白肉际处	①头痛，眩晕，目赤肿痛，耳鸣，耳聋。②胁肋疼痛，乳痈。③热病	荥穴
44	足窍阴	GB44	在足趾，第4趾末节外侧，趾甲根角侧后方0.1寸（指寸）	①目赤肿痛，耳鸣，耳聋，咽喉肿痛。②头痛，失眠，多梦。③胁痛，足跗肿痛。④热病	井穴

（十二）足厥阴肝经穴位（LR）

	穴名	代号	定位	主治	备注
1	大敦	LR1	在足趾，大趾末节外侧，趾甲根角侧后方0.1寸（指寸）	①疝气，遗尿，癃闭，经闭，崩漏，月经不调，阴挺。②癫痫	井穴
2	行间	LR2	在足背，第1、2趾间，趾蹼缘后方赤白肉际处	①头痛，目眩，目赤肿痛，青盲，口歪。②月经过多，崩漏，痛经，经闭，带下，疝气，小便不利，尿痛。③中风，癫痫。④胁肋疼痛，急躁易怒，黄疸	荥穴
3	太冲	LR3	在足背，第1、2跖骨间，跖骨底结合部前方凹陷中，或触及动脉搏动	①头痛，眩晕，目赤肿痛，口歪，青盲，咽喉干痛，耳鸣，耳聋。②月经不调，崩漏，疝气，遗尿。③癫狂痫，小儿惊风，中风。④胁痛，郁闷，急躁易怒。⑤下肢痿痹	输穴，原穴
4	中封	LR4	在踝区，内踝前，胫骨前肌肌腱的内侧缘凹陷中	①疝气，腹痛，小便不利，遗精。②下肢痿痹，内踝肿痛	经穴
5	蠡沟	LR5	在小腿内侧，内踝尖上5寸，胫骨内侧面的中央	①睾丸肿痛，阳强挺长，小便不利，遗尿，月经不调，带下。②足胫疼痛	络穴
6	中都	LR6	在小腿内侧，内踝尖上7寸，胫骨内侧面的中央	①疝气，崩漏，恶露不尽。②腹痛，泄泻。③胁痛，下肢痿痹	郄穴

续 表

	穴名	代号	定位	主治	备注
7	膝关	LR7	在膝部，胫骨内侧髁的下方，阴陵泉（SP9）后1寸	股膝疼痛，下肢痿痹	
8	曲泉	LR8	在膝部，腘横纹内侧端，半腱肌肌腱内缘凹陷中	①小腹痛，小便不利，淋证，癃闭。②月经不调，痛经，带下，阴挺，阴痒，遗精，阳痿。③股膝疼痛	合穴
9	阴包	LR9	在股前区，髌底上4寸，股薄肌与缝匠肌之间	①月经不调，遗尿，小便不利。②腰骶痛引小腹	
10	足五里	LR10	在股前区，气冲（ST30）直下3寸，动脉搏动处	小便不利，小腹胀痛，遗尿，带下，阴囊湿痒，阴挺，睾丸肿痛	
11	阴廉	LR11	在股前区，气冲（ST30）直下2寸	月经不调，带下，小腹胀痛	
12	急脉	LR12	在腹股沟区，横平耻骨联合上缘，前正中线旁开2.5寸	疝气，少腹痛，阴挺，阴茎痛，外阴肿痛	
13	章门	LR13	在侧腹部，在第11肋游离端的下际	①腹胀，泄泻，痞块。②胁痛，黄疸	脏会，脾募穴，足厥阴、足少阳经交会穴
14	期门	LR14	在胸部，第6肋间隙，前正中线旁开4寸	①胸胁胀痛。②腹胀，呃逆，吐酸。③乳痈，郁闷	肝募穴，足厥阴、足太阴与阴维脉交会穴

（十三）督脉穴位（DU）

	穴名	代号	定位	主治	备注
1	长强	DU1	在会阴区，尾骨下方，尾骨端与肛门连线的中点处	①痔疾，脱肛，泄泻，便秘。②癫狂痫，瘈疭。③腰痛，尾骶骨痛	络穴，督脉、足少阳、足少阴经交会穴
2	腰俞	DU2	在骶区，正对骶管裂孔，后正中线上	①腰脊强痛，下肢痿痹。②月经不调，痔疾，脱肛，便秘。③癫痫	
3	腰阳关	DU3	在脊柱区，第4腰椎棘突下凹陷中，后正中线上	①腰骶疼痛，下肢痿痹。②月经不调，带下，遗精，阳痿	
4	命门	DU4	在脊柱区，第2腰椎棘突下凹陷中，后正中线上	①腰痛，下肢痿痹。②遗精，阳痿，早泄，月经不调，赤白带下，遗尿，尿频。③泄泻	

续 表

	穴名	代号	定位	主治	备注
5	悬枢	DU5	在脊柱区，第1腰椎棘突下凹陷中，后正中线上	①腹痛，泄泻，肠鸣。②腰脊强痛	
6	脊中	DU6	在脊柱区，第11胸椎棘突下凹陷中，后正中线上	①泄泻，脱肛，痔疾，黄疸，小儿疳积。②癫痫。③腰脊强痛	
7	中枢	DU7	在脊柱区，第10胸椎棘突下凹陷中，后正中线上	①胃痛，呕吐，腹满，黄疸。②腰背疼痛	
8	筋缩	DU8	在脊柱区，第9胸椎棘突下凹陷中，后正中线上	①脊强。②癫痫，抽搐。③胃痛	
9	至阳	DU9	在脊柱区，第7胸椎棘突下凹陷中，后正中线上	①黄疸，胸胁胀满，身热。②咳嗽，气喘。③胃痛，脊背强痛	
10	灵台	DU10	在脊柱区，第6胸椎棘突下凹陷中，后正中线上	①疔疮。②气喘，咳嗽。③胃痛，脊背强痛	
11	神道	DU11	在脊柱区，第5胸椎棘突下凹陷中，后正中线上	①心悸，健忘，小儿惊痫。②咳喘，脊背强痛	
12	身柱	DU12	在脊柱区，第3胸椎棘突下凹陷中，后正中线上	①咳嗽，气喘。②身热，癫痫。③脊背强痛	
13	陶道	DU13	在脊柱区，第1胸椎棘突下凹陷中，后正中线上	①热病，骨蒸潮热，疟疾。②头痛，脊强。③癫狂痫	督脉、足太阳经交会穴
14	大椎	DU14	在脊柱区，第7颈椎棘突下凹陷中，后正中线上	①热病，疟疾，骨蒸潮热，咳嗽，气喘。②癫痫，小儿惊风。③感冒，畏寒，风疹，头项强痛	督脉、手足三阳经交会穴
15	哑门	DU15	在颈后区，第2颈椎棘突上际凹陷中，后正中线上	①暴喑，舌强不语。②癫狂痫。③头痛，项强，中风	督脉、阳维脉交会穴
16	风府	DU16	在颈后区，枕外隆凸直下，两侧斜方肌之间凹陷中	①头痛，眩晕，项强，中风不语，半身不遂，癫狂痫。②目痛，鼻衄，咽喉肿痛	督脉、阳维脉交会穴
17	脑户	DU17	在头部，枕外隆凸的上缘凹陷中	①头痛，项强，眩晕。②癫痫	督脉、足太阳经交会穴
18	强间	DU18	在头部，后发际正中直上4寸	①头痛，目眩，项强。②癫狂，失眠	
19	后顶	DU19	在头部，后发际正中直上5.5寸	①头痛，项强，眩晕。②癫狂痫	

续 表

	穴名	代号	定位	主治	备注
20	百会	DU20	在头部，前发际正中直上5寸	①头痛，眩晕，中风失语，癫狂痫。②失眠，健忘。③脱肛，阴挺，久泻	督脉、足太阳经交会穴
21	前顶	DU21	在头部，前发际正中直上3.5寸	①头痛，眩晕，中风偏瘫，癫痫。②目赤肿痛，鼻渊	
22	囟会	DU22	在头部，前发际正中直上2寸	①头痛，眩晕，鼻渊，鼻衄。②癫痫	
23	上星	DU23	在头部，前发际正中直上1寸	①鼻渊，鼻衄，目痛，头痛，眩晕，癫狂。②热病，疟疾	
24	神庭	DU24	在头部，前发际正中直上0.5寸	①头痛，眩晕，失眠，癫痫。②鼻渊，流泪，目痛	督脉、足太阳、足阳明经交会穴
25	素髎	DU25	在面部，鼻尖的正中央	①鼻塞，鼻渊，鼻衄，酒渣鼻，目痛。②惊厥，昏迷，窒息	
26	水沟	DU26	在面部，人中沟的上1/3与中1/3交点处	①昏迷，晕厥，中风，癫狂痫，抽搐。②口歪，唇肿，齿痛，鼻塞，鼻衄，牙关紧闭。③闪挫腰痛，脊膂强痛。④消渴，黄疸，遍身水肿	督脉，手、足阳明经之交会穴
27	兑端	DU27	在面部，上唇结节的中点	①口歪，齿龈肿痛，鼻塞，鼻衄。②癫疾，昏厥	
28	龈交	DU28	在上唇内，上唇系带与上牙龈的交点	①牙龈肿痛，鼻渊，鼻衄。②癫狂痫。③腰痛，项强。④痔疾	
29	印堂	DU29	在头部，两眉毛内侧端中间的凹陷中	①头痛，眩晕，失眠，小儿惊风。②鼻塞，鼻渊，鼻衄，眉棱骨痛，目痛	

（十四）任脉穴位（RN）

	穴名	代号	定位	主治	备注
1	会阴	RN1	在会阴区，男性在阴囊根部与肛门连线的中点，女性在大阴唇后联合与肛门连线的中点	①小便不利，遗尿，遗精，阳痿，月经不调，阴痛，阴痒，痔疾，脱肛。②溺水，窒息，产后昏迷，癫狂	任脉、督脉、冲脉交会穴

续 表

	穴名	代号	定位	主治	备注
2	曲骨	RN2	在下腹部，耻骨联合上缘，前正中线上	月经不调，痛经，带下，小便不利，遗尿，遗精，阳痿，阴囊湿疹	任脉、足厥阴经交会穴
3	中极	RN3	在下腹部，脐中下4寸，前正中线上	癃闭，遗尿，尿频，月经不调，带下，痛经，崩漏，阴挺，遗精，阳痿，疝气	膀胱募穴，任脉、足三阴经交会穴
4	关元	RN4	在下腹部，脐中下3寸，前正中线上	①虚劳羸瘦，中风脱证，眩晕。②阳痿，遗精，月经不调，痛经，闭经，崩漏，带下，不孕，遗尿，小便频数，癃闭，疝气。③腹痛，泄泻	小肠募穴，任脉、足三阴经交会穴
5	石门	RN5	在下腹部，脐中下2寸，前正中线上	①小便不利，遗精，阳痿，带下，崩漏，产后恶露不尽，疝气。②腹痛，腹胀，水肿，泄泻	三焦募穴
6	气海	RN6	在下腹部，脐中下1.5寸，前正中线上	①腹痛，泄泻，便秘。②遗尿，阳痿，遗精，闭经，痛经，崩漏，带下，阴挺，疝气。③中风脱证，虚劳羸瘦	
7	阴交	RN7	在下腹部，脐中下1寸，前正中线上	①腹痛，水肿，疝气。②月经不调，带下，疝气	
8	神阙	RN8	在脐区，脐中央	①腹痛，久泻，脱肛，痢疾，水肿。②虚脱	
9	水分	RN9	在上腹部，脐中上1寸，前正中线上	①腹痛，泄泻，翻胃吐食。②水肿，腹胀，小便不利	
10	下脘	RN10	在上腹部，脐中上2寸，前正中线上	①腹痛，腹胀，食古不化，呕吐，泄泻。②虚肿，消瘦	任脉、足太阴经交会穴
11	建里	RN11	在上腹部，脐中上3寸，前正中线上	①胃痛，腹胀，肠鸣，呕吐，不嗜食。②水肿	
12	中脘	RN12	在上腹部，脐中上4寸，前正中线上	①胃痛，呕吐，吞酸，腹胀，食不化，泄泻，黄疸。②咳喘痰多。③癫痫，失眠	胃募穴，腑会，任脉、手太阳、足阳明经交会穴
13	上脘	RN13	在上腹部，脐中上5寸，前正中线上	①胃痛，呕吐，腹胀，吞酸，食不化，吐血，黄疸。②癫痫	任脉、手太阳、足阳明经交会穴

续 表

	穴名	代号	定位	主治	备注
14	巨阙	RN14	在上腹部，脐中上6寸，前正中线上	①胃痛，吞酸，呕吐。②胸痛，心悸。③癫狂痫	心募穴
15	鸠尾	RN15	在上腹部，剑胸结合下1寸，前正中线上	①胸闷，心悸，心痛。②噎膈，呕吐，腹胀。③癫狂痫	络穴
16	中庭	RN16	在胸部，剑胸结合中点处，前正中线上	①胸胁胀满，心痛。②呕吐，小儿吐乳	
17	膻中	RN17	在胸部，横平第4肋间隙，前正中线上	①胸闷，气短，胸痛，心悸，咳嗽，气喘。②乳汁少，乳痈。③呕逆，呕吐	心包募穴，气会
18	玉堂	RN18	在胸部，横平第3肋间隙，前正中线上	①胸痛，胸闷，咳嗽，气喘。②呕吐	
19	紫宫	RN19	在胸部，横平第2肋间隙，前正中线上	咳嗽，气喘，胸痛，胸闷	
20	华盖	RN20	在胸部，横平第1肋间隙，前正中线上	①咳嗽，气喘，胸痛。②咽喉肿痛	
21	璇玑	RN21	在胸部，胸骨上窝下1寸，前正中线上	①咳嗽，气喘，胸痛。②咽喉肿痛。③胃中积滞	
22	天突	RN22	在颈前区，胸骨上窝中央，前正中线上	①咳嗽，哮喘，胸痛。②咽喉肿痛，暴喑，瘿气，梅核气。③噎膈	任脉、阴维脉交会穴
23	廉泉	RN23	在颈前区，喉结上方，舌骨上缘凹陷中，前正中线上	①舌强不语，舌下肿痛，舌纵涎出，舌本挛急，暴喑，吞咽困难。②口舌生疮，咽喉肿痛	任脉、阴维脉交会穴
24	承浆	RN24	在面部，颏唇沟的正中凹陷处	①口歪，唇紫，齿龈肿痛，流涎，暴喑，口舌生疮，面痛。②消渴，癫痫	任脉、足阳明经交会穴

第三章 >>>

火针常用方法

一、练针

在火针治疗中，要使针刺得气，针刺时患者的痛苦少，需要把握“红”与“准”这两点，这也是火针疗法的关键。所谓“红”与“准”分别是针对火针本身与针刺者的操作而言，即“针要烧红快，手刺须准稳”，二者结合，在火针疗法和针刺得气中起着提纲挈领的作用，同时这也是火针难以运用自如的关键之一，所以要想火针应用自如，在施针前必须勤加练习，熟而生巧。

要做到“针要烧红快，手刺须准稳”，火针练习可从以练心、练烧针、练刺准三个方面来练习。

（一）练心

练心一方面是指在应用火针前，首先要树立火针治病的信念，具有不畏针、不惧火针的心理。另一方面，通过练心使意坚性缓，使下针时手“稳”。

《针灸聚英》言：“火针甚难，须有屠儿心，刽子手，方可行针”，这就说明火针施术者须心意坚定，不能心惧手软，未下针心中先畏惧几分，那针是很难刺准，很难刺入的。要做到不畏针，我们认为首先要在了解火针，懂得火针治疗原理的基础上稳定心绪，然后到火针的临床中观察学习，先来个感性的认识，以便从思想上相信火针。其次是要亲自体验火针，所谓“己所不欲，勿施于人”，如果自己都畏惧火针，是很难说服患者施行火针治疗的。先可由有经验的医生，在你自己身上刺火针的体验，体会感受，然后再自己用火针在自己身上的穴位刺几针。

另外，临床火针操作，常常“针红催人”，但人不能性情急躁，不能针法“速进疾出”，操作亦“疾完速了”，要有几分耐性，从取穴到烧针，到刺入，到退针，都要四平八稳。只有不急不躁，才得以保证火针疗法的安全与疗效。

（二）**练烧针**

练烧针是指练用火将针烧到最红、最热的方法，同时练观色测温法。

《针灸大成·火针》中说："火针即粹刺……灯上烧，令通红，用方有功。若不红，不能去病，反损于人。"可见"火"与"针"是火针疗法的物质基础，所以烧针是火针操作的关键环节。在练习的过程中，观察针体处于火的外焰，因外焰的温度最高，可使针体迅速红透；同时要仔细观察烧针过程中火针颜色的变化，一般针体通红并发白温度最高，应练习如何使颜色达此，并反复练习。

烧得红透的针，在临床上有其特点，即进针时则针不弯，入皮时则人不痛，出针时也顺利，不粘针，不滞针，轻快滑利，无痛感。出针后，针孔与周围皮肤基本平整无突起，局部微红，仅有短暂的微痒，甚或不痒。烧得红透的针，在接触人体皮肤的一瞬间是通红色的，热量十足，所以穿透力特别强，刺入穴位时阻力非常小，这样就缩短了进针的时间，减少了患者灼刺的痛苦，保证了穴位经气的激发，保证了通经活络的热力，及对机体组织产生的无菌性损伤刺激，从而改善了机体组织状态，使之向良性发展。针若未烧得红透，或热量不足，针若刺入皮下，则进针涩滞，痛感强烈。出针时则粘针，针体与紧粘着的皮肤一同拔起，形成白色小丘，日后会出现非正常的生理反应：小丘由白而渐发红、高突、瘙痒难忍。针若未入皮下，则针体弯曲，烙伤皮肤。

另外，临床可以通过针孔情况了解烧针是否红透。烧透的火针刺入时，有一完整的小孔，孔内有时稍有一点点无色体液溢出，日后无痕，且皮肤状态也容易早恢复。凡所刺针孔处见起一小丘或痛感剧烈，均为烧针功夫不到，火力不足，针体没有烧透，或刺针时动作迟疑缓慢，针体散失热量而强刺所致。

（三）**练刺准**

练刺准，即练习快速准确刺穴，刺入适当深度之法。

火针疗法的定位和进针的准确，比起毫针来讲更为重要。毫针进针后，若穴位不准确，还可以四平八稳，从容不迫，俨然运针一般地调整进针方向和角度，而火针就没有那么温文尔雅了。火针进针后热量骤然散尽，复又立即出针，留给你的只是一脸沮丧，半身虚汗，因为压根就没有给你调整的机会。火针刺穴“准则效佳，不准则疗效差”，同时“深则反伤经络”，“浅则治病无功”。要做到在快速操作中准确刺入穴位，并深浅适中，必须在未刺前反复练习。

1. 指力与针刺

对于针灸医师来讲火针的刺准应当不困难。首先，火针的持针与普通针刺一样，需要一定的指力，指力需要反复练习，对于初学者，可参照刺灸法练习，使臂、腕、指浑然一体，力量集中到拇、示、中指指端。其次，火针的针刺需要“准”，要求较普通针刺更高，需要反复练习，可在捆绑紧的纸团上，定一些固定的点，再用火针对准该点反复快速针刺。

2. 练烧针刺

在练熟悉刺准的基础上，再练烧针刺，仍以捆绑紧的纸团，定好点后，左手持酒精灯，右手持火针，烧至通红后，迅速刺入该点，需练至按要求达到相应的深度为止。

3. 练自身刺

以上练针完成后，要先在自身练针数次。火针施术者不能心惧手软，要做到不畏针，要亲自体验火针，如果自己都畏惧火针，是很难说服患者施行火针治疗的。

以上几法练习完成后，即可施针于患者，当然，练针法是一个基本功的锻炼。在施针于患者后，还应经常按照以上方法反复练习，才会使其操作炉火纯青。

二、针具

随着材料的提高和工艺的完善，现代火针从结构、体积、适应证等方面都较古代火针有了很大的发展。从火针的形、质、温、磁、电等方面的变化，现代火针可有数十种之多，亦可有十几种分类，如师氏改革的新九针，其中火针包括六种型号，即细火针、中粗火针、粗火针、三头火针、火鍉针、火铍针。贺氏火针从材料、造型、规格等方面对火针进行了创新，火针所用材料是钨锰合金钢，根据不同规格和形状及治疗用途分为粗、中粗、细、平头、三头5种火针。还有刘氏的毫火针，等等，但这些变化都是为了适应临床治疗疾病需要而产生的，临床中分类过于繁多，反而不利于火针规范学习和规范操作。本书主要从治疗作用方面将临床上常用的火针分为以下几类。

（一）**单头火针**

此类多由耐高温的钨或者钨锰合金为材料做成，由针尾、针柄、针体、针尖四部分组成，其针尖较锋利但稍圆钝；针体即针尖与针柄间部分，大多长1～3寸；针体挺直坚硬，尤其是烧红后不变软；针柄类型有木柄、金属丝缠绕的盘龙针柄或其他材料制成的针柄，隔热散热性能良好，利于持针和操作。单头火针根据针体的粗细可分为粗火针、中粗火针和细火针、毫火针四类。

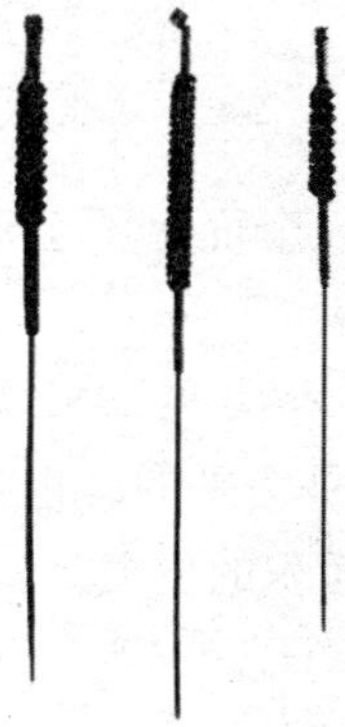

图2 粗火针、中粗火针、细火针

（1）粗火针：针体直径大于1.1mm的火针（图2）。粗火针是开门袪邪的重要工具之一。主要用于治疗囊性肿物、窦道以及痈肿的烙洞引流等。

（2）中粗火针：是针体直径为0.8mm的火针（图2）。中粗火针是点刺法的主要针具，应用范围广泛，除面部及肌肉非薄的部位外，其他各部均可施用中粗火针，包括四肢、躯干、所有的压痛点和病灶周围。

（3）细火针：是直径为0.5mm的火针（图2）。细火针主要用于面部，肌肉较薄的部位、老人、儿童以及体质虚弱的患者，以减轻疼痛，避免面部遗留瘢点等。

（4）毫火针：即纤细火针，是刘恩明“创新火针疗法”所用针具。由特质的金属材料做成的针具，烧针不烫手，烧红针不软，其规格，直径在0.25～0.35mm之间，形同28号（直径0.38mm）－33号（直径0.26mm）的毫针，长度在10～45mm之间，形同4分～1.5寸长的毫针（图3）。针柄不论针身长是多少，其长度统一为32mm，便于烧针。毫火针可用于身体包括脸面等各个部位，擅长用于穴位的留针。毫火针治疗面瘫、面部抽搐、三叉神经痛及美容，疗效甚好。毫火针为一次性器材，可最大险度地防止交叉感染的发生。

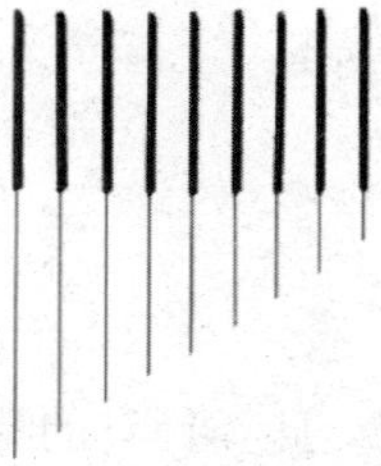

图3 毫火针

单头火针的特点是针体较细，尖部较锋利，不退火，不断裂，不弯曲，不变形，高温时仍保持施针时所需的钢度与韧性。

（二）**多头火针**

多头火针将多支普通火针缠为一体而成，常用的多头火针为三头火针。其母针的直径为0.8mm，针体长10mm，针柄长9mm，针尖呈松针形，稍圆钝，其锋利度较单头火针略差（图4）。此种火针常用治中等大小的痣，高出皮肤0.5mm以上的疣类、雀斑、老年斑、黏膜溃疡等。

图4 多头火针（三头）

多头火针的特点是多位一体，多头并进，散刺一个面，不会刺深，可代中粗火针行散刺法。

（三）**平头火针和火鍉针**

（1）平头火针：其直径1.2mm，针体前端5mm是扁平的，也叫扁头火针（图5）。主要用治胬肉或高起皮肤的较大面积的皮赘。

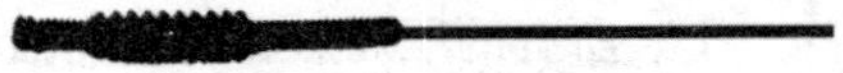

图5 平头火针

（2）火鍉针：长12cm，针柄长9cm。针体以钼为材料，长3cm，在针体末端延伸为黍粒状大小的针尖（图6）。主要用于浅表溃疡、肛裂、浅表血管瘤、大面积浅表痣、老年斑、内痔、白癜风等的治疗。

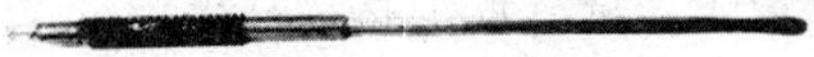

图6 火鍉针

此类针具的特点是头部扁平或者钝圆，常用于灼烙浅表部位的病变。

（四）**勾火针**

针身同细火针，距针尖8mm处形完成100°角。适用于治疗胬肉攀睛。

勾火针的特点是可以烙烫与勾挑同时进行。

（五）**火铍针**

火铍针，由针柄和针体两部分构成。针体用钼制作，长4cm，针体的尖端呈宝剑头状，刃长2cm，阔0.5cm，顶端两边为锋利的刃，其刃可随时磨修，针柄长10cm（图7）。主要用于外痔、皮肤赘生物、高凸的疣和瘤等。

火铍针的特点是针体较大，尖端双刃，可割、切、灼、烙同时进行。

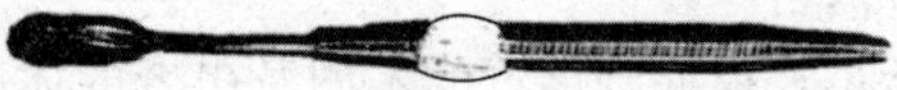

图7 火铍针

（六）**空心火针**

空心火针是用粗注射针头在针柄处折断而成，用时以持针钳夹持烧灼。可用于浅表脓肿的烙洞引流。

本针具的特点是：易找，经济，规格多样，使用过一次便可弃去，可保证不会发生交叉感染。

（七）**新式火针**

（1）电火针：该火针包括一根实心或空心穿刺针，穿刺针的前端裸露，中段设有一保护层，后端连接有一金属针柄。针尖裸露部分通电后产生火针效应，针体部分有保护层而不产生火针效应，既有普通火针的功效，又能减少火针的破坏面，操作方便，无明显创伤，患者疼痛较少。

（2）弹簧火针：该火针针体的一端为固定针尖，另一端为随动往复针尖，针体上套有弹簧，在弹簧的一端设有弹簧顶头，弹簧的另一端顶置于调整内螺丝上，调整内螺丝上安装有固定机钮，可以通过调整内螺丝调整针体外露于针筒任意一端的长度，在针筒上开设有散热孔及随动调距孔，弹簧可以对进针力度进行调节，该火针可以准确控制进针深度，操作也十分方便。是机械刺入的火针一种，具有进针迅速，易于掌握深度的特点。

（3）其他：有激光火针、带刃火针、火针枪等。大都是对现有火针的改良，多数操作方便、使用安全并温度、部位、深度、速度可控。

三、操作

不同种类的火针各具不同的适应证或者应用范围，临床选择火针时，宜审病察人，依症择具，从位施针，这是火针针具使用的纲领，是火针疗法的一个法则。

火针的操作根据针具的不同和治疗疾病的不同而不同，概而言之，主要包括术前准备、加热针体、进针、出针等几个方面。

（一）**术前准备**

（1）选择体位：根据刺烙点的不同及患者的体质要求，选择适当的体位。常用的有仰卧位、侧卧位、俯卧位、背靠坐位、伏坐位等。一般以便于施术者取穴、操作方便、刺烙点定位后不易偏移和患者舒适的体位为宜，对老年、小儿或体弱者，宜采用卧位或靠坐位。

（2）定位：由于火针治疗多进针迅速，故宜事先对选择的穴位或者烙刺点进行定位，并加以标记，以确保针刺的准确性。定位采用指甲掐“十”字法，进针点在交叉点。如烙刺部位为囊肿、脓肿、包块等，可请助手协助固定肿物，以防肿物活动而导致进针点偏移，伤及周围组织。如果进针点为活动性痛点，则宜请助手协助固定患者体位后再做标记、针刺。

（3）消毒：定位好后，可以2.5%的碘酊从穴位中心向四周做同心圆消毒，再以75%的酒精棉球同法脱碘。或者用0.5%安尔碘溶液从穴位中心向四周做同心圆消毒2次。若刺烙部位为黏膜或溃疡，则宜用刺激性小的消毒液进行消毒，如安尔碘Ⅲ等。

（4）释疑：因火针治疗所用针具较粗，多为明火操作，且疼痛较大，患者多有畏惧心理。故医者应态度温和，坚定患者信心，进针前宜向患者解释火针的感应，解除患者疑惑，消除患者的畏惧心理。此可谓《古今医统大全》所云：“凡行火针，必先安慰病患，令勿惊动。”

上述的准备工作做好后，便可加热针体。

（二）**加热针体**

加热针体即烧针，烧针是使用火针的关键步骤，一般以酒精灯或者95%的酒精棉球点燃烧针。

左手持点燃的酒精灯或者95%的酒精棉球于胸前，尽量接近要刺烙的部位；右手拇指、示指、中指微曲夹持针柄，针尖指向进针点，置于灯焰外焰上灼烧，先加热针体，再加热针尖，根据治疗目的的不同可将针烧至白亮、通红、微红3种热度，加热到所需热度后，即可对患处施针（图8）。烧针的各个环节均要注意，否则将影响针刺的疗效，正如《针灸大成·火针》所云："灯上烧，令通红，用方有功。若不红，不能去病，反损于人。"

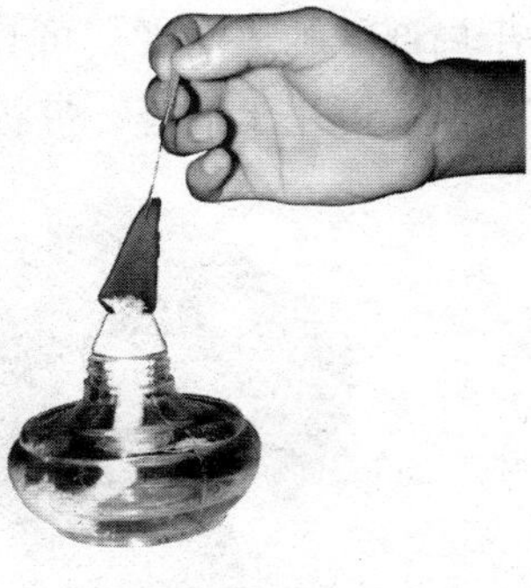

图8　加热针体

（三）**进针**

火针进针包括进方法、进针的角度、进针的深度几个方面。火针进针的关键是快。要求针体烧至所需热度后，迅速准确地刺入穴位或者烙刺点。

1. 进针方法

按进针方式可分为点刺法、散刺法、密刺法、围刺法、烙熨法和割治法等，按出针的快慢可分为快针法、慢针法等。

（1）点刺法：点刺法是最常用的火针刺法，即将火针烧到所需热度后迅速刺入选定穴位的方法（图9）。其他火针刺法多以点刺法为基本，只是针刺的深度、密度等有所不同。点刺法多用于缓解疼痛及用于治疗脏腑疾患等全身病证。

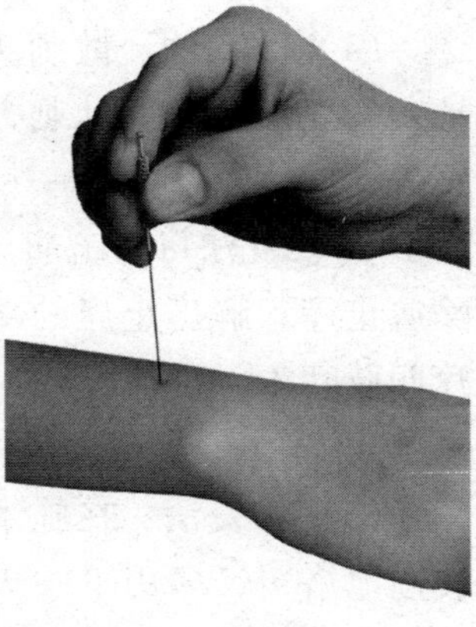

图9　点刺法

（2）密刺法：是用火针密集地刺激病变局部的一种刺法，针刺间隔一般为1cm左右，病情重者可相应地密针（图10）。针刺深度以针尖透过皮肤病变组织，刚好接触正常组为宜，故宜根据皮肤厚薄及角质层的硬度来选择针具，皮肤厚硬处宜选用粗火针，反之亦然。密刺法可在病变局部蕴积足够的热力，使气血流通，促进组织的再生和修复。多用于增生性及角化性皮肤病变，如神经性皮炎等。

（3）围刺法：围刺法是以火针围绕病变部位周围进行针刺的方法。围刺一般先用中粗火针，针刺间以1～1.5cm为宜（图11）。对于局部红肿热痛者，可直接用火针刺络放血。此法可改善局部血液循环，可用于臁疮、带状疱疹疾病。

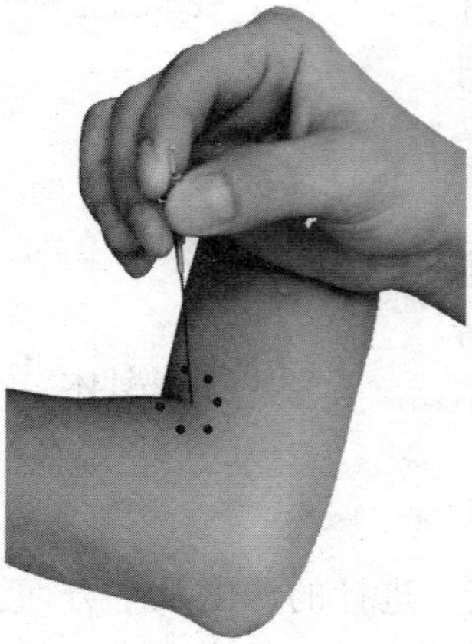

图 10　密刺法

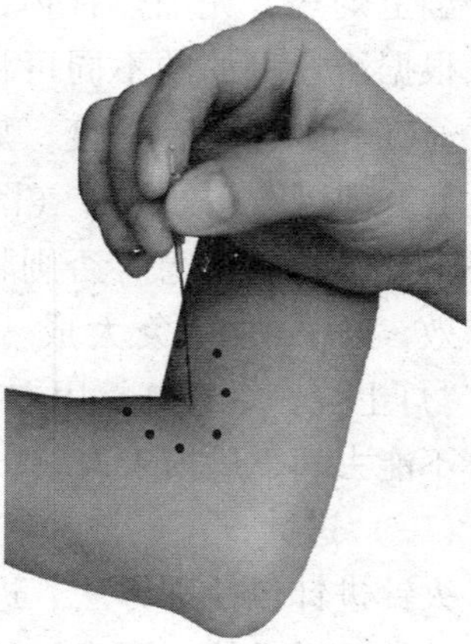

图 11　围刺法

（4）散刺法：散刺法是以火针疏散地刺病变部位上的针刺方法。一般选择细火针，每隔 1.5cm 一针，以浅刺为宜（图 12）。此法可以疏通局部气血，具有除痹止痒、解痉止痛的功用，可用于治疗四肢麻木，躯体痛痒，肢体拘挛，疼痛等病证。

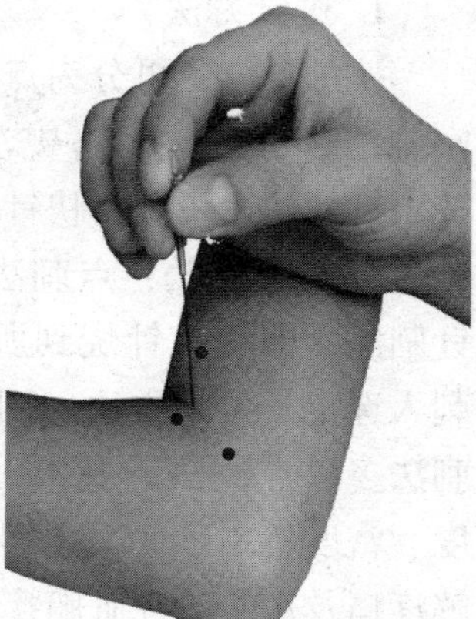

图 12　散刺法

（5）烙熨法：在施术部位表面轻而缓慢地烙熨，多用平头火针或鍉针。可治疗色素痣、老人斑、白癜风疾病或者疣、赘生物中体积较小者。此法针头与皮肤接触的面积较大，停留时间长，所以患者疼痛较甚，必要时可以在局部麻醉下进行。

（6）割治法：用火铍针或粗火针，烧针至所需热度，将火针刺入选定的囊腔低垂部，深度以穿透囊壁为度，出针时摇大针孔，出针后可按压囊肿，务令脓液、瘀血、水液等尽出。如治疗某些皮肤赘生物等，常可将灯火放在一旁。用左手持镊子等夹持皮赘或疣等，烧针后，灼烙割切皮赘根部，以截断为度，注意动作不要太快. 以免出血，一般一针即好。如伤口有渗血，可用火鍉针或平头火针烙熨止血。因割治疗法创伤相对较大，要防止术后感染。如赘生物较多，可分批分次治疗。

（7）快针法：快针法是进针达适合深度后迅速将针提出，整个过程只有十分之一秒左右。根据进针的深度又可分为深速刺、浅点刺等，此法进针出针速度快，往往还未达到形成痛阈的时间，操作已结束，所以疼痛很轻或无疼痛。操作结束后局部常有灼热感，有时还向远端放射。此法具有温阳散寒、激发经气、行气活血的作用。快针法是火针最常用的方法之一。

（8）慢针法：又称深留刺，是快速将火针刺入一定深度后，逗留一段时间，然后再出针的方法。留针时间多在1～5分钟。在留针期间，可行捻转、提插等手法加强针感。此法针感除局部灼热感外，常有酸麻胀感等。具有祛腐、化痰、软坚散的结作用，此法主要用于顽症痼疾，剧痛之疾如三叉神经痛、顽固的坐骨神经痛、久泻滑痢、哮喘频发、神经纤维瘤、风寒久痹、冷痛难愈的肩凝症、慢性盆腔炎、腰椎增生症、囊肿等疾病。

2. 进针角度

进针的角度多以垂直刺入，对于疣、赘生物等可采用斜刺法、勾刺法等。

3. 进针深度

进针的深度视针刺的部位、病情的性质，患者的体质情况及季节气候等多方面因素而定。《针灸大成》有云：“切忌太深，恐伤经络，太浅不能去病，惟消息取中耳。”一般来说，皮肤肌肉丰厚的地方可稍深刺，如四肢腕踝关节以上可针刺0.2～0.3寸；皮肤肌肉菲薄的地方宜浅刺，如头面部、井穴针刺深度常在0.05寸左右，腕踝关节周围及以下、胸胁部穴位常控制在0.1～0.2寸。泻时，宜速刺；补时宜频频浅刺。年轻人、体质强壮者可稍深刺；老人、小孩宜浅刺，特别幼儿皮肤菲薄更要浅刺。一般阿是穴、病变部位要深刺0.3～0.5寸，《千金要方》就认为疔肿、痈疽的针刺深度是四分，如：“当头以火针，针入四分瘥”。针刺压痛点时，医者觉手相沉紧时应停止进针，针刺脓肿时，针下出现空虚感则止。

（四）出针

火针出针后，即以碘伏棉球或酒精棉球用力按压针孔，严禁有揉按，以免出血，重而速按则可减轻或者消除痛感。若火针针刺后出血，不必止血，待自然停止后用干棉球擦拭即可。若以火针烙洞排脓或者割烙排脓者，务使脓汁出尽，然后包扎，必要时宜加压包扎。

四、疗程与间隔时间

急性疾患每天或隔日 1 次，3 次为一疗程；慢性疾患 3～7 天 1 次，5～8 次为一疗程。两疗程之间应该有 1～2 周的休息。

第四章 >>>

火针意外的防治

一、晕针

火针操作迅速，疼痛并不剧烈，所以火针中因疼痛引起晕针者并不多见，偶有晕针者，多因火针放血后患者晕血导致晕针。

原因：①患者有惧怕火针心理，情绪过分紧张，或治疗前未进食或坐位接受针刺。②火针进针缓慢，或针烧不够红，疼痛剧烈。③操作穴位太多。④火针放血过多。

处理：发生针刺晕针现象，首先立即停止针刺，扶患者去枕平卧，头低脚高，松解衣带，同时注意保暖。可给患者喝温开水或糖开水，大多即可恢复。若不能缓解者，可加指按或针刺急救穴，如人中、内关、素髎、涌泉等，也可灸百会、关元、气海。

预防：过度劳累、饥饿、胆怯的患者暂不要接受针刺，对初次接受火针者，要做好解释工作，消除患者恐惧心理，对体质虚弱或年迈者一般以卧位为宜，火针操作动作要敏捷，熟练操作要点，可先针刺远离患者视野部位针刺，第一次针刺 1 ~ 2 个穴位即可，使患者逐步适应。医者在操作过程中，尤其是火针放血的过程，应密切观察患者神志情况，并询问其感觉。

二、滞针与弯针

滞针是指出针时针体与所刺穴位滞涩在一起，医者感觉出针困难或不顺利。弯针是指火针入体内后，针体产生弯曲的现象。

原因：①火针未完全加热，或进针速度太慢，以致针体冷却；患者紧张致局部肌肉痉挛，或针刺过深而出现滞针。②针体老化，不够锋利或有起勾。③医者指力和腕力不够，操作要领掌握不熟练。

预防：①火针加热务必到针体通红发白，操作时酒精灯尽量靠近所刺部位或穴位，当针体离开火焰后要急速刺入穴位。②患者心情紧张时，需做耐心解释，消除患者紧张情绪。操作时要掌握好深浅度，切忌盲目操作，以致针刺过深，造成患者紧张和疼痛加重而出现滞针。③火针因反复加热烧灼，极易老化，操作前要仔细检查火针情况，对于已经老化的火针要及时更换。④火针操作要求技巧性较强，医者须具备一定的指力和腕力，熟练掌握火针操作的基本原则，切忌鲁莽操作。

三、折针

原因：①针体老化或不够挺直。②术者进针手法不熟练。

处理：出现折针时，交待患者不要恐惧，保持原体位。如皮肤尚露残端，可用镊子钳出，若残端与皮肤相平，折面仍可见，可用左手拇指、示指在针旁按压，使之下陷，使残端露出皮肤，右手持镊子轻巧拔出，如残端没入皮内，需视所在部位，采用外科手术切开寻取。

预防：①操作前需检查火针是否有老化或不够挺直情况，如出现上述情况应及时更换。②术者要熟练掌握火针操作要领，注意针尖、针体力度与针刺的部位尽量垂直，下针果断，不要犹豫。

四、出血

火针针刺时出血是一种常见现象。火针被用作放血排邪时，出血属正常情况，勿止，待血色转鲜红即自止。有些病变由于瘀血内阻，用火针放血时常有暗褐色血液随针出甚至喷射的现象，不可止血，轻轻在放血针孔周围按压，待其出尽为宜。当火针针刺过深时，或会将静脉的前后壁均刺破而产生血肿。

处理：①如局部出现肿胀，应及时用棉球按压针孔周围 10 余分钟，不要揉动，其后可用 95% 酒精棉纱轻压外敷。12 小时后肿胀部位可用热毛巾热敷。血脓已成，当时未散者，一般需 1～2 周方可消散吸收；②注意和患者解释清楚，以免患者产生恐惧心理。

预防：①针刺时要注意针刺的深度，避免刺破血管的后壁。②血友病或有凝血机制障碍的患者禁用火针放血治疗。

五、针口疼痛

火针操作迅速，一般针刺后局部仅有轻微灼痛，很快消失。

引起针刺时疼痛较甚的原因主要有：①针具选择不恰当。②火针烧针温度不够。③操作不熟练，动作缓慢。④出针后未及时处理。⑤烙刺火针或割烙火针时。

处理：如已出现疼痛较甚，可快速用干棉球按压针孔，以减轻疼痛。亦可通过弹捏手三里穴，缓解火针后疼痛。

预防：①针刺前应注意针具的选择，如面部、肌肉菲薄部位应选择细火针。②点刺火针时必须通红发白再进针，注意烧针应在火焰的外围，先烧针体，再烧针尖。③进针时火针要尽量靠近患部，进针要尽量迅速。④出针后要快速用干棉球按压针孔，以减轻疼痛。⑤烙刺火针或割烙火针操作要求针体温度较低，操作动作较慢，往往疼痛明显，可于烙刺前行局部针麻后再进行。

六、针口感染

火针疗法本身是一种良性的局部轻度烧伤，会引起局部无菌性炎症反应的表现，如针刺局部小红肿、轻微的瘙痒，也有些人会有轻微的恶寒发热等全身反应，均属于正常现象。如局部感染，发生较严重的红肿热痛，为火针针刺的意外情况。

原因：①针孔没有保持干洁，或针后一日内淋浴等。②局部搔抓感染。③针刺后使用污染的棉球按压针孔。④糖尿病患者针前皮肤消毒不严格。

处理：①可用艾条温和灸或用火针局部针刺。②局部用四黄膏外敷，并可口服消炎药物。③糖尿病患者皮肤抵抗力降低，火针治疗治疗前注意严格消毒，针刺深度亦要严格控制。

预防：针后当天针孔可能发红，或针孔有小红点高出皮肤，甚或有些患者出现发痒，嘱患者不必担心，不要用指甲搔抓，当日不要洗澡，以防感染，忌食或少食辛发之物，宜食清淡，并注意休息，勿过劳。

下篇 临床应用

>>>

第一章 >>>
内科疾病

第一节 中　风

中风是以突然晕仆、不省人事，伴口角歪斜、语言不利、半身不遂，或不经晕仆，仅以口眼歪斜、半身不遂为主症的疾病。因发病急骤，症见多端，病情变化迅速，与风之善行数变特点相似，故名中风、卒中。根据有无神志异常分为中经络和中脏腑。

本病相当于西医学的急性脑血管病，主要分为出血性和缺血性两类，如短暂性脑缺血发作、腔隙性脑梗塞、脑血栓形成、脑栓塞、脑出血、蛛网膜下腔出血等属本病范畴。头颅 CT、核磁共振检查可确诊。

一、病因病机

病因：内伤积损，劳欲过度，饮食不节，情志所伤，气虚邪中。

病机：阴阳失调，气血逆乱。

病位：脑腑，与心、肝、肾关系密切。

病性：本虚标实。肝肾阴虚，气血衰少为致病之本，风、火、痰、气、瘀为发病之标。

二、辨证

		实证					虚证	
		肝阳暴亢	风痰阻络	痰热腑实	气虚血瘀	阴虚风动	闭证	脱证
症状	主症	半身不遂，舌强语謇，口角歪斜					神志恍惚，迷蒙，嗜睡，或昏睡，甚者昏迷，半身不遂	

续 表

		实证					虚证	
		肝阳暴亢	风痰阻络	痰热腑实	气虚血瘀	阴虚风动	闭证	脱证
症状	兼症	面红目赤，眩晕头痛，心烦易怒，口苦咽干，便秘、尿黄	肢体麻木或手足拘急，头晕目眩	口黏痰多，腹胀便秘	肢体软弱，偏身麻木，手足肿胀，面色淡白，气短乏力，心悸自汗	肢体麻木，心烦失眠，眩晕耳鸣，手足拘挛或蠕动	神昏，牙关紧闭，口噤不开，肢体强痉	面色苍白，瞳神散大，手撒口开，二便失禁，气息短促，多汗腹凉
	舌脉	舌红或绛，苔黄或燥，脉弦有力	苔白腻或黄腻，脉弦滑	舌红，苔黄腻或灰黑，脉弦滑大	舌暗，苔白腻，脉细涩	舌红，苔少，脉细数	脉滑数或弦滑	脉细弱或脉微欲绝
治法	治法	醒脑开窍，疏通经络，调和气血					启闭开窍	回阳固脱
	取经	手厥阴心包经，督脉，足太阴脾经，手阳明大肠经，足阳明胃经					手厥阴心包经，督脉	任脉

三、治疗

【取穴】

主穴		配穴	
中经络	中脏腑	分型	取穴
百会、颞三针、肩髃、曲池、合谷、阳陵泉、足三里、太冲	百会、风府、水沟、内关	肝阳暴亢	行间、侠溪
		风痰阻络	偏历、丰隆
		痰热腑实	中脘、内庭
		气虚血瘀	膈俞、气海
		阴虚风动	太溪、然谷
		闭证	十二井穴
		脱证	气海、关元

【方法】

以中粗火针，将针尖和针身烧红透亮，快速点刺肩髃、曲池、阳陵泉、足三里、丰隆，进针约0.3~0.5寸（软瘫时针刺宜浅；硬瘫时针刺宜稍深），不留针；十二井穴用细火针快速频频浅刺约0.05寸，百会、颞三针（耳尖直上入发际2寸为Ⅰ针，左右各旁开1寸为Ⅱ、Ⅲ针)、水沟、行间、内庭、内关穴以细火针速刺法，针刺深约0.1~0.2寸；余穴位火针针刺约0.2~0.3寸。

【其他疗法】

1. 靳三针疗法

(1) 闭证

取穴：闭三针（人中、十宣、涌泉）。

操作：人中向鼻中隔方向直刺0.5寸，雀啄术，泻法，涌泉直刺0.5寸左右，泻法，十宣点刺放血。

(2) 脱证

取穴：脱三针（百会、人中、神阙）。

操作：百会针后加灸；人中直刺2~3分导气法，神阙隔盐灸法。

(3) 迟缓瘫

取穴：颞三针、上肢手三针（曲池、外关、合谷)；下肢足三针(伏兔、足三里、太冲)。

(4) 痉挛瘫

取穴：颞三针、上肢挛三针（极泉、尺泽、内关)；下肢挛三针(鼠蹊、阴陵泉、三阴交)。

2. 头针法

选顶颞前斜线、顶旁1线及顶旁2线，毫针平刺入头皮下，快速捻转2~3分钟，每次留针30分钟，留针期间反复捻转2~3次。行针后鼓励患者活动肢体。

3. 穴位注射

取肩髃、曲池、手三里、伏兔、足三里、阳陵泉。操作：采用当归注射液或丹参注射液4ml，每次选2穴，每穴注射2ml，隔日1次。

四、验案示例

火针配合放血治疗中风后遗症

患者，男，73岁，退休工人。2007年5月12日初诊。患者于1年前突发昏迷，伴右侧肢体瘫痪，速到某医院住院治疗，经CT检查后诊断为脑出血，抢救1月余，神志清醒，又经中西医治疗半年，疗效不佳。刻诊：右侧肢体失灵，上肢肌力0级，下肢肌力1级，语言不清，手足浮肿，手指挛缩。舌质红、苔薄白，舌向左偏，脉沉细。血压150/100mmHg。已进入中风后遗症期，治疗用直接灸法，取穴百会、大椎、右曲池、阳陵泉，每穴7壮，每日1次。火针刺患侧肩髃、臂臑、外关、合谷、风池、环跳、风市、足三里、悬钟、昆仑，隔日再刺内关、通里、廉泉、阴陵泉、三阴交，2日1次，交替使用。刺血取舌下津、玉液放出5~10ml血液，手足十二井每穴3~5滴血，手和足井穴要交替使用，3日1次。治疗10天后语言较前清晰，上肢肌力1级，下肢肌力3级，手足浮肿消失。1个月后语言基本正常，上肢肌力2级，下肢肌力4级，已能走路，血压140/90mmHg，治疗已收效，又巩固治疗1个月。半年后随访，能生活自理，语言清楚。

按 脑出血超过半年进入后遗症期，西医治疗常无多大效果，采用上述三法结合治疗而收到很好的疗效。百会穴是手足三阳经及督脉交会处，有开窍醒脑之功。《行针指要歌》曰："或针风，先向风府百会中。"大椎穴为诸阳之会，有疏风通络、醒脑强壮的作用，可以代替风府穴使用，而且安全。曲池配阳陵泉可舒筋活络，《百症赋》曰："半身不遂，阳陵远达于曲池。"中风后多产生语言障碍与肢体活动欠灵，于舌下金津、玉液及手足井穴施以刺血，结合火针点刺，则有祛瘀醒脑之效，使语言謇涩、肢体偏废等症得除。本例患者的治疗，采用直接灸及火针的多穴多刺，井穴的放血，从而有补有泻，标本兼治，提高了疗效，故较快地使肌力恢复，语言正常。(浙江中医杂志，2008年第43卷第7期)

五、按语

（1）针灸治疗中风疗效较满意，尤其对于神经功能的康复如肢体运动、语言、吞咽功能等有促进作用，针灸越早效果越好，治疗期间应配合功能锻炼。

（2）中风急性期，出现高热、神昏、心衰、颅内压增高、上消化道出血等情况时，应采取综合治疗措施。

（3）本病应重在预防，如年逾四十，经常出现头晕头痛、肢体麻木，偶有发作性语言不利、肢体软弱无力者，多为中风先兆，应加强防治。

（4）火针不仅对中风后遗症的治疗有一定优势，对中风的预防也有一定优势，采用平头火针浅刺百会、中脘、气海、曲池、阳陵泉、足三里，每周1次，可预防中风。

（5）平时宜保持心情舒畅，饮食清淡，起居有常，预防中风。

附：假性延髓麻痹

假性延髓麻痹又称假性球麻痹，是两侧皮质延髓束损害所产生的症状。其表现为延髓神经所支配的肌肉呈上运动神经元性瘫痪或不完全性瘫痪，出现软腭、咽喉、舌肌运动障碍，吞咽、发音、讲话困难，与真性延髓麻痹的患者不同，本病患者无舌肌萎缩及纤维性震颤，咽反射存在，下颌反射增强，常伴强哭强笑。本症常见于脑血管意外、肌萎缩侧索硬化、梅毒性脑动脉炎等病。

本病属中医学喑痱、喑啡等范畴。

一、病因病机

病因：内伤积损、劳欲过度，饮食不节，情志所伤，气虚邪中。
病机：脑络受阻，舌窍失灵。
病位：脑，舌。
病性：本虚标实证。

二、辨证

		痰浊阻滞	瘀血痹阻
症状	主症	吞咽困难，言语不利，饮水呛咳	
	兼症	头晕目眩，口黏痰多	舌下可见明显曲张静脉
	舌脉	舌淡，苔白腻，脉弦滑	舌暗，有瘀斑，脉弦或脉涩
治法	治法	化痰利窍	活血祛瘀，通关利窍
	取经	督脉，手少阴心经，足少阴肾经，足少阳胆经	
		足阳明胃经	足太阳膀胱经，足太阴脾经

三、治疗

【取穴】

主穴	配穴	
	分型	取穴
百会、风府、完骨、顶颞前斜线下2/5、翳风、通里、太溪	痰浊阻滞	中脘、丰隆
	瘀血痹阻	膈俞、血海

【方法】

以中粗火针，将针尖和针身烧红透亮，快速点刺丰隆、膈俞、血海，进针约0.2～0.3寸，不留针；余穴以细火针快速频频浅刺0.05～0.2寸。

【其他疗法】

穴位注射法：取翳风、丰隆、三阴交等穴。采用当归注射液或丹参注射液4ml，每次取2穴，每穴2ml，每周2次。

四、验案示例

毫针配合火针治疗假性延髓麻痹

患者杨某，男，65岁，因左下肢无力、言语不利、饮水呛咳3天于2008年11月20日入院。患者于3天前睡觉醒来出现左下肢无力、言语不利、饮水反呛，曾接受输液治疗（用药不详），病情不见好转而来我院。入院时查体温36.7℃，心率为74次/分，呼吸为18次/分，血压为150/100mmHg。神清声嘶，吞咽反呛，软腭上抬差，下颌反射（++），掌颌反射（++），左下肢肌力4级，肌张力正常，双巴宾斯基征（+），头颅MRI示双基底节区及桥脑多发性脑梗死。诊断为脑梗死，合并假性球麻痹，予扩张脑血管、营养脑细胞之剂治疗5天声音嘶哑，饮水呛咳不见好转，遂予针灸治疗。刻诊症见：患者吞咽困难，言语不利，饮水呛咳，舌淡，苔白腻，脉弦滑。辨证为痰浊阻滞，治以化痰利窍。先用毫针针刺百会、颞三针、天鼎、中脘、间使、合谷、阳陵泉、足三里、丰隆、太冲，后用细火针快速频频浅刺0.05～0.2寸点刺百会、风府、完骨，同时让患者张口，用压舌板将舌体向后下方推压，将3寸芒针在酒精灯上烧红，迅速点刺悬雍垂两侧的咽后壁，每侧3～5点，有少量出血或不出血均可，不留针。运用上法首次治疗后，患者即感咳痰有力，饮水呛咳、吞咽困难明显缓解。治疗1月后患者上述症状消失，痊愈出院。

按 《百症赋》云：天鼎、间使，失音嗫嚅而休迟。局部取穴天鼎，可调畅患处的气血，消肿散结，清热生津，帮助咽喉恢复发音功能；针刺间使穴可补阴经之液，泄阳经之火，调和三焦气血。咽后壁点刺可刺激局部肌肉、小韧带等感受器，形成对中枢神经的刺激作用，加强协同作用。风府、完骨穴位所过附近有后组颅神经和椎－基底动脉等神经、血管组织结构，通过针刺刺激兴奋中枢，恢复大脑皮质对皮质脑干束的正常调节，或恢复上下运动神经元的传出功能，或恢复只需经延髓完成的反射弧的功能，从而达到治疗的目的。

五、按语

（1）导致皮质延髓束损伤的原发病稳定并逐渐恢复时，预后良好。原发病加重和反复发作，则预后不佳。

（2）本病患者吞咽困难，应注意预防吸入性肺炎及食物进入气管导致的窒息。

第二节　眩　晕

眩晕是指患者自觉头晕眼花，视物旋转翻覆，不能坐立，常伴有恶心呕吐、出汗等症。轻者，闭目即止，一阵而过；重者，如坐舟车，旋转不定，不能站立，甚则昏仆。

本病相当于西医学的内耳性眩晕、脑动脉硬化、高血压病、严重贫血、神经衰弱、晕动病以及某些脑部疾病中以眩晕为主要表现者。

一、病因病机

病因：忧郁恼怒，饮食不节，劳伤过度。

病机：清窍被扰，清窍被蒙，清窍失养。

病位：肝，肾，脑。

病性：以虚者居多，气虚血亏、肝肾不足所导致的眩晕多属虚证；因痰浊中阻、肝阳上亢所导致的眩晕属实证。风、火、痰、虚是眩晕的常见病理因素。

二、辨证

		实证		虚证	
		肝阳上亢	痰浊中阻	气血亏虚	肾精不足
症状	主症	头晕目眩，泛泛欲吐，甚则昏眩欲仆			
症状	兼症	急躁易怒，口苦，耳鸣	头重如裹，胸闷恶心，神疲困倦	神疲乏力，面色皖白	耳鸣，腰膝酸软，遗精
症状	舌脉	舌红，苔黄，脉弦	舌胖，苔白腻，脉濡滑	舌淡，脉细	舌淡，脉沉细
治法	治则	平肝潜阳	燥湿化痰	补气养血	补肾益精
治法	取经	足少阳胆经，督脉			
治法	取经	足厥阴肝经	足太阴脾经，足阳明胃经，任脉	足阳明胃经，足厥阴肝经，任脉	足太阳膀胱经，足少阴肾经

三、治疗

【取穴】

主穴	配穴		
	分型		取穴
百会、风池、风府、颈夹脊	实证	肝阳上亢	率谷、行间、侠溪
	实证	痰浊中阻	头维、中脘、丰隆
	虚证	气血亏虚	中脘、章门、气海、足三里
	虚证	肾精不足	肾俞、太溪、悬钟

【方法】

颈夹脊、百会、风府、率谷、中脘、章门、气海、足三里、肾俞、太溪、悬钟以细火针烧红针尖和针身后快速频频浅刺3~5次，点刺深约0.1~0.3寸；余穴以中粗火针，速刺法，点刺不留针，针刺深浅根据穴位局部肌肉的厚度来决定，一般深度约0.2~0.3寸。

【其他疗法】

（1）头针法：选顶中线，沿头皮刺入，快速捻转，每日1次，每次30分钟。

（2）耳穴疗法：取肾上腺、皮质下、额，肝阳上亢者，加肝、胆；痰浊中阻者，加脾；气血亏虚者，加脾、胃；肾精不足者，加肾、脑。操作：消毒穴位，用王不留行籽进行耳穴贴压，手法由轻到重，按至有热胀感和疼痛（以患者能耐受为度），每日按压4次以上，每次2分钟左右。两耳交替进行，3天换一次。

四、验案示例

毫针配合火针治疗眩晕

李某，男，50岁，因眩晕、耳鸣，恶心，呕吐，失眠，卧床不敢睁眼、转头而就诊，症见面色苍白，体倦神疲，四肢厥冷，舌质淡形嫩、苔薄白，脉弦细。查体：心率70次/分，血压150/90mmHg，眼震（+）。中医诊断：眩晕。西医诊断：梅尼埃病。证属寒犯中焦，痰浊内停，清阳不升，浊阴不降，脑窍失于濡养，治拟温中化痰，升阳开窍。先用毫针针刺百会、额中穴、听聆（听宫与听会连线的中上1/3交点）、翳风、颈夹脊、颈项点、中渚、内关、丰隆、复溜、足临泣，留针30分钟。出针后用火针快速频频浅刺0.05~0.2寸点刺百会、风府、颈夹脊、足窍阴。首次治疗后患者眩晕症状改善，无明显恶心欲吐感。经治7次后患者眩晕基本消失。

按　头为诸阳之会，五脏精华之血，六腑诸阳之气，皆上注于头。而风痰瘀虚均可影响气血濡养脑窍。百会穴为督脉经穴，诸阳之会，配合风府穴，可醒脑止眩。取局部取颈夹脊穴，具有舒筋活络，调和气血的直接作用。同时针刺听聆、翳风、中渚、足临泣等穴，可疏导少阳经气以清窍止鸣。诸穴相配，能温中化痰，升阳开窍，故疗效显著。

五、按语

（1）嘱患者眩晕发作时闭目或平卧，保持安静，如伴呕吐应防呕吐物误入气管。

（2）中年以上，肝阳引起的眩晕，如肝阳亢逆，化为肝风，病情严重时可卒然晕倒，有发展为中风的可能。故及时防治眩晕，对中年以上之人，尤为重要。

（3）平时宜节肥腻酒食，忌辛辣，戒躁怒，节房事，适当增加体力活动，锻炼身体。

第三节 头 痛

头痛，又称“头风”，是指以头部疼痛为主要临床表现的疾病，通常指局限于头颅上半部，包括眉弓、耳轮上缘和枕外隆凸连线以上部位的疼痛。可见于多种急慢性疾病，如脑、眼、口鼻等头面部病变和多种全身性疾病均可出现头痛。

头痛可见于西医学的高血压、偏头痛、丛集性头痛、紧张性头痛、感染性发热、脑外伤及五官科疾病中。

一、病因病机

病因：外感风、寒、湿、热之邪，情志失调，先天不足，房事不节，饮食劳倦，体虚久病及外伤或久病入络。

病机：外邪上扰清窍，壅滞经络，络脉不通；肝郁化火，痰浊内生，上扰头窍；髓海空虚，气血失养，不荣则痛；气血凝滞，脉络不通。

病位：病位在头，与肝、脾、肾等脏腑相关，经络主要为六阳经与足厥阴经。

病性：虚证：多因气血亏虚，肾精不足，不能上荣脑窍所致；实证：多因六淫之邪，肝火、痰湿上扰、瘀血阻络所致。

二、辨证

		外感			内伤				
		风寒头痛	风热头痛	风湿头痛	肝阳头痛	血虚头痛	痰浊头痛	肾虚头痛	瘀血头痛
症状	主症	头部疼痛							
	兼症	头痛连及项背，有拘急收紧感，伴恶风寒，遇风尤剧，口不渴	头胀痛如裂，发热或恶风，面红目赤，口渴喜饮，便秘，溲赤	头痛如裹，肢体困重，胸闷纳呆，大便或溏	头晕胀痛，两侧为重，心烦易怒，夜寐不宁，口苦面红，或兼胁痛	头痛隐隐，时时昏晕，心悸失眠，面色少华，神疲乏力，遇劳加重	头痛昏蒙，胸脘满闷，纳呆呕恶	头痛且空，眩晕耳鸣，腰膝酸软，神疲乏力，滑精带下	头痛经久不愈，痛处固定不移，痛如锥刺，或头部有外伤史

续表

		外感			内伤				
		风寒头痛	风热头痛	风湿头痛	肝阳头痛	血虚头痛	痰浊头痛	肾虚头痛	瘀血头痛
症状	舌脉	苔薄白，脉浮紧	舌尖红，苔薄黄	苔白腻，脉浮数	舌红苔黄，脉弦数	舌质淡，苔薄白，脉细弱	舌苔白腻，脉滑或弦滑	舌红少苔，脉细无力	舌紫暗，或有瘀斑，苔薄白，脉细或细涩
治法	治则	疏散风寒止痛	疏风清热和络	祛风胜湿通窍	平肝潜阳熄风	养血滋阴，和络止痛	健脾燥湿，化痰降逆	养阴补肾，填精生髓	活血化瘀，通窍止痛
	取经	督脉，足太阳膀胱经，足少阳胆经			督脉，足阳明胃经，足少阳胆经				
		手少阳三焦经	手阳明大肠经	足阳明胃经	足厥阴肝经		任脉	足太阳膀胱经	足太阳膀胱经

三、治疗

【取穴】

主穴	配穴		
	分型		取穴
百会、太阳、风池、至阴	外感头痛	风寒头痛	风门、外关
		风热头痛	大椎、曲池
		风湿头痛	三焦俞、丰隆
百会、头维、风池、阿是穴	内伤头痛	肝阳头痛	阳陵泉、太冲
		血虚头痛	气街、足三里
		痰浊头痛	中脘、丰隆
		肾虚头痛	肾俞、关元
		瘀血头痛	膈俞、胆俞

【方法】

太阳、风池、阿是穴、大椎、风门、膈俞、胆俞、肾俞、曲池、阳陵泉、足三里、丰隆以中粗火针烧红针尖和针身后快速点刺穴位，速刺法，点刺不留针，深度根据肌肉厚度而定，深度约 0.2 ~ 0.3 寸；至阴用细火针，频频浅刺 3 ~ 5 次，深度约 0.05 寸；百会、头维、太冲，用细火针，频频浅刺 3 ~ 5 次，针刺深度约 0.1 ~ 0.2 寸。

【其他疗法】

（1）耳穴疗法：取枕、颞、额、皮质下、肝阳、神门。操作：消毒穴位，用王不留行籽进行耳穴贴压，手法由轻到重，按至有热胀感和疼痛（以患者能耐受为度），每日按压4次以上，每次2分钟左右。两耳交替进行，3天换一次。

（2）穴位注射：取曲池、三阴交、丰隆、悬钟、血海、膈俞等穴，操作：采用当归注射液或丹参注射液4ml，血虚头痛、肾虚头痛采用胎盘注射液4ml，每次取2穴，每穴2ml，每周2次。

（3）三棱针疗法：头痛剧烈时，取印堂、太阳、百会、阿是穴或静脉宛陈处，以三棱针刺血，每穴3～5滴。

四、验案示例

1. 火针治疗风寒性头痛

张某，女，35岁。4个月前，曾患后头痛，并连及项背有紧束感，有时向右耳后、颞部窜痛，遇寒加剧，恶风，喜戴帽子，无恶心呕吐。经服中西药治疗均无效，而求针灸治疗。查体：右耳后头皮有肿块，项强，按压风府、风池则舒服，天柱（双）、悬颅（右）、完骨（右）有压痛，舌苔薄白，脉弦紧。诊断为风寒性头痛，治予疏风散寒、温经止痛，取穴风府、百会、风池（右）、天柱（双）、完骨（右）、悬颅（右）、太阳（右）、阿是穴。操作方法：将针烧至发白发亮时速刺入穴位，针体烧的长短与针刺深度相等，出针后用酒精棉球速按针孔。首次治疗后头痛即止，自觉针后舒服、轻松，项强即消失，针孔发痒。隔日又相继针治2次痊愈，至今未发。

按 百会为督、手、足三阳经之会，具有升清降浊之功，风府为督、阳维、足太阳经之会，乃风邪所入之府，又是治风邪为患的要穴；天柱为足太阳经之项部腧穴，风寒外袭则头项强痛。因此，取此三穴为主。由于风邪善行数变，故风寒头痛痛无定处。因此，治疗风寒头痛还需辨经选穴。以火针刺之，方可速散风寒、温经止痛。（中医药学刊1990年第4期）

2. 锋勾针、火针治疗偏头痛

王某，男，30岁，有头痛病史10年，发作时疼痛左右不定，呈搏动性，有时也可呈胀痛。开始每月发作1次，持续1～2天，后逐渐增至2～3次，程度亦加重，伴有恶心等症，间歇期如常人，多次进行辅助检查均无异常发现。采用本法治疗，每3~5天1次，第1次即有明显效果，3次后间歇1周，无发作。又巩固治疗2次，随访3个月未复发，且精力充沛。锋勾针取穴：大椎、风池、百会、太阳、悬颅、悬厘、印堂、头维、上星及阿是穴。针法：每次可选5~6穴，根据病情交替使用，每穴钩割3~4次，微出血。细火针取穴：阿是穴、百会、悬厘、悬颅等，在酒精灯上烧红火针，每次选穴4~6穴，每穴点刺2~3次。

按 锋勾针配合火针治疗本病，基于以下机制：锋勾针可以刺激肌肉，放瘀血，具有刺血的治疗作用；还可以割断皮下的肌纤维及脂肪等组织，具有割治作用。而火针对寒、热、虚、实引起的头痛均可用之，对虚者、寒者可温可补；对实者、热者可以通过温通之效，使络脉通，热邪散，则痛自止。二者从现代医学观点来看，都对头部的神经、血管起到刺激调整的作用，经临床验证，此法简、验、便、廉，确值推广运用。（中医外治杂志2005年第14卷第3期）

五、按语

（1）火针治疗头痛疗效显著，对功能性头痛能达到治愈目的，对于多次治疗无效或逐渐加重者，要查明原因，尤其要排除颅内占位性病变。

（2）同时应注意原发病治疗，以免贻误病情。

（3）在火针治疗期间，应避免食用辛辣刺激性食物、巧克力、咖啡、奶茶等食物，适当参加体育锻炼，避免过劳和精神刺激，注意休息。

附：头痛经络辨证

一、辨经

经络辨证	症状
阳明头痛	前额痛，包括眉棱骨痛和因眼、鼻、上牙病引起的疼痛在内
少阳头痛	偏头痛，包括耳病引起的疼痛在内
太阳头痛	后枕痛，包括落枕、颈椎病引起的疼痛在内
厥阴头痛	巅顶痛，包括高血压引起的疼痛在内

二、取穴

证型	主穴	配穴
阳明头痛	头维	解溪、厉兑
少阳头痛	听宫	丘墟、足窍阴
太阳头痛	攒竹	昆仑、至阴
厥阴头痛	百会、囟门	大敦

第四节 不 寐

不寐通常称为“失眠”、“不得卧”等，是以经常不能获得正常睡眠，或入睡困难，或睡眠时间不足，或睡眠不深，严重者彻夜不能入睡为特征的病证。

本病可见于西医学的神经衰弱。

一、病因病机

病因：思虑劳倦，素体虚弱，情志所伤，饮食不节。

病机：心神失养；心火亢盛；痰火扰心。

病位：脏腑主要在心，并与脾、肾、胆相关，经络主要为阴、阳跻脉失去平衡。

病性：虚证多因气血亏虚，不能荣心，或者心肾不交，水火失济而致；实证：多因心火炽盛，扰乱心神，或者脾失健运，食滞内停，酿生痰扰，上扰心神而致病。

二、辨证

		心脾两虚	心肾不交	脾胃不和	心胆气虚	肝火扰心
症状	主症	经常不易入睡，或是入睡后易醒，或醒后难以入睡，甚或彻夜不眠				
	兼症	多梦易醒，心悸、健忘，头昏，神疲食少，面色少华	心烦不安，头晕，耳鸣，腰酸，遗精，或五心烦热，口干	脘闷嗳气，或脘腹胀痛，厌食嗳气，恶心	心悸多梦，善惊恐，多疑善虑	性情急躁易怒，口干口苦，头晕，胁肋胀痛等

续 表

		心脾两虚	心肾不交	脾胃不和	心胆气虚	肝火扰心
症状	舌脉	舌质淡，脉细弱	舌质红，脉细数	舌苔厚腻，脉滑	舌淡，脉弦细	舌红，苔黄，脉弦数
治法	治法	补益心脾，养血安神	滋阴降火，交通心肾	和胃消滞，通腑安神	益气镇惊，安神定志	疏肝泻火，潜阳安神
	取经	手少阴心经，足太阴脾经，督脉				
		足太阳膀胱经	手厥阴心包经，足少阴肾经	任脉，足阳明胃经	足阳明胃经，足少阳胆经	足厥阴肝经，足少阳胆经

三、治疗

【取穴】

主穴	配穴	
	分型	取穴
百会、印堂、神门、三阴交	心脾两虚	心俞、脾俞
	心肾不交	大陵、太溪
	脾胃不和	中脘、足三里
	心胆气虚	足三里、丘墟
	肝火扰心	侠溪、行间

【方法】

心俞、脾俞、三阴交、太溪、中脘、丰隆、足三里、丘墟，以中粗火针烧红针尖和针身后，采用速刺法，点刺不留针，针刺深浅根据穴位局部肌肉的厚度来决定，一般深度约 0.2～0.3 寸；百会、印堂、神门、侠溪、行间用细火针，针刺深度约 0.1～0.2 寸；梦多者可加厉兑、隐白，采用细火针，针刺深度约 0.05～0.1 寸。

【其他疗法】

（1）耳穴疗法：取皮质下、心、肾、肝、神门、垂前、耳背心。操作：消毒穴位，用王不留行籽进行耳穴贴压，手法由轻到重，按至有热胀感和疼痛（以患者能耐受为度），每日按压 4 次以上，每次 2 分钟左右。两耳交替进行，3 天换一次。

（2）皮肤针法：自项至腰部督脉和足太阳经第 1 侧线，用梅花针自上而下叩刺，叩刺至皮肤潮红为度，每日 1 次。

（3）拔罐法：自项至腰部足太阳经背部侧线，用火罐自上而下走行，以背部潮红为度。

（4）穴位埋线疗法：取心俞、脾俞、中脘、足三里、安眠。操作：将羊肠线剪成1～2cm长，用注射器针头植入穴位，每次取4～6穴，2周1次。

四、验案示例

火针配合针刺治疗不寐

患者，女，43岁，因“入睡困难近20年”于2000年8月就诊。10年前因工作压力大、心情郁闷，逐渐出现入睡困难，重时彻夜不眠，且入睡后易醒，伴多梦、头晕头痛、心烦易怒、健忘、乏力，服用镇静药后能短暂睡眠2～3小时，舌红、苔白，脉弦细。辨证为五志过极，郁而化火，久则气阴受伤，神明被扰，治以补髓健脑，安神定志。毫针刺百会、印堂、太溪、太冲、肝俞、行间，火针点刺百会、印堂，同时用三棱针点刺肝俞、行间并放出少量血。经治疗1个月，睡眠明显改善，每晚能睡8小时左右，其余不适症状也随之改善。

按 印堂是经外奇穴，位居督脉的循行路线上，有宁心安神、明目聪耳之功。百会为督脉之穴，又为三阳五会，位于颠顶，可以引气血精髓上达于脑，营养脑络，安神定志。心俞、脾俞分别是心、脾脏的背俞穴，取之可补益心脾、充养心血。心藏神，心包为其外卫，而内关是心包经的络穴，取之可养心安神。足三里是胃经的合穴，取之可健运脾胃、补益气血。太溪、太冲分别是肾经、肝经的原穴，取之可滋水涵木、益肾清肝。（中国针灸2008年S1期）

五、按语

（1）针灸治疗不寐效果良好，尤其是在下午治疗，效果更好。

（2）由其他疾病引起不寐者，应同时治疗其原发病。

（3）帮助患者排解烦恼，配合适当的体育活动对本病的恢复有帮助。

（4）老年人睡眠时间逐渐缩短而容易觉醒，如无明显症状，则属生理现象。

第五节 郁 证

郁证是以心情抑郁、情绪不宁、胸部满闷、胁肋胀满、或易怒易哭、或咽中如有异物梗阻、失眠等为主症的一类病证。近年来，随着现代社会的竞争和精神压力的增大，发病率不断上升，多发于青中年女性。

本病主要见于西医学的神经官能症、癔症及焦虑症等，也可见于围绝经期综合征等。

一、病因病机

病因：情志内伤，脏气素弱。

病机：心神失养，或心神被扰，气机失畅。

病位：心、肝、脾。

病性：虚证或本虚标实证。

二、辨证

		肝气郁结	气郁化火	痰气郁结	心神惑乱	心脾两虚	肝肾亏虚
症状	主症	精神抑郁善忧，情绪不宁或易怒易哭					
	兼症	胸胁胀满，脘闷嗳气，不思饮食，大便不调	性情急躁易怒，口干口苦，或头痛、目赤、耳鸣，或嘈杂吐酸，大便秘结	咽中如有物梗阻，吞之不下，咯之不出	精神恍惚，心神不宁，多疑易惊，悲忧善哭，喜怒无常，或时时欠伸，或手舞足蹈等	多思善疑，头晕神疲，心悸胆怯，失眠健忘，纳差，面色不华	眩晕耳鸣，目干畏光，心悸不安，五心烦热，盗汗，口咽干燥
	舌脉	舌淡红或红，脉弦	舌红，苔黄，脉弦数	苔白腻，脉弦滑	舌淡，苔薄白，脉弦细	舌淡，脉细	舌红少苔，脉细数
治法	治法	疏肝理气解郁	清肝泻火解郁	化痰利气解郁	养心安神	健脾养心	滋养肝肾
	取经	督脉，任脉，足厥阴肝经，手厥阴心包经					
		足太阳膀胱经	手少阳三焦经	足太阴脾经，足阳明胃经	手少阴心经	足阳明胃经，足太阴脾经，足太阳膀胱经	足太阳膀胱经，足少阴肾经

三、治疗

【取穴】

主穴	配穴	
	分型	取穴
百会、璇玑、膻中、内关、太冲	肝气郁结	期门、支沟
	气郁化火	行间、侠溪
	痰气郁结	中脘、丰隆、阴陵泉
	心神惑乱	通里、少府
	心脾两虚	心俞、脾俞、足三里、三阴交
	肝肾亏虚	肝俞、肾俞、太溪

【方法】

将火针针尖和针身烧红，心神惑乱、心脾两虚、肝肾亏虚证以细火针快速频频浅刺3～5次，点刺深约0.1～0.2寸；肝气郁结、气郁化火、痰气郁结证以中粗火针，速刺法，点刺不留针，针刺深浅根据穴位局部肌肉的厚度来决定，一般深度约0.2～0.3寸。

【其他疗法】

（1）耳穴疗法：取神门、心、交感、肝、脾。操作：消毒穴位，用王不留行籽进行耳穴贴压，手法由轻到重，按至有热胀感和疼痛（以患者能耐受为度），每日按压4次以上，每次2分钟左右。两耳交替进行，3天换1次。

（2）穴位注射法：取心俞、肝俞、脾俞、足三里、三阴交。操作：实证采用当归注射液或丹参注射液4ml，虚证采用胎盘注射液4ml，每次取2穴，每穴2ml。隔日1次。

四、验案示例

针刺结合火针治疗郁证

郑某，女，60岁，2007年4月18日初诊。情绪波动伴眠差7月余。患者于2006年8月无明显诱因出现情绪波动，烦躁易怒，心慌心悸，坐卧不安，善惊易恐，口干口苦，入睡困难，早醒，多梦，每晚持续睡眠4～6小时，胃纳欠佳，二便调，舌红苔薄白，脉弦细。检查心电图及性激素六项均正常。汉密尔顿焦虑量表（HAMA）

评分为 31 分。西医诊断：焦虑症。中医诊断：郁证，证属心虚胆怯，阴虚火旺。治宜补益心胆，滋阴降火，疏肝解郁。治疗方法：针刺百会、印堂、膻中、璇玑、期门、支沟、足三里、阳陵泉、照海、太冲。针刺完毕后用火针快速频频浅刺百会、心俞、膈俞、胆俞 0.05～0.2 寸。每周治疗 3 次，10 次为一疗程。经治 3 个月后，患者心慌、心悸消失，情绪稳定，睡眠明显好转。随访 3 月未复发。

按 百会穴乃诸阳之会，与脑密切相关，是调节大脑功能的要穴，具有明显的调节情志、醒脑开窍、安神定志的作用。印堂为督脉之穴，针之可醒脑调神，宁心益智。膻中为心之外围，代心布令，穴属心包募，是宗气的聚会所，针刺能通畅上焦之气机，理气散瘀，使经络通畅。与璇玑相配，具有宽胸理气的作用。支沟为手少阳三焦经之经穴，三焦属相火，经穴亦属火，该穴为火经中之火穴，具有较强的清热泻火功能，配合阳陵泉、期门、太冲，增强疏肝理气，行气导滞之功。照海穴属足少阴肾经，肾经联络心脏，交接于手厥阴心包经，又通于阴跻脉，有滋阴降火、协调阴阳的作用。

五、按语

（1）在针灸治疗过程中，针对具体情况，解除情志致病的原因可大大提高针灸的疗效。

（2）对患者应做好精神治疗的工作，使患者能正确对待疾病，增强战胜疾病的信心。应鼓励患者进行适度的体育锻炼。

（3）本病应与器质性脑病如脑肿瘤、脑动脉硬化、脑外伤等所产生的精神症状相鉴别。胸闷作痛，吞咽不利者，宜与食道疾病相鉴别。

第六节　面　　瘫

面瘫是以口眼向一侧歪斜为主症的病证，又称为口眼歪斜。本病可发生于任何年龄，无明显的季节性，多发病急速，以一侧面部发病多见。

本病相当于西医学的周围性面神经麻痹，最常见于贝尔麻痹，亦有因疱疹病毒等引起非化脓性炎症所致，如亨特面瘫。

一、病因病机

病因：劳作过度，正气不足，风寒、风热乘虚入侵。

病机：脉络空虚，外邪直中。

病位：面部，以阳明经为主，并与太阳、少阳经有关。

病性：本虚标实证。

二、辨证

<table>
<tr><th colspan="2"></th><th>风寒证</th><th>风热证</th></tr>
<tr><td rowspan="3">症状</td><td>主症</td><td colspan="2">急性发作，常在睡眠醒来时，发现一侧面部肌肉板滞、麻木、瘫痪，额纹消失，眼裂变大，露睛流泪，鼻唇沟变浅，口角下垂歪向健侧，病侧不能皱眉、蹙额、闭眼、露齿、鼓腮；部分患者初起可有耳后疼痛，还可出现患侧舌前 2/3 味觉减退或者消失、听觉过敏等证。部分患者病程迁延日久，可因瘫痪肌肉出现挛缩，口角反牵向患侧，甚则出现面肌痉挛，形成“倒错”现象</td></tr>
<tr><td>兼症</td><td>有面部受凉史，或见微恶风寒，鼻塞声重，无汗等</td><td>有感冒发热史，可有发热恶寒，咳嗽咯痰，鼻塞流涕，咽痛等</td></tr>
<tr><td>舌脉</td><td>舌淡红，苔薄白，脉浮紧</td><td>舌红，苔黄腻，脉浮数</td></tr>
<tr><td rowspan="2">治法</td><td>治法</td><td>祛风散寒，疏调经筋</td><td>疏散风热，疏调经筋</td></tr>
<tr><td>取经</td><td colspan="2">手阳明大肠经，足阳明胃经，手太阳小肠经，足太阳膀胱经</td></tr>
</table>

三、治疗

【取穴】

主穴	配穴	
	分型	取穴
四白、阳白、颊车、地仓、翳风、合谷、足三里、至阴	风寒证	风池
	风热证	曲池

【方法】

面部穴位、至阴穴以细火针烧红针尖和针身后快速频频浅刺 3 ~ 5 次，点刺深约 0.05 寸；余穴以中粗火针，速刺法，点刺不留针，针刺深浅根据穴位局部肌肉的厚度来决定，一般深度约 0.2 ~ 0.3 寸。面瘫急性期治疗重在太阳经，恢复期重在阳明经；眼闭不全加百会、养老；口角歪斜加大迎、商阳、解溪、厉兑。

【其他疗法】

（1）皮肤针法：用梅花针或磁圆针叩刺阳白、太阳、地仓、颧髎、颊车、牵正，以局部潮红为度，每日或隔日1次，适用于恢复期。

（2）穴位注射：取翳风、足三里。操作：用维生素$B_1$100mg、维生素$B_6$100mg、维生素B_{12}0.5mg，每次选2个穴位，每穴2ml，隔日1次或每周2次。本法适宜于面神经炎恢复期或后遗症期。

（3）穴位贴敷疗法：取颊车、地仓、颧髎、下关、阳白。操作：用马钱子研成粉，取0.3～0.6mg，置于胶布上，贴在穴位上，2～3天换1次，一般需换4～5次。

（4）挑刺法：患者张口，在面瘫侧的上下臼齿间的口颊处，用三棱针点刺，通常为九点，其上下左右间距离相等，在挑刺前后均用温开水漱口，然后以颧髎为中心，用20g黄芥子研细末后外敷20～40分钟，半个月治疗1次。

四、验案示例

火针配合针刺治疗面瘫

胡某，男，67岁，主诉：左侧口眼歪斜5天，于2002年3月16日就诊。患者于5天前晨起睡觉醒来忽然发现左侧口眼歪斜，闭眼不能，漱口漏水，吃饭时食物存于面颊部，曾于外院服用维生素类药，效不显。纳眠可，二便调。舌嫩红，苔白，脉弦。查体：左侧面纹完全消失，左眼闭合不能，眼裂增宽，左口角右偏，左鼻唇沟变浅，伸舌居中，左耳后无压痛。中医诊断：面瘫。辨证为正气不足，风寒入中，治以祛风散寒，疏通经络。先用火针点刺患侧后，再用毫针刺阳白、四白、颧髎、颊车透地仓、合谷、足三里左侧等穴。二诊时患者症状稍有改善，左侧已出现较浅额纹，口角歪斜有所好转，但仍漱口漏水，吃饭存食，继前治疗。三诊时患者症状明显改善，左侧额纹较右侧略浅，已能闭眼，漱口不漏水。五诊时患者已无不适感，外观已正常。

按 中医学认为面瘫是因正气不足，络脉空虚，风寒之邪乘虚而入，或风寒郁而化热，面部经脉阻闭不通，气血运行不畅，筋脉失养所致。火针，又称“燔针”，属于贺氏三通法之温通法。火针治疗面瘫，疗效明显优于单纯毫针刺法。从临床上看，火针疗法不仅适用于风寒阻络型，还适用于风寒化热型或气虚血瘀型。凡属寒热虚实，病灶轻重远近，无所不宜。寒病得火而散者，犹如烈日消冰，有寒随温解之义；热病得火而解者，犹如暑极反凉，乃火郁发之之义也；虚证得火而壮者，犹如火迫冰而气升，有温补热益之义也；实证得而热者，犹如火能消物，有实则泻之之义也。（针灸临床杂志2003年第5期）

五、按语

（1）针灸治疗期间，面部应避免风寒，必要时应戴口罩、眼罩；因眼睑闭合不全，灰尘容易侵入，每日滴眼药水2~3次，以预防感染。

（2）周围性面瘫的预后与面神经的损伤程度密切相关，肌电图可作为面神经损伤程度的辅助检查。本病周围性面瘫应注意与中枢性面瘫相鉴别，中枢性面瘫无额纹消失、眼裂变大等体征，多伴有肢体乏力、言语不清等症状。面瘫久治不愈或面瘫合并有其他颅神经症状时，应行头颅MRI检查以排除颅内占位性病变，尤其是后颅窝。

（3）本病的早期治疗十分重要，一般病程在3个月内的患者，只要治疗及时、适当，多可治愈，平均疗程约1个月。如果3个月至半年内不能恢复，多留有后遗症。

第七节 面 痛

面痛，主要是指三叉神经痛，该病的特点是在面部三叉神经分布区内，出现放射性、烧灼样抽搐疼痛为主症的疾病。发作时在面部三叉神经区域内有电击样或刀割样剧痛，多为单侧，呈阵发性，历时数秒或1~2分钟，1日可发作数次至数十次，不发作时没有疼痛，或仅有麻胀感，疼痛严重时，可伴有面部肌肉反射性抽搐、流泪、流涎和结膜充血等，说话、进食、饮水、刷牙等可引起发作。中年人发病率高，女性多于男性。

西医学依据发病原因的不同将三叉神经痛分为原发性和继发性两种，发病原因不能确定的一类被称为原发性三叉神经痛。

一、病因病机

病因：外感风邪，情志不调，外伤等因素。

病机：面部三阳经脉瘀阻，经脉气血不通或经脉失养，不荣则痛。

病位：面部，以少阳经为主，并与阳明、太阳有联系。

病性：实证为主，病程长者以虚证多见。

二、辨证

		实证			虚证
		风寒夹痰	风热夹痰	肝郁化火	气虚血瘀
症状	主症	面部疼痛呈阵发性闪电样剧痛，其痛如刀割、针刺、火灼，可伴有病侧颊部肌肉抽搐、流泪、流涕及流涎等现象。发作时间短暂，常因说话、吞咽、刷牙、洗脸、冷刺激、情绪变化等诱发，数秒或数分钟后即可缓解。发作次数不定，间歇期可无症状			
	兼症	疼痛为阵发性抽掣样痛，面部虚浮，面色苍白，遇冷加重，得热则舒	疼痛阵作，为烧灼感或刀割样剧痛，痛时面潮红，目赤，遇热痛增，得寒则减。伴有口干，溺赤	疼痛乍发乍止，亦为灼热、刀割样剧痛，面红目赤，常伴有心烦易怒，胸胁胀闷，口苦咽干	疼痛反复发作，经年不愈，时作抽掣，或锥刺难忍。面色不华且晦滞，局部肌肤甲错、脱发、畏风、少气懒言，语声低微
	舌脉	舌淡苔白，脉紧或滑	舌红苔黄，脉滑数	舌红苔黄，脉弦滑数	舌淡苔白且有瘀点，脉细弱
治法	治法	疏风散寒，祛痰通络	疏风清热，祛痰通络	清肝泻热，通络止痛	行气活血，化瘀止痛
	取经	手少阳三焦经，手阳明大肠经，足阳明胃经			
		足太阳膀胱经，任脉	任脉	足厥阴肝经，足少阳胆经	足太阴脾经，足太阳膀胱经

三、治疗

【取穴】

主穴	配穴	
	分型	取穴
翳风、下关、扳机点、颈 2～5 夹脊、温溜、合谷 病变位于第一支者加鱼腰、阳白 病变于第二支者可加四白、口禾髎 病变于第三支者可加大迎	风寒夹痰	风门、中脘、外关、丰隆
	风热夹痰	中脘、曲池、液门
	肝郁化火	支沟、行间、侠溪
	气虚血瘀	膈俞、胆俞、足三里、三阴交

【方法】

面部穴位以细火针烧红针尖和针身后快速频频浅刺3~5次，点刺深约0.05寸；液门、行间、侠溪以细火针烧红针尖和针身后快速频频浅刺3~5次，点刺深约0.1寸；颈2~5夹脊穴以中粗火针，速刺法，深刺不留针，深度约0.3~0.5寸，尤其是首次治疗，深刺有利于止痛；余穴位以中粗火针，速刺法，点刺不留针，针刺深浅根据穴位局部肌肉的厚度来决定，一般深度约0.2~0.3寸。

【其他疗法】

(1) 耳穴疗法：取面颊、额、颌、神门、胃、肝、脑干、内分泌，每次选3~5穴。操作：消毒穴位后，以毫针对准穴位快速刺入，深度1分左右，约至软骨组织，以不刺透对侧皮肤为度，捻转数秒钟后，留针20~30分钟，每日或隔日治疗1次。或用王不留行籽进行耳穴贴压，手法由轻到重，按至有热胀感和疼痛（以患者能耐受为度），每日按压4次以上，每次2分钟左右。两耳交替进行，3天换一次。

(2) 皮内针法：在面部寻找扳机点、翳风、大迎，将揿针刺入，外以胶布固定。2~3天更换一次。

(3) 刺络拔罐法：选颊车、地仓、颧髎，用三棱针点刺，行闪罐法。隔日1次。

(4) 挑刺疗法：主穴取下关、翳风、风池。配穴：眶上裂有压痛点时，加鱼腰、攒竹、阳白、印堂；眶下孔处有压痛点时，加四白、巨髎、颧髎、太阳、颏孔处。有压痛点时，加颊车、承浆、地仓、大迎。根据病情，每次选主穴1个，配穴2~3个；远端可酌情取肝俞、胆俞、胃俞、脾俞等穴。用挑刺针把穴点之表皮纵行挑破2~3mm，然后针尖向下挑割，使皮下白色纤维随针缠在针体上，用针拉断或手术刀割断即可。面部血管丰富，不宜深挑，以免出血，挑时应避开血管。针口不宜过大。

四、验案示例

火针治疗三叉神经痛

周某，女，56岁，1995年8月25日就诊。自诉面部发作性掣痛3日，诸药治疗不效。近期疼痛尤剧，坐卧不宁，以至吃饭、刷牙均痛。检查疼痛部位为左侧面部二、三支神经分布区域，临床诊断为三叉神经痛。选穴听宫、下关、翳风及所属患支疼痛处。治疗后疼痛即刻缓解，经治2次临床告愈。

按 三叉神经痛病因未明，西医对本病尚无很好的疗法，中医认为本病与外感寒邪或情志刺激有关。运用针灸治疗虽可收一时之功，但有时也疗效不佳。火针借温热刺激，增强人体阳气，激发经气，具有行气活血、通经活络作用。

听宫、率谷、翳风、下关均有疏风通络止痛之功，是治疗三叉神经痛的要穴。在选择上述穴位的同时，再选用其周围患支疼痛处行火针刺激或点刺，以加强疗效。（实用中医药杂志1996年第1期）

五、按语

（1）三叉神经痛是一种顽固性难治病证，火针疗法能疏导患部面部的经络气血，有一定的止痛效果。选穴配穴大多数根据疼痛部位循经选取局部和远端的穴位，部分根据辨证分型进行远端配穴。火针时面部穴位要用细火针，浅刺，手法应柔和、适中，手足远端穴位及颈夹脊可稍深刺。

（2）发作时，为了减轻疼痛，患者常揉搓患侧面颊部，易导致该处皮肤的破溃和感染，因此要嘱咐患者保持该处皮肤的清洁卫生，防止感染的发生。

（3）本病应与继发性三叉神经痛相鉴别（后者发病年龄较小；多数有神经损害的阳性体征；疼痛多呈持续性）；继发性三叉神经痛需查明病因，治疗其原发病。

第八节 枕大神经痛

枕大神经痛是指后枕部枕大神经分布区的疼痛，多由于流行性感冒、枕部外伤或颈椎病及椎-基底动脉供血不足侵犯或压迫枕神经，致使一侧后枕部，或枕下部疼痛突然发作，并向头顶、乳突部或外耳扩散，疼痛呈针刺样跳痛，或放射样痛，咳嗽、转头、精神紧张等诱因常可引起或加重疼痛。枕大神经痛在临床上发病率高，单侧多见；急性发病时一侧后枕部疼痛，阵发性剧痛，有烧灼感、针刺感，夜间加重；慢性发病时表现为单侧或双侧，后头部持续性疼痛或隐痛，可阵发性加剧。检查时枕外凸突下方有局限性压痛，上项部肌肉有不同程度痉挛。

本病属中医学“头痛”范畴。

一、病因病机

病因：外感风寒湿热之邪或脏腑功能失调。

病机：头部局部气滞血瘀，脉络瘀阻，不通则通。

病位：头部的太阳、少阳两经，与肝、脾、肾三脏相关。

病性：实证为主，病程长者以虚证多见。

二、辨证

		实证				虚证	
		外感风邪	肝阳上亢	痰浊内阻	瘀血内阻	肾精亏虚	气血亏虚
症状	主症	头痛连及项背，发病较急，痛无休止，外感表证明显	头痛发病较缓，多伴头晕，痛势绵绵，时止时休，遇劳或情志刺激而发、加重				
	兼症	恶风，发热，鼻塞、流涕、咳嗽	头胀痛，目眩，心烦易怒，面赤口苦	头痛昏蒙，脘腹痞满，呕吐痰涎	头痛迁延日久，或头部有外伤史，痛处固定不移，痛如锥刺	头痛兼有头晕耳鸣，腰膝酸软，神疲乏力，遗精	头部空痛兼有头晕，神疲乏力，面色不华，劳则加重
	舌脉	苔薄白，浮数或浮紧	舌红，苔黄，脉弦数	苔白腻，脉滑	舌暗，有瘀斑瘀点，脉细涩	舌红，苔少，脉细无力	舌淡，脉细弱
治法	治法	祛风通络，散邪止痛	平肝潜阳，疏通经络	化痰祛湿，清利头窍	活血化瘀，通络止痛	补肾填精，滋养髓海	益气活血，通络止痛
	取经	手少阳三焦经，足少阳胆经					
		手太阴肺经	足厥阴肝经	足阳明胃经，任脉	足太阳膀胱经，手厥阴心包经	足太阳膀胱经，足少阴肾经	任脉，足阳明胃经

三、治疗

【取穴】

主穴	配穴	
	分型	取穴
阿是穴、风池、率谷、颈夹脊、阳池、丘墟	外感风邪	外关、列缺
	肝阳上亢	侠溪、行间
	痰浊内阻	丰隆、中脘
	瘀血内阻	内关、膈俞
	肾精亏虚	太溪、肾俞
	气血亏虚	气海、足三里

【方法】

头部穴位、列缺穴以细火针烧红针尖和针身后快速频频浅刺3~5次，点刺深约0.05寸，阿是穴可稍深；行间、侠溪、太溪、外关、阳池、丘墟中以细火针烧红针尖和针身后快速频频浅刺3~5次，点刺深约0.1寸；余穴位以中粗火针，速刺法，点刺不留针，针刺深浅根据穴位局部肌肉的厚度来决定，一般深度约0.2~0.3寸。

【其他疗法】

（1）小针刀疗法：仔细寻找压痛明显，并向头顶部、额部放射处（相当于风池穴处），作好标记。在此压痛点处注射利多卡因局麻后，用小针刀缓缓刺入达帽状腱膜，与枕大神经走行方向一致，纵横剥离松解，有划破筋膜的感觉、手下针刀有松解感时出刀，无菌棉球压迫3分钟，用创可贴粘敷。

（2）穴位注射法：可取风池、完骨、悬钟等穴，药物可选当归注射液、丹参注射液、维生素B_{12}注射液等，每次每穴注入0.5~1ml。

（3）耳穴疗法：取穴：神门、枕、肝、胆、皮质下。操作：消毒穴位后，以毫针对准穴位快速刺入，深度1分左右，约至软骨组织，以不刺透对侧皮肤为度，捻转数秒钟后，留针20~30分钟，每日或隔日治疗1次。或用王不留行籽进行耳穴贴压，手法由轻到重，按至有热胀感和疼痛（以患者能耐受为度），每日按压4次以上，每次2分钟左右。两耳交替进行，3天换一次。

四、验案示例

火针毫针并用治疗枕神经痛

张某，女，47 岁，后枕、颞及头顶部作痛 1 周。1 周前因洗头后外出，继则头痛。近日来时如刀割样疼，后枕部疼痛常向头顶及颞部放散，痛苦难忍，项强酸楚，恶寒喜暖，夜卧不宁，舌苔白，脉弦。既往有颈椎病史。取坐位，毫针刺风池、玉枕、天柱、脑户、百会、率谷、外关穴，留针 25 分钟。起针后行火针速刺阿是穴 7～8 针，毫针共计治疗 5 次，火针 3 次。枕神经痛痊愈。

按 枕神经痛属于中医学“头痛”、“头项痛”、“头风”范畴。《灵枢·经筋》篇指出：足太阳之筋“其直者，结于枕骨，上头……”。又指出足少阳之筋“……出太阳之前，循耳后，上额角，交颠上……”。可见足太阳、足少阳经筋分布区域恰与枕神经分布区域相合，故枕神经痛当属太阳头痛和少阳头痛。因其疼痛性质与经筋病疼痛相似，故枕神经痛亦属经筋病范围。本病多由劳损，气血郁滞，阳气不畅，经筋失于温煦，或感受风寒湿邪，痹阻经脉，经络不通，经筋拘急而作痛。火针疗法属于温通法范畴，不仅具有毫针深刺微通的特点，又具有火热温通的效果。此法借助火力，助阳行气，祛寒止痛，是治疗经筋病的较佳方法。《灵枢》多处记载“燔针劫刺”治疗经筋病。著名针灸专家贺普仁老师亦用此法治愈许多疑难顽证。通过运用火针毫针治疗枕神经痛，亦再次说明，火针可提高针刺治愈率。（北京中医 2003 年第 22 卷第 4 期）

五、按语

（1）枕大神经痛患者在治疗期间，应禁烟酒，坚持适当的颈部功能锻炼，采用合适的头颈枕，避免过劳和精神刺激，注意休息，以减少复发。

（2）枕大神经痛治疗方法较多，通过询问病史、常规检查、颈椎 X 线片、颈椎和后颅凹 CT 检查可以确诊，要注意与各种头痛鉴别，对顽固性枕大神经痛患者，应明确是否为后颅凹病变、环枕畸形、上颈椎病变等引起的继发性枕大神经痛，以便选择适当的治疗方法。

第九节　咳　　嗽

咳嗽是指肺失宣降，肺气上逆，发出咳声，或咳吐痰液的一种肺系病证。“咳”指肺气上逆，有声无痰；“嗽”指咯吐痰液，有痰无声。临床上一般多是声痰互见，故并称“咳嗽”。根据病因可分为外感咳嗽和内伤咳嗽。凡感受外邪侵犯于肺所致，为外感咳嗽；凡脏腑功能失调波及肺脏所致，为内伤咳嗽。外感咳嗽失治，可能转为内伤咳嗽；内伤咳嗽复感外邪，又可急性发作。

咳嗽多见于西医学的上呼吸道感染、急慢性支气管炎、支气管扩张、肺炎、肺结核等。

一、病因病机

病因：外感六淫，情志失调，饮食不节，久病迁延。

病机：肺失宣降，肺气上逆。

病位：主要病位在肺，与肝、脾、肾关系密切。

病性：实证、虚证或本虚标实。

二、辨证

		风寒束肺	风热犯肺	燥热伤肺	痰湿阻肺	肝火灼肺	肺阴亏耗
症状	主症	咳嗽，痰白，鼻塞流涕	咳嗽，痰黄，黏稠难咯，口干咽痛	干咳，无痰或痰少难咯	咳嗽，痰多色白，痰出咳缓	气逆作咳，咳时面红目赤，可随情绪波动	干咳，无痰或痰少而黏，痰中带血，口干咽燥
	兼症	恶寒发热，头身酸痛	头痛身热	甚者痰中带血，鼻咽干燥	甚者胸闷短气，纳呆腹胀	痰少而黏难咯，甚者咳引胸痛，口苦	五心烦热，潮热盗汗，形体消瘦
	舌脉	舌淡，苔薄白，脉浮紧	舌红，苔薄黄，脉浮数	舌红而少津，苔薄白，脉细数	舌淡，苔白腻，脉濡滑	舌红，苔薄黄，脉弦数	舌红，少苔，脉细数

续 表

		风寒束肺	风热犯肺	燥热伤肺	痰湿阻肺	肝火灼肺	肺阴亏耗
治法	治则	疏风散寒，宣肺止咳	疏风清热，宣肺止咳	清宣肺气，润燥止咳	燥湿化痰，理气止咳	清肺泻肝，化痰止咳	养阴清热，润肺止咳
	取经	足太阳膀胱经，督脉，手太阴肺经					
		足少阳胆经		手少阳三焦经	任脉	足厥阴肝经	足少阴肾经

三、治疗

【取穴】

主穴	配穴	
	分型	取穴
肺俞、天突、云门、列缺	风寒束肺	风池、风门
	风热犯肺	大椎、身柱
	燥热犯肺	液门、鱼际
	痰湿阻肺	中府、中脘
	肝火灼肺	期门、行间
	肺阴亏耗	膏肓、太渊

【方法】

风池、风门、肺俞、身柱、膏肓、期门以细火针烧至通红后快速频频浅刺3~5次，深度约0.1~0.2寸；余穴以中粗火针速刺法，点刺不留针，深度根据肌肉厚度而定，深度0.2~0.3寸。大椎采用刺络拔罐法，选用三棱针或注射用针头，快速频频浅刺2~3分后，于该穴上使用拔罐，用95%酒精棉球在罐内绕罐两圈后放于该穴，待血液黏稠不出松罐，清洁瘀血。

【其他疗法】

（1）拔罐疗法：外感咳嗽，可在背部足太阳膀胱经行走罐法。外感、内伤咳嗽均可在背部督脉身柱穴及足太阳膀胱经肺俞穴拔罐，留罐10~15分钟。

（2）耳穴疗法：取肺、脾、肾、气管、神门、肾上腺、皮质下。操作：用王不留行籽进行耳穴贴压，手法由轻到重，按至有热胀感和疼痛（以患者能耐受为度），每日按压4次以上，每次2分钟左右。两耳交替进行，3 天换一次。

（3）穴位埋线法：取肺俞、定喘、膈俞、胆俞。操作：每次选 2 穴，交替使用，2 周埋线 1 次，3 次为 1 疗程。此法主要适用于病程长，或体虚明显患者。

四、验案示例

火针配合拔罐治疗咳嗽

患者，男，55 岁，2003 年 1 月 12 日就诊。半月前因感受风寒，引起咳嗽。经静脉注射抗生素无效，来诊时患者咳嗽频繁，咳时呼吸困难，胸痛，胸闷，痰多，色白，舌红苔薄白，脉浮紧。X 线胸透示：肺纹理增粗。诊断为风寒咳嗽。选用中粗火针，在大椎、肺俞（双），速刺 2 针，入皮深 0. 5cm，针后用大号火罐每穴拔吸 5 分钟，每针孔出血数滴。经用上法治疗 2 次，咳嗽停止，其他症状也随之缓解。

按 肺主皮毛，肺表受邪，肺气不宣则咳嗽。大椎为督脉穴，为人体阳气之会。肺俞为肺脏之气输注于背部之处。火针具有温壮阳气，散寒除湿，泻火解毒之功。拔罐具有行气止痛，祛风散寒，清热拔毒的作用。所以通过火针温热刺激肺俞、大椎穴，温化寒邪，疏通肺之经气，经气疏通则可祛邪外出。火针点刺后在针刺处用火罐拔吸，出血数滴，可以使针刺后的余邪完全清除。二者相伍，可祛病不留邪，邪去不伤正，肺气得宣，正气得复，则咳自止。（临床医药实践 2010 年第 19 卷第 7 期）

五、按语

（1）感冒流行期间应减少到人流密集地方，平素工作环境注意通风。

（2）平时注意锻炼身体，增强体质，提高机体防御疾病能力及对寒冷环境的适应能力。

第十节 哮　喘

哮喘是由于宿痰伏肺，遇诱因而引触，导致痰阻气道，气道挛急，肺失肃降，肺气上逆所致的一种以反复发作性喉中哮鸣、呼吸急促，甚则张口抬肩，喘息不得卧为特点的病证。“哮”是呼吸急促，喉中痰鸣有声；“喘”为呼吸困难，甚至张口抬肩。本病可发生于任何年龄和任何季节，尤其以寒冷季节和气候骤变时多发。

哮喘多见于西医学的支气管哮喘、喘息性支气管炎、肺炎、肺气肿、心源性哮喘以及其他急性肺部过敏性疾患所致的以哮喘为主要表现者。

一、病因病机

病因：外邪侵袭，饮食不当，情志失调，体虚病后。

病机：肺失肃降，肺气上逆。

病位：肺，脾，肾。

病性：本虚标实证。

二、辨证

		寒饮伏肺	痰热壅肺	肺虚	脾虚	肾虚
症状	主症	呼吸急促，喉中痰鸣有声，咯痰稀白，胸膈满闷	喘急胸闷，喉中痰鸣如吼，痰黄质稠，咯吐不爽	气短声低，咯痰清稀色白，每因气候变化而诱发	气短不足以息，少气懒言，每因饮食不当而引发	平素短气息促，动则尤甚，吸气不利，劳累后哮喘易发
	兼症	遇寒触发，形寒怕冷，口不渴，或口渴喜热饮，面色晦暗带青	面赤，口苦，口渴喜冷饮，烦闷不安	面色㿠白，平素自汗，怕风，常易感冒，发前喷嚏频作，鼻塞流清涕	平素食少脘痞，痰多，便溏，倦怠无力，面色萎黄无华	腰膝酸软，耳鸣，畏寒肢冷，面色苍白，或颧红，五心烦热
	舌脉	舌淡，苔白滑，脉浮紧	舌红，苔黄腻，脉滑数	舌淡，苔薄白，细弱或虚大	舌淡，苔薄腻或白滑，脉细软	舌淡胖嫩苔白，或舌红少苔，脉沉细或细数
治法	治法	温肺散寒，化痰平喘	清热宣肺，化痰定喘	补肺固卫	健脾化痰	补肾纳气
	取经	足太阳膀胱经，任脉，手太阴肺经				
			督脉		足阳明胃经	

三、治疗

【取穴】

主穴	配穴	
	分型	取穴
定喘、肺俞、天突、膻中、鱼际	寒邪伏肺	风门、孔最
	痰热壅肺	大椎、尺泽
	肺虚	膏肓、太渊
	脾虚	足三里、脾俞
	肾虚	关元、气海

【方法】

定喘、风门、肺俞、脾俞、天突、膻中、气海、关元、太渊以细火针烧至通红后快速频频浅刺 3～5 次，深度约 0.1～0.2 寸；鱼际穴以中粗火针深刺不留针，尤其是首次治疗时；余穴以中粗火针速刺法，深度根据肌肉厚度而定，深度 0.2～0.3 寸。

【其他疗法】

(1) 穴位注射法：取肺俞、定喘，每次 2 穴，常规消毒，用胎盘组织液 4ml，每穴注入 2ml。每周 1 次，3 次为 1 疗程。对病程长，体虚明显者，亦可选用膈俞、胆俞。

(2) 耳穴疗法：取对屏尖、肾上腺、气管、肺、皮质下、交感。操作：消毒穴位，用王不留行籽进行耳穴贴压，手法由轻到重，按至有热胀感和疼痛（以患者能耐受为度），每日按压 4 次以上，每次 2 分钟左右。两耳交替进行，3 天换一次。

(3) 穴位埋线法：取肺俞、定喘、膈俞、胆俞。操作：每次选 2 穴，交替使用，2 周埋线 1 次，3 次为 1 疗程。本法主要适用于病程较长，或体虚明显患者。

(4) 穴位敷贴法：取肺俞、膏肓、膻中、脾俞、肾俞。用白芥子、甘遂、细辛、肉桂、天南星等药制成药膏，在“三伏”天期间贴敷。适用于缓解期。

四、验案示例

火针治疗哮喘

舍弟登山，为雨所持，一夕气闷而不救，见昆季必所泣，有欲别之意，予疑其心悲，为刺百会不效，按其肺俞，云其痛如锥刺，以火针微兹刺之，即愈，因此与人治疗哮喘只缪肺俞，不缪他穴。（王执中《针灸资生经》）

五、按语

（1）针灸治疗哮喘有较好的效果，在急性发作期以控制症状为主；在缓解期以扶助正气，提高抗病能力、控制或延缓急性发作为主。尤其注意缓解期的治疗，以防复发。

（2）平素应戒烟戒酒，清淡饮食积，并极锻炼身体，增强体质，提高抗病能力。对于过敏性哮喘，应认真查找过敏源，避免接触而诱发，在天气骤变时期，注意防寒保暖。

第十一节 胃 痛

胃痛，又称“胃脘痛”，是以上腹胃脘反复发作性疼痛为主的症状。

胃痛常见于急、慢性胃炎，胃或十二指肠溃疡及胃神经官能症等。急性胃炎起病较急，疼痛剧烈。慢性胃炎起病较慢，疼痛隐隐。溃疡病疼痛有节律性。胃溃疡疼痛多在餐后半小时至 1 小时出现，疼痛多在剑突下或稍偏左处。十二指肠溃疡疼痛多在餐后 3 小时发作，疼痛多在上腹偏右处，进食后可获暂时缓解。胃神经官能症多在精神受刺激时发病，痛连胸胁，无固定痛点。

一、病因病机

病因：寒邪客胃，饮食不节，情志失调，劳倦内伤。

病机：气机阻滞，不通则痛；胃失濡养，不荣则痛。

病位：胃，与肝、脾相关。

病性：实证，虚证。

二、辨证

		寒邪客胃	饮食停滞	肝气犯胃	气滞血瘀	脾胃虚寒	胃阴不足
症状	主症	上腹胃脘部暴痛，痛势较剧，痛处拒按，饥时痛减，纳后痛增				上腹胃脘部疼痛隐隐，痛处喜按，空腹痛甚，纳后痛减	
	兼症	胃痛暴作，脘腹得温痛减，遇寒则痛增，恶寒喜暖，口不渴，喜热饮，或伴恶寒	胃脘胀满疼痛，嗳腐吞酸，嘈杂不舒，呕吐或矢气后痛减，大便不爽	胃脘胀满，脘痛连胁，嗳气频频，吞酸，大便不畅，每因情志而诱发，心烦易怒，喜太息	胃痛拒按，痛有定处，食后痛甚，或有呕血黑便	泛吐清水，喜暖，大便溏薄，神疲乏力，或手足不温	胃脘灼热隐痛，似饥而不欲食，咽干口燥，大便干结
	舌脉	舌淡红，苔薄白，脉弦紧	苔厚腻，脉滑	苔薄白，脉弦	舌质紫暗或有瘀斑，脉细涩	舌淡苔薄，脉弱或迟缓	舌红少津，脉弦细或细数
治法	治法	散寒止痛	消食导滞	疏肝理气	活血化瘀	温中健脾	养阴益胃
	取经	足阳明胃经，手厥阴心包经，足太阴脾经，任脉					
		手少阳三焦经		足厥阴肝经	足太阳膀胱经	足太阳膀胱经、足厥阴肝经	足太阳膀胱经

三、治疗

【取穴】

主穴	配穴	
	分型	取穴
足三里、中脘、内关、公孙	寒邪客胃	外关、建里
	饮食停滞	上脘、梁门
	肝气犯胃	期门、太冲
	气滞血瘀	膻中、膈俞、胆俞
	脾胃虚寒	脾俞、胃俞、章门
	胃阴不足	胃俞、三阴交、商丘

【方法】

公孙以细火针将针尖和针身烧红快速频频浅刺3~5次，深度约0.05~0.1寸，脾俞、胃俞、膻中、建里、章门、气海、关元、三阴交、商丘、太冲以细火针将针尖和针身烧红快速频频浅刺3~5次，深度约0.1~0.2寸；余穴以中粗火针，速刺法，点刺不留针，针刺深浅根据穴位局部肌肉的厚度来决定，一般深度约0.2~0.3寸。

【其他疗法】

（1）穴位注射：取中脘、足三里、肝俞、胃俞、脾俞。操作：每次选2穴，以黄芪、丹参或当归注射液，每穴注入2ml，隔日1次。

（2）耳穴疗法：取胃、肝、脾、神门、交感、十二指肠。操作：消毒穴位，用王不留行籽进行耳穴贴压，手法由轻到重，按至有热胀感和疼痛（以患者能耐受为度），每日按压4次以上，每次2分钟左右。两耳交替进行，3天换一次。

四、验案示例

火针配合穴位注射治疗慢性萎缩性胃炎

患者，女，42岁，售货员，因上腹部隐痛、饱胀8年，加重半年于2001年7月5日初诊。上腹部隐痛、饱胀，食后尤甚，喜温喜按，纳呆乏力，舌淡黯质胖，苔白，脉缓。证属脾胃虚弱。胃镜结果为慢性萎缩性胃炎，病理检查还伴有轻度不典型增生和肠上皮化生。以温通健脾化瘀为法，取火针配合黄芪注射液穴位注射治疗。主穴：①膈俞、脾俞、上脘、建里、足三里。②肝俞、胃俞、中脘、下脘。配穴：脾胃虚弱加章门。以上2组主穴，每日火针与黄芪注射液穴位注射交替使用，配穴使用黄芪注射液穴位注射。隔日治疗1次，10次为1个疗程。疗程间隔5天。1个疗程后，症状消失；2个疗程后体重增加；3个疗程后复查胃镜结果为慢性浅表性胃炎，病理结果为胃窦部轻度慢性浅表性胃炎。而后改为5天治疗1次，治疗1个月。后随访自述无复发。

按 慢性萎缩性胃炎是胃黏膜固有腺体减少的一种退行性改变，属于中医学“胃脘痛”、“心下痞满”等范畴，病程较长，病情顽固。根据“久病气虚致瘀”、“寒凝血瘀”等理论，本病多属虚寒夹瘀，治疗关键为温通化瘀。慢性萎缩性胃炎病变在胃，因脾胃两经相表里互为络属，肝脉夹胃而行，故本病机与肝、脾、胃息息相关。取肝俞、脾俞、胃俞疏肝健脾和胃；取上、中、下脘及建里健运脾胃；取膈俞活血化瘀；取足三里疏通胃气、消痞满，章门健脾。诸穴相合具有疏肝、健脾、和胃、化瘀等功效。火针是针与灸的巧妙结合，有良性双相调整作用，临床上寒热虚实证皆可用之，以虚寒证更适宜。火针有较强的温通作用，能温通经络、调和气血、活血化瘀；黄芪有补气治虚的作用，用其穴位注射起到了针刺和药物的双重作用，故疗效更为显著。（中国中医药信息杂志2007年14卷第2期）

五、按语

（1）针灸对胃脘疼痛、上腹胀满不适、嗳气、恶心等症状效果显著，但仍需针对原发病系统治疗以防复发。

（2）胃痛患者应注意饮食调养，饮食规律，忌食辛辣刺激食物，保持乐观的心态。

（3）胃痛的临床表现有时可与肝胆疾患及胰腺炎相似，需注意鉴别。

第十二节 腹 痛

腹痛是指胃脘以下，耻骨毛际以上部位发生的疼痛症状而言。可见于多种脏器疾患，如痢疾、泄泻、肠痈、妇科经带病证等。

腹痛多见于内、妇、外科等疾病，而以消化系统和妇科病更为常见。

一、病因病机

病因：外感时邪，饮食不节，情志失调，跌仆损伤，阳气素虚。

病机：气机郁滞，脉络痹阻，经脉失养。

病位：少腹及胁腹疼痛，与肝胆有关；小腹及脐周多与脾胃、小肠、肾、膀胱有关。

病性：虚实夹杂。

二、辨证

		寒邪内阻	湿热壅滞	饮食积滞	肝郁气滞	瘀血内停	中虚脏寒
症状	主症	胃脘以下，耻骨毛际以上部位疼痛为特征。疼痛性质：有刺痛、绞痛、胀痛、冷痛、灼痛、隐痛、胀痛					
	兼症	腹痛拘急，得温痛减，遇寒痛甚。形寒肢冷，手足不温。小便清长，大便清稀或自可，或便秘	腹痛拒按，胀满不适，烦渴引饮或不欲饮。大便秘结或溏滞不爽。潮热汗出，小便短赤	脘腹胀满，疼痛拒按，嗳腐吞酸，厌食呕恶，痛而欲泻，泻后痛减，或大便秘结	腹痛胀闷，痛无定处，痛引少腹，或兼痛窜两胁，时作时止，得嗳气矢气则舒，遇忧郁恼怒则剧	腹痛较剧，痛如针刺，痛处固定，经久不愈	腹痛绵绵，时作时止，喜温喜按，形寒肢冷，神疲乏力，气短懒言，胃纳不佳，面色无华，大便溏泻
	舌脉	舌质淡，苔白腻，脉沉紧	舌质红，苔黄腻或黄燥，脉滑数	舌苔厚腻，脉滑	舌质红，苔薄白，脉弦	舌质紫黯，脉细涩	舌质淡，苔薄白，脉沉细
治法	治则	散寒温里，理气止痛	泻热通腑，行气导滞	消食导滞，理气止痛	疏肝解郁，理气止痛	活血化瘀，理气止痛	温中补虚，缓急止痛
	取经	足阳明胃经，任脉，足太阴脾经					
					足厥阴肝经	足太阴脾经，足太阳膀胱经	足厥阴肝经，足太阳膀胱经

三、治疗

【取穴】

主穴	配穴	
	分型	取穴
中脘、天枢、阴陵泉、足三里	寒邪内阻证	神阙、梁丘
	湿热壅滞证	上巨虚、内庭
	饮食积滞证	承满、大横、内庭
	肝郁气滞证	膻中、期门、太冲
	瘀血内停证	膈俞、血海、冲阳
	中虚脏寒证	脾俞、胃俞、章门

【方法】

中脘、天枢、承满、大横、膈俞、血海、梁丘、阴陵泉、足三里、上巨虚、三阴交、太冲以中粗火针烧红针尖和针身后快速点刺不留针，深度根据肌肉厚度而定，深度0.2~0.3寸；神阙穴先在穴位上涂上万花油，再以细火针浅刺不留针，深度约0.05寸；余穴以细火针频频浅刺3~5次，点刺深约0.1~0.2寸。

【其他疗法】

（1）穴位注射法：取天枢、足三里。操作：用异丙嗪和阿托品各50mg混合液，常规消毒，进针，得气后，回抽无血后再推药，每穴注射0.5ml，每日1次。

（2）耳穴疗法：取胃、大肠、交感、神门、耳背脾。操作：消毒穴位，用王不留行籽进行耳穴贴压，手法由轻到重，按至有热胀感和疼痛（以患者能耐受为度），每日按压4次以上，每次2分钟左右。两耳交替进行，3天换1次。

四、验案示例

1. 火针治疗溃疡性结肠炎

患者，女，65岁。2001年12月10日初诊。主诉：腹痛、腹泻间歇发作4年，加重1个月。腰酸腹痛，恶寒喜暖，少食乏力，明显消瘦，舌质淡、苔白，脉沉迟无力。取穴：水分、中脘、天枢、关元、阴陵泉、命门、足三里。操作：局部常规消毒，将火针在酒精灯上烧至白亮，在已选穴位上快速进针，即刻出针。水分、中脘、天枢、关元穴，针刺深度不超过3mm；阴陵泉、足三里，刺入10mm。每3天治疗1次，7次为一疗程，疗程间休息5天，1个疗程后，腹痛、腹泻、腹胀、便溏、形寒肢冷等诸症明显改善，2个疗程后，症状全部消失，大便每日1次，成形。半年后随访未复发。

按 火针疗法的治病机制在于温热，即借火之力刺激穴位。中脘为八会穴之腑会、胃之募穴；关元为小肠之募穴；水分为任脉的经穴，具有温阳健脾、利水渗湿的功效；命门为督脉的经穴，总督一身之阳，具有温补肾阳的功效；天枢为大肠的募穴，足三里为胃经的合穴，具有健脾利湿、和胃止泻的功效，阴陵泉为脾经合穴，“合治内腑”，为利湿要穴。此方配伍，能达到温补脾肾、固肠止泻

之功。(中国针灸2011年第31卷第5期)

2. 火针为主结合拔罐治疗慢性结肠炎

赵某，男，46岁，2008年9月16日初诊，以“黏液便1年加重2月”之主诉就诊，患者大便次数增多，3~4次/天，便前腹痛，排便后腹痛缓解，便稀，有黏液，受凉及吃刺激性食物时加重。肠境检查：直肠黏模水肿、充血、乙状结肠黏膜水肿，血管纹理模糊，黏液较多，进镜13cm、24cm处分别有浅表溃疡及出血点。取穴：水分、中脘、天枢（双）、关元、阳陵泉、命门穴、大肠俞（双）。操作：皮肤常规消毒，用中粗火针每穴速刺2针，入皮深1.5cm，针后拔罐，每针孔出血数滴，5分钟后起罐，3天1次，10次1疗程，疗程间休息5天，共治疗2个疗程。3次后，腹痛即缓解，10次后，各种症状消失，2个月后肠镜复查恢复正常而痊愈。

按 慢性结肠炎在临床上表现为本虚标实，虚实相兼，寒热错杂。其病因多见于饮食饮酒无度，宿食内停或喜食膏粱厚味，呆胃滞脾，脾阳受损，运化失司，谷反为滞，水反为湿，津液糟粕下趋，腹痛腹泻诸症丛生。本组方中，中脘、天枢、大肠俞均是治疗胃肠病要穴，关元、命门为温补气血之要穴，而火针具有温壮阳气、散寒除湿、去瘀除腐的功效，借火之力刺激穴位，激发经气，可达到温补脾肾、固肠止泻之功，因而疗效明显优于普通毫针。(临床医药实践2010年第19卷第9B期)

五、按语

(1) 针灸治疗腹痛效果较好，不仅具有明显的止痛效果，而且能治疗原发病，如急慢性肠炎、溃疡病等。

(2) 如属急腹症，在针灸治疗时须严密观察，如有变化，应转科治疗。

附：功能性消化不良

功能性消化不良是常见病，在正常人群中消化不良的症状发生率占25%，临床上又称为非溃疡性消化不良，属中医学“胃脘痛”、“痞证”、“反胃”，“呕吐”等病证范畴。其临床表现主要为嘈杂，呃逆，大便溏薄等。本病多因饮食劳倦，情志不遂而引发。

功能性消化不良的发病机制较复杂，目前尚未完全明确，但普遍认为发病机制可能与胃肠动力障碍、幽门螺杆菌感染、精神心理障碍以及胃肠激素分泌异常、内感觉过敏等多种因素有关。

一、病因病机

病因：饮食劳倦，情志不遂。

病机：脾失健运，胃失和降。

病位：脾胃，与肝有关。

病性：虚实夹杂。

二、辨证

		脾胃虚弱			肝郁气滞	湿热内蕴
		脾胃阴虚	脾虚气滞	脾胃阳虚		
症状	主症	慢性上腹部或胸骨后疼痛不适，饱胀痞满，常在进食后加重，有恶心、呕吐、烧心等				
	兼症	不饥，不纳，口干舌燥，烦渴便秘	脘腹胀闷或隐痛，痛时喜按，饥饿及劳累后更甚，休息后稍减，兼有神疲乏力等症	呕逆不食，食入不化，腹胀胸痛，形寒体倦，晨起吐痰，口淡无味，食冷胃脘疼痛，大便3～4日一行	胃脘胀满，攻撑作痛，脘痛连胁，痞满，嗳气频繁，大便不畅，每因情志因素而发作或加重	胃脘胀满，攻撑作痛，脘痛连胁，痞满，嗳气频繁，大便不畅，每因情志因素而发作或加重
	舌脉	脉或数或涩，或劲或弦，或濡无力，舌质偏红	舌偏淡，苔白微腻，脉象细弱	脉见虚缓、濡、弦、涩等，舌质淡胖，苔微白腻	苔多薄白，脉弦	苔多薄黄，脉弦
治法	治法	甘寒润降、清养脾胃阴液	健脾益气	温通助阳	疏肝理气	清热利湿
	取经	足太阳膀胱经，足阳明胃经，任脉				
		足太阴脾经	足厥阴肝经，足少阴肾经		足厥阴肝经	足太阴脾经

三、治疗

【取穴】

主穴	配穴	
	分型	取穴
中脘、梁门、胃俞、足三里	脾胃阴虚证	三阴交、商丘
	脾虚气滞证	期门、肓门
	脾胃阳虚证	章门、关元
	肝郁气滞证	期门、太冲
	湿热内蕴证	阴陵泉、内庭

【方法】

期门、肓门以细火针烧红针尖和针身后快速频频浅刺3~5次，点刺深约0.05寸；太冲、三阴交点刺深约0.1~0.2寸；余穴以中粗火针，速刺法，点刺不留针，深度根据肌肉厚度而定，深度0.2~0.3寸。

【其他疗法】

(1) 耳穴疗法：取脾、胃、肝、大肠、贲门等穴。操作：消毒穴位，用王不留行籽进行耳穴贴压，手法由轻到重，按至有热胀感和疼痛（以患者能耐受为度），每日按压4次以上，每次2分钟左右。两耳交替进行，3天换1次。

(2) 穴位埋线：取脾俞、胃俞、足三里、中脘、天枢、肝俞等穴。操作：每次选6穴，交替使用，1周埋线1次，3次为1疗程。

四、验案示例

针刺配合火针治疗功能性消化不良

邓某，男，57岁。主诉：上腹胀满，隐痛3月余。患者于2008年1月就诊，因饮食不规律，开始出现上腹胀满，时隐痛，饭后明显，喜温喜按，伴嗳气，纳呆，每餐食半两饭，每于情绪波动时加重，乏力，大便溏，每日1次，舌淡，苔薄白，脉弦细。入院查体：腹平软，上腹轻压痛，无反跳痛，未触及肿块，肝脾肋下未触及，肠鸣音正常。血、尿、大便常规正常，肝肾功能、心电图、B超正常。胃镜提示：上消化道未见明显异常。西医诊断为功能性消化不良，中医辨证为脾虚肝郁型。选穴：中脘、足三里、内关、脾俞、胃俞、阳陵泉、太冲。针刺完毕后用火针快速频频浅刺 0.05 ~0.2 寸点刺足三里、脾俞，并于肝俞、太冲处火针速刺不留针。行上述针灸治疗，2 天后，上腹胀满即明显减轻，再过 2 周，上腹胀满消失，隐痛止，饮食增加为每餐 150g，继续治疗 2 周，以巩固疗效，随后分别于 1 年及 2 年后随访，未再复发。

按 足三里为胃经的下合穴，主治胃肠疾病。而腹为任脉所居，中脘归于任脉，为胃的募穴，是治该病的要穴。内关通过阴维，合于胃经，其起于胸中，出于心包经，向下通过横膈，联络上、中、下三焦，亦为要穴。脾俞、胃俞属背腧穴，背腧穴与脏腑功能关系密切，脏腑有病可反映到背部，故取脾俞、胃俞调理脾胃疾病；阳陵泉、太冲则是循经取穴，分属肝经，胆经，针灸泻之可达到疏肝理气止痛，祛邪实外出的目的。以上诸穴共用，可使机体气机畅通，气血通调，百病弗生。

五、按语

（1）针灸治疗本病效果显著，可明显改善患者消化功能。

（2）平时注意饮食清淡，不宜食辛辣刺激之品，避免情志刺激。

（3）注意排除胃、食管恶性肿瘤所致消化不良。

第十三节　胁　　痛

胁痛是指以一侧或两侧胁肋部疼痛为主要表现的病证。胁，指侧胸部，为腋以下至第 12 肋骨部的总称。《内经》明确指出胁痛的发生责于肝胆病变，《灵枢·五邪》曰："邪在肝，则两胁中痛"，《素问·脏气法时论篇》曰："肝病者，两胁下痛引少腹。"

西医的急慢性肝炎，急慢性胆囊炎，胆道结石，胆道蛔虫，肋间神经痛，胸膜炎等病，表现以胁痛为主要症状者，皆属于胁痛范畴。

一、病因病机

病因：情志不遂，跌扑损伤，饮食所伤，外感湿热，劳欲久病。

病机：肝络失和。

病位：肝胆，与脾胃及肾有关。

病性：有虚有实，而以实证多见。实证以气滞、血瘀、湿热为主，三者又以气滞为先。虚证多属阴血亏损，肝失所养。

二、辨证

<table>
<tr><th rowspan="2" colspan="2"></th><th colspan="3">实证</th><th>虚证</th></tr>
<tr><th>肝郁气滞</th><th>肝胆湿热</th><th>瘀血阻络</th><th>肝络失养</th></tr>
<tr><td rowspan="3">症状</td><td>主症</td><td colspan="4">一侧或两侧胁肋部疼痛为特征，疼痛性质可为刺痛、胀痛、灼痛、隐痛、钝痛等</td></tr>
<tr><td>兼症</td><td>胁肋胀痛，走窜不定甚则引及背肩臂，疼痛每因情志变化而增减，胸闷腹胀，嗳气频作，得嗳气而胀痛稍舒，纳少口苦</td><td>胁肋胀痛或灼热疼痛，口苦口黏，胸闷纳呆，恶心呕吐，小便黄赤，大便不爽，或兼有身热恶寒，身目发黄</td><td>胁肋刺痛，痛有定处，痛处拒按，入夜痛甚，胁肋下或见有癥块</td><td>胁肋隐痛，悠悠不休，遇劳加重，口干咽燥，心中烦热，头晕目眩</td></tr>
<tr><td>舌脉</td><td>舌苔薄白，脉弦</td><td>舌红苔黄腻，脉弦滑数</td><td>舌质紫暗，脉沉</td><td>舌红少苔，脉细弦而数</td></tr>
<tr><td rowspan="3">治法</td><td>治则</td><td>疏肝理气、和络止痛</td><td>清热利湿、和络止痛</td><td>祛瘀通络、和络止痛</td><td>养阴柔肝、和络止痛</td></tr>
<tr><td rowspan="2">取经</td><td colspan="4">足厥阴肝经，足少阳胆经，手少阳三焦经</td></tr>
<tr><td></td><td></td><td>足太阳膀胱经</td><td>足太阳膀胱经</td></tr>
</table>

三、治疗

【取穴】

<table>
<tr><th rowspan="2">主穴</th><th colspan="3">配穴</th></tr>
<tr><th colspan="2">分型</th><th>取穴</th></tr>
<tr><td rowspan="4">百会、风池、风府、颈夹脊</td><td rowspan="3">实证</td><td>肝郁气滞证</td><td>丘墟、太冲</td></tr>
<tr><td>肝胆湿热证</td><td>行间、侠溪</td></tr>
<tr><td>瘀血阻络证</td><td>膈俞、胆俞</td></tr>
<tr><td>虚证</td><td>肝络失养证</td><td>肝俞、胆俞、蠡沟</td></tr>
</table>

【方法】

期门、日月以细火针烧红针尖和针身后快速频频浅刺 3 ~5 次，点刺深约 0. 05 寸；支沟、丘墟、太冲、行间、侠溪采用细火针快速频频浅刺3～5次，深度约0.1～0.2寸；余穴以中粗火针，将针尖和针身烧红透亮，采用速刺法，点刺不留针，深度根据肌肉厚度而定，深约0.2～0.3寸。

【其他疗法】

（1）穴位注射法：取肝俞、胆俞、阳陵泉或相应节段夹脊穴，用10%葡萄糖注射液10ml加维生素B_1注射液或维生素B_{12}注射液1ml，每穴注射0.5～1ml，有明显针感后将药液注入穴位。

（2）耳穴疗法：取肝、胆、神门、交感等穴。操作：每次选一侧耳穴，常规消毒，对准穴位快速刺入，深度1分左右，约至软骨组织，以不刺透对侧皮肤为度。捻转数秒钟后，留针20～30分钟，每日或隔日治疗1次。或用王不留行籽进行耳穴贴压，手法由轻到重，按至有热胀感和疼痛（以患者能耐受为度），每日按压4次以上，每次2分钟左右。两侧耳穴交替使用。

四、验案示例

火针结合火罐治疗慢性胆囊炎

林某，男，63岁，1996年4月5日就诊。主诉：胁肋痛，腹胀，背部及肩胛下酸痛，厌食，口苦咽干，便溏，食油腻食物后上述症状加重。查体：患者右肩胛下有明显压痛点，肝俞、胆俞、胃俞、脾俞均有不同程度压痛。肝功能及血象正常。B超：胆囊壁不光滑。操作：用火针对期门、日月、太冲、肝俞、胆俞、天宗及背部压痛点点刺，肩胛处压痛点、背俞穴压痛点，以闪火法拔火罐，留罐3分钟，每天1次。10天为1个疗程（2次火针，10次火罐），治疗3个疗程后临床症状消失，B超检查无明显异常。随访1年未发。

按 以疏肝理脾，行气通络为治则，应用火针、火罐，调解肝经的气血输布，从而达到治疗的目的。（中西医结合肝病杂志1998年第8卷增刊）

五、按语

（1）火针对闪挫引的胁痛、原发性肋间神经痛能迅速止痛。

（2）胸膜病变、肝胆疾患等引起的胁痛，应在积极治疗原发病的前提下，针灸止痛。

(3）注意心理卫生，保持情绪稳定，避免过悲、过怒、过劳及过度紧张。

第十四节 泄 泻

泄泻是以排便次数增多，粪质稀溏或完谷不化，甚至泻出如水样为主证的病证。大便溏薄而势缓者为泄，大便清稀如水而直下者为泻。本病一年四季均可发生，以夏秋两季为多见。

西医学中的慢性肠炎、慢性结肠炎、肠功能紊乱、结肠过敏及肠结核等由于消化器官发生功能或器质性病变导致的腹泻均可参照本病治疗。

一、病因病机

病因：感受外邪，饮食所伤，情志失调，病后体虚，禀赋不足，命门火衰。

病机：脾虚湿盛。

病位：脾、胃、大小肠，与肝、肾密切相关。

病性：本虚标实。

二、辨证

		暴泻			久泻		
		寒湿泄	湿热伤中	食滞肠胃	脾胃虚弱	肾阳虚衰	肝气乘脾
症状	主症	大便次数增多，粪质稀薄，甚至如水样，或完谷不化					
	兼症	泄泻清稀，甚至如水样；腹痛肠鸣，脘闷食少；恶寒，发热，头痛，肢体酸痛	泄泻腹痛；泻下急迫，势如水注；泻而不爽，粪色黄褐，气味臭秽，肛门灼热；身热烦渴，小便短赤	腹痛肠鸣，脘腹胀满；泻下粪便臭如败卵；泻后痛减；嗳腐吞酸；泻下伴有不消化食物；不思饮食	大便时溏时泻，迁延反复；面色萎黄，神疲倦怠	黎明之前，脐腹作痛，肠鸣即泻，完谷不化；泻后则安；腹部喜温，形寒肢冷，腰膝酸软	素有胸胁胀闷，嗳气食少；抑郁恼怒或情绪紧张时发生腹痛泄泻；腹中雷鸣，攻窜作痛，矢气频作
	舌脉	苔白腻，脉濡缓	舌质红，苔黄腻，脉滑数或濡数	舌苔垢浊或厚腻，脉滑	舌质淡，苔薄白，脉细弱	舌淡苔白，脉沉细	舌淡红，脉弦

续 表

		暴泻			久泻		
		寒湿泄	湿热伤中	食滞肠胃	脾胃虚弱	肾阳虚衰	肝气乘脾
治法	治法	温化寒湿	清化湿热	消导	益气升提	温肾健脾	抑肝扶脾
	取经	足阳明胃经，足太阴脾经，足太阳膀胱经					
		任脉				足太阳膀胱经，督脉	足厥阴肝经

三、治疗

【取穴】

主穴		配穴	
		分型	取穴
暴泻	天枢、上巨虚、下巨虚	寒湿泄泻	神阙、阴陵泉
		湿热伤中证	公孙、内庭
		食滞肠胃证	承满、大横
久泻	大肠俞、天枢、上巨虚、三阴交	脾胃虚弱证	足三里、太白
		肾阳虚衰证	肾俞、命门
		肝气乘脾证	章门、太冲

【方法】

公孙、太冲穴以细火针频频浅刺3～5次，点刺深约0.1～0.2寸；余穴以中粗火针，将针尖和针身烧红透亮，采用速刺法，点刺不留针，深度根据肌肉厚度而定，深约0.2～0.3寸；神阙采用隔姜灸，灸至腹中暖为度；内庭点刺放血。

【其他疗法】

（1）穴位注射：取天枢、上巨虚。用黄连素注射液，或维生素B_1注射液、维生素B_{12}注射液，每穴每次注射0.5～1ml，每日1次。

（2）耳穴疗法：取大肠、胃、脾、肝、肾。操作：每次选一侧耳穴，常规消毒，对准穴位快速刺入，深度1分左右，约至软骨组织，以不刺透对侧皮肤为度。捻转数秒钟后，留针20～30分钟，每日或隔日治疗1次。或用王不留行籽进行耳穴贴压，手法由轻到重，按至有热胀感和疼痛（以患者能耐受为度），每日按压4次以上，每次2分钟左右。两侧耳穴交替使用。

四、验案示例

火针治疗慢性结肠炎

患者，女，65 岁。就诊日期：2001 年 12 月 10 日。主诉：腹痛、腹泻间歇发作 4 年，加重 1 个月。病史：4 年前，无任何诱因出现腹痛、腹泻、腹胀，间歇性发作，经治疗后，病情时好时坏。1 个月前因饮食过凉，腹泻加重，每日腹泻 5～6 次，伴大量黏液脓血，痛则腹泻，腹胀，排便黏腻不爽，腰酸腹痛，恶寒喜暖，少食乏力，明显消瘦，舌质淡、苔白，脉沉迟无力。大便常规检查：白细胞（+++），红细胞（+++）；纤维结肠镜检查：横结肠下黏膜充血、水肿、有散在出血点，降结肠黏膜充血、水肿，直肠黏膜重度充血、水肿，覆盖黏液，可见黏膜广泛糜烂。诊为溃疡性结肠炎。取穴：水分、中脘、天枢、关元、阴陵泉、命门、足三里。操作：局部常规消毒，将火针在酒精灯上烧至白亮，在已选穴位上快速进针，即刻出针。水分、中脘、天枢、关元穴，针刺深度不超过 3mm；阴陵泉、足三里，刺入 10mm。7 次为 1 个疗程。1 个疗程后，患者腹痛、腹泻、腹胀、便溏、形寒肢冷等诸症明显改善，2 个疗程后，症状全部消失，大便每日 1 次，成形。结肠镜检示肠黏膜正常，无糜烂及溃疡面，大便常规正常。半年后随访未复发。

按 火针疗法的治病机制在于温热，即借火之力刺激穴位。中脘为八会穴之腑会、胃之募穴，关元为小肠之募穴，水分为任脉的经穴，具有温阳健脾、利水渗湿的功效；命门为督脉的经穴，总督一身之阳，具有温补肾阳的功效；天枢为大肠的募穴，足三里为胃经的合穴，具有健脾利湿、和胃止泻的功效，阴陵泉为脾经合穴，合治内腑，为利湿要穴。此方配伍，能达到温补脾肾、固肠止泻之功。（中国针灸 2011 年第 31 卷第 5 期）

五、按语

（1）针灸治疗急慢性泄泻效果较好，但对严重失水或由恶性病变所引起的腹泻，则应采用综合性治疗，积极补充水和电解质。

（2）治疗同时，应注意饮食清淡，避免生冷，禁食荤腥油腻食物。

第十五节 痿　证

痿证是指肢体筋脉弛缓，软弱无力以下肢痿弱较为常见，亦称“痿躄”。是不能随意运动，或伴有肌肉萎缩的一种病证。

西医的脊髓炎、重症肌无力、肌营养不良症、多发性神经炎以及多发性硬化症等多种疾病均可从痿证范畴论治。

一、病因病机

病因：感受温毒，湿热浸淫，饮食毒物所伤，久病房劳，跌仆瘀阻。

病机：精血不足，筋脉失养。

病位：筋脉肌肉，与五脏虚损关系密切。

病性：以虚为本，或本虚标实。

二、辨证

		肺热津伤	湿热浸淫	脾胃虚弱	肝肾亏虚	脉络瘀阻
症状	主症	肢体筋脉弛缓不收，下肢或上肢，一侧或双侧，软弱无力，甚则瘫痪，部分患者伴有肌肉萎缩				
	兼症	发病急，病起发热，或热后突然出现肢体软弱无力，可较快发生肌肉瘦削，皮肤干燥，心烦口渴，咳呛少痰，咽干不利，小便黄赤或热痛，大便干燥	起病较缓，逐渐出现肢体困重，痿软无力，尤以下肢或两足痿弱为甚，兼见微肿，手足麻木，扪及微热，喜凉恶热，或有发热，胸脘痞闷，小便赤热涩痛	起病缓慢，肢体软弱无力逐渐加重，神疲肢倦，肌肉萎缩，少气懒言，纳呆便溏，面色晄白或萎黄无华，面浮	起病缓慢，渐见肢体痿软无力，尤以下肢明显，腰膝酸软，不能久立，甚至步履全废，腿胫大肉渐脱，或伴有眩晕耳鸣，舌咽干燥，遗精或遗尿，或妇女月经不调	久病体虚，四肢痿弱，肌肉瘦削，手足麻木不适，四肢青筋显露，可伴有肌肉活动时隐痛不适。舌痿不能伸缩
	舌脉	舌质红，苔黄，脉细数	舌质红，舌苔黄腻，脉濡数或滑数	舌淡苔薄白，脉细弱	舌红少苔，脉弱	舌质暗淡或有瘀点、瘀斑，脉细涩

续表

		肺热津伤	湿热浸淫	脾胃虚弱	肝肾亏虚	脉络瘀阻
治法	治法	清热润燥，养阴生津	清热利湿，通利经脉	补中益气，健脾升清	补益肝肾，滋阴清热	益气养营，活血行瘀
	取经	手阳明大肠经，足阳明胃经，足少阳胆经				
		手太阴肺经，足太阳膀胱经		足太阳膀胱经	足太阳膀胱经	足太阴脾经，足太阳膀胱经

三、治疗

【取穴】

主穴	配穴	
	分型	取穴
上肢：肩髃、曲池、手三里、合谷 下肢：髀关、风市、阳陵泉、足三里	肺热津伤证	肺俞、尺泽、鱼际
	湿热浸淫证	气冲
	脾胃虚弱证	脾俞、胃俞
	肝肾亏虚证	肝俞、肾俞
	脉络瘀阻证	膈俞、血海

【方法】

膈俞、血海采用中粗火针，将针尖和针身烧红透亮，采用速刺法，点刺不留针，深约0.2~0.3寸；余穴均采用细火针，频频浅刺0.1~0.2寸。

【其他疗法】

（1）耳穴疗法：选穴受累相应部位、肺、胃、肝、肾。操作：每次选一侧耳穴，常规消毒，对准穴位快速刺入，深度1分左右，约至软骨组织，以不刺透对侧皮肤为度。捻转数秒钟后，留针20~30分钟，每日或隔日治疗1次。或用王不留行籽进行耳穴贴压，手法由轻到重，按至有热胀感和疼痛（以患者能耐受为度），每日按压4次以上，每次2分钟左右。两侧耳穴交替使用。

（2）头针法：选穴顶中线、顶颞前斜线、顶旁1线。方法：用28~30号长1.5寸毫针刺入头皮下，快速持续捻转2~3分钟，每次留针5~10分钟，反复操作2~3次。每日或隔日1次，10次为1疗程。

四、验案示例

火针治疗痿证

张某，男，50岁，2009年8月9日初诊。右侧肢体乏力3月。3月前患者活动时突发右侧肢体乏力，言语不清，至当地医院行CT检查提示：内囊出血。予控制血压、营养神经等对症处理后遗留右侧肢体乏力。现神清，精神状态一般，不能行走，懒言少语，容易疲倦，纳眠欠佳，二便尚调。查体：高级神经活动正常，言语清晰，对答切题，颅神经检查未见异常，右上肢肌力2级，右下肢肌力2级，右侧肌张力减弱，左侧肢体肌力及肌张力正常，全身深浅感觉未见异常，右侧腱反射减弱，病理征未引出，脑膜刺激征阴性。诊断为：痿证，辨证为气虚血瘀证，治法：补气活血通络。取穴：颈腰夹脊、手足阳明经（右）、气街（气冲及上巨虚二穴）、足三里（右）。方法：常规消毒涂万花油后，持细火针快速点刺颈腰夹脊，闪刺手足阳明经，点刺气街后拔罐出血。每日1次，10次治疗后患者右侧肌力达到3级，20次治疗后患者右侧肌力达到4级，可独立行走。

五、按语

（1）“治痿独取阳明”，火针治疗时取阳明经为主，火针点刺时不宜深刺，不必一次尽取，每次循经取4～6穴即可。

（2）治疗时，应鼓励患者进行肢体功能锻炼，有助于治疗和防止肌肉萎缩，并要积极进行病因治疗。

（3）痿证可见于多种疾病，诊治时宜明确病因，必要时做相关检查。

附：小儿麻痹后遗症

小儿麻痹后遗症是由小儿麻痹病情迁延发展而成。一般小儿麻痹发病两年后，即进入后遗症期，此时患儿的神经和肌肉功能的恢复已经停止，但小儿麻痹引起的继发性病理改变将继续发展，相应神经支配的肌肉麻痹，可因姿势、负重等不平衡，出现各种畸形及功能障碍。如果不加以控制和进行有效的康复治疗，畸形会日趋明显和加重。

小儿麻痹又称脊髓灰质炎，系由脊髓灰质炎病毒引起的一种急性传染病。传染源是本病患者和带有病毒者，病毒由鼻咽分泌物和粪便排出体外，生活接触、食物污染经口感染为主要传播途径。主要侵害中枢神经系统，以脊髓前角运动神经细胞受损明显，可出现肢体弛缓性瘫痪。

一、病因病机

病因：感受湿热、时疫之毒，由口鼻侵入肺胃二经。

病机：气血失调，筋脉肌肉失养。

病位：筋脉肌肉。

病性：本虚标实。

二、辨证

		气虚血瘀	肝肾亏虚
症状	主症	四肢瘫痪，筋肉萎缩，关节变形	
	兼症	肢体呈弛缓型麻痹，或伴有口咽呛咳，呼吸肌麻痹	瘫痪日久，肌肉松散萎缩，肢体消瘦不温，甚至发生各种畸形，智力障碍等
	舌脉	舌淡，脉濡数	舌淡，脉虚或脉细
治法	治法	益气养血，活血祛瘀	填精益肾，养血柔筋
	取经	手阳明大肠经，足阳明胃经，足少阳胆经，足太阴脾经	
		足太阳膀胱经，任脉	督脉，足太阳膀胱经

三、治疗

【取穴】

主穴	配穴	
	分型	取穴
病变节段夹脊穴、曲池、足三里、阳陵泉、悬钟、三阴交	气虚血瘀	膈俞、膻中、中脘、血海
	肝肾亏虚	百会、风府、肝俞、肾俞、命门、长强

【方法】

夹脊穴，一般下肢麻痹者选择腰夹脊穴，上肢麻痹者选择颈夹脊穴，腹肌麻痹者选择胸夹脊穴，选用细火针，用速刺法频频点刺2~3下，深约0.2~0.3寸；膻中、长强穴选择细火针，浅刺0.02~0.05寸为宜；余穴选择中火针，快针点刺0.1~0.2寸。

【其他疗法】

(1) 穴位注射法：取病变节段夹脊穴、足三里、阳陵泉、背俞穴等，每次取2~3个穴，交替使用。操作：用黄芪注射液、胎盘注射液、或维生素 B_1、维生素 B_{12} 注射液，每穴每次注射0.5~1ml，每日1次。

(2) 推拿疗法：主要采用推、拿、揉、搓、按、拔、牵、捻等复合手法。重点在瘫痪区域及关节周围进行反复操作。推拿治疗应由专业的推拿医师操作。

四、按语

(1) 火针治疗小儿麻痹后遗症可以改善患者症状，促进功能的康复，但应结合康复综合治疗为宜。

(2) 临床治疗前，应尽可能地把本病地预后及治疗结果客观地与家长沟通，鼓励家属积极配合功能锻炼，提高患儿生活质量。

第十六节　痹　　证

痹证是由于风、寒、湿、热等邪气闭阻经络，影响气血运行，导致肢体筋骨、关节、肌肉等处发生疼痛、重着、酸楚、麻木，或关节屈伸不利、僵硬、肿大、变形等症状的一种疾病。轻者病在四肢关节肌肉，重者可内舍于脏。痹证是临床上常见病之一，也是用针灸治疗最广泛的一种疾病。《中藏经》解释“痹者，闭也。”郑玄《易·通志》云：“痹者，气不达为病。”

本病可见于西医学的风湿热、风湿性关节炎、类风湿关节炎、骨性关节炎、强直性脊柱炎、痛风、硬皮病等。

一、病因病机

病因：外感风、寒、湿、热等病邪及人体正气不足。

病机：由风、寒、湿等邪气侵袭人体，闭阻关节肌肉经络，使气血运行不畅，不通则痛。

病位：分为五体痹和五脏痹。在五体痹中，以肌肤麻木或疼痛者，为皮痹；以肌肉酸痛为主者，为肌痹；以筋痛拘急，屈伸不利者，为筋痹；以血脉凝而疼痛者，为脉痹；而以骨节酸痛，重而不举者，称为骨痹。若痹证迁延日久，正气虚惫，邪气也可内传于脏腑，并出现以五脏病证为特点的临床表现，称为五脏痹。

病性：初起以实证为主，久病多为虚证，或虚实夹杂。

二、辨证

		行痹	痛痹	着痹	热痹
症状	主症	肢体关节疼痛，游走不定，痛无定处	疼痛较剧，遇寒加重，得热痛减，痛有定处，关节不可屈伸，局部皮色不红，触之不热	肢体关节重着酸痛，固定不移，下肢为甚，或有肿胀，肌肤麻木不仁，阴雨天加重或发作	关节疼痛，局部红肿灼热，得冷则舒，痛不可触，不能屈伸，可涉及一个或多个关节
	兼症	恶风发热	畏寒	脘腹痞满，呕吐痰涎	发热，汗出恶风，口渴，烦闷不安
	舌脉	舌淡，舌苔薄白或淡黄	舌苔白	舌苔白腻	舌苔黄燥
治法	治法	活血祛风，通络止痛	温经散寒，通络止痛	除湿化浊，通络止痛	清热消肿，通络止痛
	取经	足太阳膀胱经，足太阴脾经	足太阳膀胱经，督脉	足阳明胃经，足太阴脾经，足厥阴肝经，足太阳膀胱经	手阳明大肠经，督脉，手太阴肺经，足太阳膀胱经

三、治疗

【取穴】

主穴	配穴	
	分型	取穴
阿是穴、中脘、天枢、关元 肩部：肩髃、肩髎、臑俞、外关、合谷 肘部：曲池、天井、尺泽、外关、合谷 腕部：外关、阳溪、阳池、腕骨 脊背：身柱、腰阳关、夹脊、委中、昆仑	行痹	风池、风门、膈俞、血海
	痛痹	关元、肾俞、命门、腰阳关

续 表

主穴	配穴	
	分型	取穴
髀部：环跳、秩边、居髎 股部：殷门、承扶、风市、伏兔 膝部：梁丘、膝眼、膝阳关、阳陵泉 踝部：申脉、照海、昆仑、丘墟	着痹	脾俞、章门、阴陵泉、足三里
	热痹	大椎、曲池、尺泽、委中

【方法】

先在穴位局部涂上一层薄薄的跌打万花油，以防烫伤，将火针针尖和针身烧红，阿是穴以中粗火针，速刺法，点刺不留针，针刺深浅根据穴位局部肌肉的厚度来决定，一般深度约0.3～0.5寸；余穴针刺以细火针快速频频浅刺3～5次，深约0.2～0.3寸，以不透皮为度。

【其他疗法】

（1）穴位注射法：可取肾俞、阳陵泉、悬钟等穴，或在病痛部位选穴，药物可选人胎盘注射液、当归注射液、丹参注射液等，每次注入0.5～1ml，注意勿注入关节腔内。每隔1～3天注射1次。

（2）温针灸：按针刺常规操作方法进行。针刺上述穴位捻转进针，用平补平泻手法。针刺穴位得气后，将艾段点燃后插在针柄上，热度以患者能忍受为度。治疗时间约为20分钟。每日治疗1次，6次为1疗程。

（3）刺络拔罐法：选取疼痛局部紫脉处，以三棱针点刺出血，然后拔火罐，留罐3分钟。或选取夹脊穴及阿是穴，皮肤针叩刺，以皮肤微出血为度，然后拔火罐，留罐3～5分钟。隔日1次，10天为1疗程。

四、验案示例

1. 火针治疗风湿性关节炎

郑某，女，43岁，双膝关节疼痛24天。查：双侧膝眼压痛明显，抽屉试验阴性（－），自觉遇寒或劳累后疼痛加重，遇热则疼痛减轻，局部无红肿。局部常规消毒后，将火针烧至白亮后速刺内、外膝眼、足三里穴0.5～1寸，速入速出。如上法，每周治疗2次，共治疗6次，症状完全消失。

按 风湿性关节炎，中医学称之为“骨节痛”。《素问》：“所谓痹者，各以其时，重感于风寒湿之气也。”“风寒湿三气杂至，合而为痹”。(吉林中医药2007年第27卷第1期)

2. 火针治疗膝关节骨性关节炎

张某，女，55岁，就诊时间2003年10月28日。双膝关节疼痛、活动受限1年余，近1个月双膝肿痛，伸屈明显受限，有时夜间痛得难以入眠。检查：双膝关节肿胀，内外膝眼饱满，浮髌试验阳性，膝关节内外侧及髌周压痛明显。X线片示：双膝关节间隙变窄，胫骨、髌骨边缘有骨赘生成。诊断：双膝关节骨性关节炎。治疗：先用中号火针深速刺液点（经验穴，屈膝取穴，髌底外侧端上1寸）。积液当即流出，辅以拔罐，首次每侧放出积液40ml左右，复以细火针深速刺血海、鹤顶、犊鼻、阴陵泉、阳陵泉，针后疼痛大减，膝关节伸屈活动度加大。续针5次，已无积液流出，肿胀消失，浮髌试验阴性，痛不明显，能下蹲及行走。以细火针及毫针巩固治疗6次而愈，随访3个月未复发。

按 该患者膝关节已伴有积液，属中医学“着痹”范畴。《医宗金鉴》认为：“凡周身淫邪，或风或水，溢于肌肤，留而不能过于关节，壅滞为病者，以此刺之……皆可去也。”本例以中号火针放液祛除水湿以疏其滞，以细火针点刺阳陵泉、血海等穴温通经络，调和气血。火针具有温通之效，对于膝关节肿痛伴膝关节积液者，其治疗优势显而易见，治疗的同时还可判断有无关节积液。火针不仅适应寒湿、瘀阻型痹痛，对湿热型亦可施用而无助热之弊。(实用中西医结合临床2004第4卷第3期)

3. 火针毫针并用治疗强直性脊柱炎

患者，男，28岁，1996年5月27日初诊。半年前腰骶部及下肢疼痛，腰部运动不灵活，遇寒则重。查CT示：$L_5 \sim S_1$椎间盘膨出，4月10日在某医院牵引治疗，经治疗月余，病情日趋加重，腰骶部疼痛上延。遂来我院就诊。查：腰骶部肌肉呈板状僵硬，$L_5 \sim S_1$椎旁压痛明显。脊柱功能活动受限，血沉40mm/h，类风湿因子阴性，HLA-B27阳性，X线示：关节面模糊不整，关节附近骨质疏松，前、后纵韧带及脊椎间的韧带钙化。舌质淡，苔白，脉沉细。诊断为强直性脊柱炎。取穴：中枢、脊中、命门、腰阳关、十七椎下、肾俞、大脑俞、关元俞、膀胱俞。操作：进针得气后行补法，命门、十七椎下、肾俞、关元俞接电针仪，用连续波，电流强度以患者能耐受为度。当疗程行至第四天加用火针，取肾俞、关元俞、膀胱俞（均双取）。1 个疗程后，症状显著改善，2 个疗程后痊愈，随访半年无复发。

按 本病属中医学痹证范畴，《内经·痹论》载：“风寒湿三气杂至，合而为痹也。”张介宾曰：“痹者，闭也，闭塞之义也。”当人体正气不足，风寒湿邪侵袭经脉，导致脉气不通，日久则损筋伤骨，发为本病。取穴时，由于督脉为阳脉之海，有调整和振奋全身阳气的重要作用。其循行《难经·二十八难》曰：“起于下极之前，并于脊里。”若督脉不和，则脊柱强痛。所以本病当属督脉病。又由于督脉由下向上，贯脊属肾，其别络从上而下，循膂络肾，肾为先天之本，为性命始生之门，所谓“贯脊属肾”与“循膂络肾”，皆与肾相关，两肾联系命门，可以维系一身之元气，此命门之位乃督脉脉气所发之穴，为肾脉主干必经之处。故督脉之气维系着肾与命门的功能，统摄人体的真元。所以我们以督脉穴位为主，益肾壮骨，温阳通络。由于膀胱经在背腰部的一条循行线与督脉的一分支同行，皆为“循髆内，夹脊抵腰中，入循膂络肾”，所以辅以膀胱经这条侧线上的穴位，实则通督温阳壮骨，同时膀胱经又为诸阳之长，取之有加强振奋阳气的作用。由于本病累及下肢坐骨神经痛，临证时下肢可按经脉循行随证取穴。在针法上，我们选用补法，以火针为主，以益肾壮骨，温阳通络，体现了“寒则温之，闭者通之”之意。又遵杨上善之说，“观痹从上自下，当先刺向下之前，使其不得进而下也；然后刺其痹后，使气溲脱也，有痹从下上者，准前可知也。”强直性脊柱炎是由下向上发展的，所以，我们先取病变上两个节段穴位以劫之，再取病变部以脱之。我们采用以上方法治疗收到了满意的效果，值得注意的是早发现早治疗，效果更佳。（山东中医药杂志 1997 年第 16 卷第 7 期）

五、按语

（1）火针治疗痹证的临床疗效较好，而且火针方法简便，疗程短，见效快。痹证之为病多因风、寒、湿、热之邪，火针有祛风、散寒、除湿、清热作用，以达到驱邪外出、扶正固本之效。

（2）痹证常因起居不慎复感外邪而反复发作，故应特别注意季节时令的变化，及时采取有效的保暖、防寒、防湿措施。

（3）可适当配合气功疗法和体育锻炼，促使筋脉舒通，使血脉畅通，有利于肢体功能的恢复。

（4）本病应该注意排除骨结核、肿瘤等，以免延误病情。

附：肌筋膜疼痛综合征

肌筋膜疼痛综合征，是一种较为复杂的临床常见疾病，多发生于骨骼肌，导致颈痛、软组织痛及关节周围痛等，为一种慢性的、软组织的非化脓性炎症。患者通常有急性软组织创伤史、长期固定姿势工作或劳动强度较大。常见的临床症状包括局部肌肉疼痛、酸胀、沉重、麻木感，疼痛呈持续性，晨起加重，活动后减轻，过度活动后加重。亦可因感染、疲劳、潮湿等因素而加重，遇热可减轻，有时出现弹响感，疼痛区域内存在激痛点，即压痛最明显点，压迫该点会引发相应区域的牵涉痛。本病好发年龄为25～45岁，多见于女性。

属中医学“痹证”范畴。

一、病因病机

病因：感受风、寒、湿之邪，外伤，劳损。

病机：血脉凝滞不通，痹阻经络。

病位：筋膜。

病性：多是本虚标实证。

二、辨证

<table>
<tr><th colspan="2"></th><th>外邪袭络</th><th>气滞血瘀</th><th>气虚血弱</th></tr>
<tr><td rowspan="3">症状</td><td>主症</td><td colspan="3">局部疼痛、僵硬、运动障碍或软弱无力</td></tr>
<tr><td>兼症</td><td>疼痛呈酸胀感，与天气变化有关，每逢阴雨天加重。局部畏寒，受凉后腰痛加重，得暖缓解。多有感受寒冷潮湿史</td><td>有些与情绪变化有关，有时疼痛部位走窜不定。多有外伤、劳损病史，痛处固定不移，压痛明显</td><td>疼痛以隐痛为主，多于劳累后加重，伴有面色苍白或心悸气短等</td></tr>
<tr><td>舌脉</td><td>舌淡红，苔薄白，脉浮紧</td><td>舌质暗，脉弦</td><td>舌质淡，苔薄白，脉细弱</td></tr>
</table>

续 表

		外邪袭络	气滞血瘀	气虚血弱
治法	治法	祛风散寒，舒筋通络	行气活血，舒筋通络	补气养血，舒筋通络
	取经	足太阴脾经		
		足少阳胆经，手太阳小肠经，足太阳膀胱经	足阳明胃经，足太阳膀胱经	足阳明胃经，任脉

三、治疗

【取穴】

主穴	配穴	
	分型	取穴
百会、璇玑、膻中、内关、太冲	外邪袭络证	风池、支正、飞扬
	气滞血瘀证	大杼、膈俞、上巨虚
	气虚血弱证	气海、气冲、足三里

【方法】

阿是穴常规消毒后，选用中等粗细火针烧至通红后以极快的速度刺入穴位，深度根据肌肉厚度而定，深约0.3~0.5寸，迅速出针，重者需在患处再找痛点，可连刺2~3针。公孙、大包火针针刺深约0.05寸；余穴火针针刺深约0.2~0.3寸。

【其他疗法】

（1）刺络拔罐法：取阿是穴。操作：在阿是穴用皮肤针叩刺，待轻微出血后加拔火罐5分钟左右，至瘀血出尽。

（2）穴位注射法：取阿是穴。采用当归注射液或丹参注射液4ml，每次取2穴，每穴2ml，每周2~3次。

（3）隔姜灸法：取压痛点、膈俞、胆俞穴。操作：在上述穴位上放置鲜姜片，用艾炷隔姜灸，每穴灸3~5壮，每日或隔日1次，10次为1疗程。

（4）刮痧疗法患者取坐位或俯卧位，暴露患部皮肤，常规皮肤及刮痧板消毒，用消毒棉棒蘸取刮痧介质（藏红花油与20%的甘油混合液）均匀涂于患部，医者右手持刮痧板与皮肤成45°角，沿着患部皮肤，经脉循行线、压痛点、条索状物处要重刮、多刮，刺激量以患者能耐受为度。患处起痧，即出现紫红色或暗红色斑点，重者呈斑片状，触之略有阻碍感或隆突感。一般3日治疗1次，每次约20分钟，初次手法不宜太重，时间不宜过长，一般刮至患者自觉背部有温热感为佳，4次为一疗程。

四、按语

（1）本病属中医学“痹证”范畴，火针治疗效果较好。

（2）本病精神治疗很重要，要注意解除患者的焦虑和抑郁；加强卫生宣传，教育患者保证充足睡眠、加强锻炼，增强患者的自信心。

（3）减少长期伏案等容易致肌肉劳损的姿势或活动，加强项背部、腰背肌锻炼，如做体操（单杠引体向上、俯卧撑等）、五禽戏、打太极拳、飞燕点水等。

（4）本病应注意与早期类风湿关节炎、红斑狼疮、风湿性多肌痛、代射性肌痛等相鉴别。

第十七节　甲状腺功能减退

甲状腺功能减退症（简称甲减），是由各种原因导致的甲状腺激素缺乏而引起的全身性低代谢综合征。临床表现为乏力、畏寒、记忆力减退、反应迟钝等，严重者出现非压陷性水肿，称为黏液性水肿，甚至可出现黏液性水肿昏迷。

本病在中医学归属于“虚劳”、“水肿”和“肤胀”范畴。

一、病因病机

病因：禀赋不足，饮食所伤，病后体虚。

病机：脾肾亏虚，气血津液失运。

病位：肾、脾、心、肝。

病性：本虚标实，阳虚为本，痰浊瘀血为标。

二、辨证

		肾阳虚衰证	脾肾阳虚证	心肾阳虚证	阴阳两虚证	气滞痰凝证	痰瘀互结证
症状	主症	乏力、畏寒、记忆力减退、反应迟钝					

续 表

		肾阳虚衰证	脾肾阳虚证	心肾阳虚证	阴阳两虚证	气滞痰凝证	痰瘀互结证
症状	兼症	形寒怯冷、萎靡嗜睡、表情淡漠、思维迟钝、面色苍白、毛发稀疏、性欲减退、月经不调	面浮无华、神疲肢软、手足麻木、四肢不温、少气懒言、头晕目眩、纳减腹胀、口淡乏味、畏寒便溏、男子阳痿、妇女月经不调或见崩漏	形寒肢冷、心悸怔忡、胸闷息短、面虚浮、头晕目眩、耳鸣重听、肢软无力	畏寒肢冷、眩晕耳鸣、视物模糊、皮肤粗糙、小便清长或遗尿、大便秘结、口干咽燥、但喜热饮、男子阳痿，女子不孕	颈前瘿肿、心烦易怒、胸胁胀闷、咽梗不适、失眠多梦	颈前肿块质地坚韧、表面光滑
	舌脉	舌淡胖，脉沉迟	舌质淡胖，苔白滑或薄腻，脉弱濡软或沉迟无力	舌淡色暗，舌苔薄白，脉沉迟细弱，或见结代	舌质淡红、舌体胖大、舌苔薄白或少，舌质淡红，脉弦细	舌质暗红，边有齿痕，苔薄腻，脉弦滑	
治法	治则	温肾助阳、益气祛寒	温中健脾、扶阳补肾	温通心阳、补肾利水	温润滋阴、调补阴阳	疏肝解郁、软坚化痰	理气化痰、活血消瘿
	取经	足阳明胃经，手阳明大肠经，足少阴肾经，任脉					
		督脉，足太阳膀胱经	足太阳膀胱经	足太阳膀胱经	足太阳膀胱经，督脉	足太阳膀胱经	足太阳膀胱经

三、治疗

【取穴】

主穴	配穴	
	分型	取穴
水突、扶突、天突、列缺、水分、关元、足三里、照海	肾阳虚衰证	命门、肾俞、腰阳关
	脾肾阳虚证	脾俞、肾俞、中脘
	心肾阳虚证	心俞、肾俞、膻中
	阴阳两虚证	膏肓、命门、太溪
	气滞痰凝证	肝俞、膻中、中脘
	痰瘀互结证	膈俞、中脘、丰隆

【方法】

膈俞、肝俞、脾俞、中脘、丰隆采用中粗火针，将针尖和针身烧红透亮，采用速刺法，点刺不留针，深度根据肌肉厚度而定，深约0.2～0.3 寸；余穴采用细火针频频浅刺 3～5 次，针刺深度约0.05～0.2 寸。

【其他疗法】

耳穴疗法：取甲状腺、内分泌、胃、脾、肾等穴。操作：消毒穴位后，以毫针对准穴位快速刺入，深度 1 分左右，约至软骨组织，以不刺透对侧皮肤为度，捻转数秒钟后，留针 20～30 分钟，每日或隔日治疗 1 次。或用王不留行籽进行耳穴贴压，手法由轻到重，按至有热胀感和疼痛（以患者能耐受为度），每日按压 4 次以上，每次 2 分钟左右。两耳交替进行，3 天换 1 次。

四、验案示例

火针治疗甲状腺功能减退

吴某，女，38 岁，因“畏寒怕冷，全身乏力半年余”于 2008 年 11 月 22 日就诊。患者半年前无明显诱因出现畏寒怕冷，自感肢体僵硬，晨起面部及四肢肿胀，活动后肿胀逐渐消失。全身乏力，活动后气促、心慌，休息后可缓解。另患者诉近三月月经经血量减少，血色淡红，3 日即净。纳呆，嗜睡，舌淡红，苔薄白，边有齿印，脉细弱。查体示：双甲状腺 I 度肿大。彩超结果示：甲状腺腺体萎缩变小，回声欠均匀并杂乱分布增强的点线状回声，腺体内无血流信号显示。甲状腺略增大，形态饱满，回声均匀，略粗糙，血流信号较丰富，峰速 0.22～0.26m/s。甲状腺功能三项示：FT_3 降低，TSH 增高。西医诊断：甲状腺功能减退症。中医诊断：脾肾阳虚证。治疗：甲状腺局部肿大处迅速火针散刺，每针深度约 0.1～0.2 寸，速刺不留针。双肘尖、肩峰交替行火针针刺，频频浅刺 3～5 次。经治疗 1 月后，患者乏力症状消失，四肢已无明显肿胀，肤温恢复正常。

按 肘尖穴是上肢奇穴，有软坚散结之效。《灸肘尖穴歌》曰：“肘尖端处是奇穴，男女瘰疬堪灸也，左患灸右右灸左，并灸风池效更捷。”配合肩峰穴及甲状腺局部火针治疗，能理气活血，化痰散结，因此治疗甲状腺功能减退，效果较好。

五、按语

(1) 针灸治疗治疗期间，注意多和患者沟通，了解其心理变化。

(2) 甲状腺功能减退的患者常有抑郁、焦虑、多疑、恐惧等心理障碍，鼓励患者坚持长期治疗，克服消极情绪，充分调动其自身潜能。

第十八节　急性肾绞痛

急性肾绞痛大都是由结石所致，而且大部分发生于输尿管结石，因而所谓的“肾绞痛”其实大都是输尿管绞痛。其临床表现为绞痛突然发生，疼痛多呈持续性或间歇性，并沿输尿管向髂窝、会阴、阴囊及大腿内侧放射。并出现血尿或脓尿，排尿困难或尿流中断，肾区可有叩击痛。

中医学无肾绞痛病名，根据临床症状属中医学“腰痛”“淋证”（石淋、砂淋、血淋）“寒厥”“转筋”等范畴。

一、病因病机

病因：寒邪内侵，湿热内蕴，饮食不当，情志失调，年迈体弱。

病机：腰部经脉瘀滞不通，不通则痛；经脉失濡养，不荣则痛。

病位：肾。

病性：本虚标实。

二、辨证

		湿热瘀阻	寒疝厥逆	气滞郁结
症状	主症	局部疼痛、僵硬、运动障碍或软弱无力		
	兼症	少腹拘急疼痛，常连同侧腰背及股阴放射，小便短数，排尿不畅，茎中刺痛，欲排不出，恶心呕吐	腹痛暴急。症见腹痛如绞，上连腰际，下牵阴卵，发时面苍白，大汗淋漓，四肢厥冷，辗转不安	疼痛剧烈，痛时面红耳赤或青，汗出如珠，或翻滚辗转，坐卧不安
	舌脉	舌苔黄，脉濡数	舌淡苔白，脉弦或沉紧	脉多弦涩而不安

续 表

		湿热瘀阻	寒疝厥逆	气滞郁结
治法	治法	清热通淋	利尿解痉	化瘀理气
	取经	足太阳膀胱经		
		足太阴脾经	足厥阴肝经	

三、治疗

【取穴】

主穴	配穴	
	分型	取穴
三焦俞、肾俞、膀胱俞、委中	湿热瘀阻证	三阴交、阴陵泉
	寒疝厥逆证	太冲、次髎
	气滞郁结证	委阳、金门

【方法】

各穴均采用中粗火针，将针尖和针身烧红透亮，采用速刺法，点刺不留针，深度根据肌肉厚度而定，深约0.2～0.3寸。

【其他疗法】

(1) 针手三里理气止痛法：取手三里穴，采用2寸毫针，直刺1.5～2.0寸，行针得气后，嘱患者跺脚跟，已达到理气止痛之效。

(2) 穴位注射法：取肾俞、三焦俞，将10%葡萄糖40ml穴位注射，每次取2穴，每穴20ml。

四、验案示例

火针配合针灸治疗急性肾绞痛

林某，男，45岁，因“突发右上腹剧烈疼痛1小时”就诊。诊见：患者屈腹蜷缩，面色苍白、全身冷汗，呻吟不止。诉疼痛自右上腹放射至会阴部，如刀割样难以忍受。查体示：右肾区叩击痛。即予B超检查，结果示：右肾下盏可见大小约13mm×11mm结石。取手三里穴，采用2寸毫针，直刺1.5寸，嘱患者用力蹬脚，2分钟后，患者顿觉疼痛消失。出针后在肾俞、三焦俞、委中、委阳穴行火针点刺，频频浅刺0.1～0.2寸。经上述方法治疗30次后，患者肾下盏石头从体内排出，告愈。

按 足太阳之脉“挟脊抵腰中，入循脊…从腰中下挟脊贯臀”，其病则“脊痛腰似折”。取手三里穴可疏通阳明经与太阳经气血，配合蹬脚活动，可使气血运行通畅，通则不痛，肾绞痛症状自然消除。同时，配合火针针刺肾俞、三焦俞、委中、委阳穴益肾祛邪，疏理气机，调节膀胱气化，行气止痛。通过实验发现，针刺可以通过刺激中枢神经系统起镇痛作用并能增加肾血流量，使泌尿量增加，输尿管蠕动频率加快，以解除肾、输尿管平滑肌的痉挛和梗死，达到止痛目的。因此，针灸治疗本病，不但定痛快捷，而且可扩张输尿管，调整膀胱功能而排石。

五、按语

（1）对于肾绞痛急性发作时，一般针灸治疗30分钟均可缓解。当肾绞痛发作时，这是针刺排石的最佳时机。针刺可使痉挛状态的平滑肌解痉，结石解除了嵌顿而进入膀胱，经膀胱排出体外。

（2）治疗期间宜鼓励患者多饮水，并可多做跳跃运动，以利结石排出。

（3）反复发作的肾绞痛或肾积水，经保守治疗无效，宜尽早手术或碎石治疗，以防肾功能损害。

（4）肾绞痛易与一些外科急症相混淆，如急腹症等，诊断时应注意相鉴别，必要时做相关检查。

第十九节　癌症疼痛

癌症疼痛是肿瘤患者常见症状，据WHO统计，在接受治疗的癌症患者中50%有不同程度的疼痛，70%的晚期癌症患者认为癌痛是主要症状，30%的癌症患者有难以忍受的剧烈疼痛。癌痛常表现为刺痛、灼痛、钝痛等，往往是由一种或多种因素综合作用的结果。

中医学认为疼痛作为肿瘤的一个症状，其病因直接与肿瘤相关，可概括为实痛即“不通则痛”与虚痛即“不荣则痛”。实痛、虚痛往往见于肿瘤发展过程中的不同阶段，一般早期、中期以实痛为主，晚期则以虚痛为主或虚实夹杂。

一、病因病机

病因：外感六淫，饮食不节，情志所伤，久病体虚。

病机：邪气交争结聚，不通则痛或气血虚弱，不荣则痛。

病位：病位变化多样，与五脏六腑密切相关。

病性：有虚实之分，一般早期、中期以实痛为主，晚期则以虚痛为主或虚实夹杂。

二、辨证

		热毒内蕴	寒凝阳虚	湿浊困阻	气机郁滞	瘀血阻络	痰浊流滞	气血亏虚
症状	主症	痛势较剧，呈热痛，得冷稍减，或见局部红肿	疼痛或急或缓，常有冷感，痛有定处，得温痛减，或喜按，遇冷加剧	外湿者肢体困重酸痛，痛势缠绵或肢节重着不仁；内湿者多脘腹胀痛、闷痛，持续不解，绵绵不休	脘腹疼痛而胀，走窜不定，往往精神抑郁，或易激动，躁急不安	疼痛剧烈，如针刺刀绞，痛有定处，拒按，持续时间长	疼痛呈钝痛、隐痛、胀痛、木痛，可因病变部位不同而表现为多种形式	痛势隐隐，绵绵不休，疲劳后尤剧
	兼症	发热，热势或高或低，口干口渴，便秘尿赤，口气热臭，患者情绪不宁，烦躁易怒，或影响睡眠	面色苍白，形寒肢冷，大便溏薄，小便清长	或头痛头重，精神萎靡，或有低热，汗出热不解；或食欲不振，面色晦黄无华，口腻不渴，呕吐恶心，便溏泄泻	脘腹满闷，嗳气，食少纳呆，或善太息，呕恶欲吐	面色晦暗，形体消瘦，皮肤甲错或有瘀斑、瘀点，或伴吐血、便血	痰涎壅盛，胸膈痞闷，咽喉不利，呕恶吐涎，面黄虚浮，便清或泻下不爽，或局部结块、质硬	形体瘦弱，面色无华，身倦无力，或卧床不起，神疲懒言，语音低微
	舌脉	舌质红绛，苔黄燥少津或无苔，脉数	舌体胖大或有齿痕，苔薄白而润，脉沉细弦	舌质淡或有齿痕，苔白腻，脉濡	舌苔薄白或黄，脉弦	舌质青紫，舌下脉络迂曲，脉细涩	舌苔白厚腻、脉滑	舌淡，脉细

续 表

		热毒内蕴	寒凝阳虚	湿浊困阻	气机郁滞	瘀血阻络	痰浊流滞	气血亏虚
治法	治则	清热泻火，解毒止痛	散寒助阳，温经止痛	祛湿通阳，化气止痛	疏肝理气，宽中止痛	活血化瘀，通经止痛	化痰散结，利气止痛	双补气血，调理阴阳
	取经	足太阳膀胱经						
		督脉	督脉，任脉	足太阴脾经，足阳明胃经，足厥阴肝经	手少阳三焦经，足厥阴肝经，任脉，足少阳胆经	足厥阴肝经，足太阴脾经，手阳明大肠经	任脉，足阳明胃经，足厥阴肝经，足太阴脾经	足阳明胃经

三、治疗

【取穴】

主穴	配穴	
	分型	取穴
阿是穴、膈俞、胆俞、病变脏腑俞募穴	热毒内蕴	大椎、病变脏腑所属经脉荥穴
	寒凝阳虚	命门、腰阳关、气海、关元
	湿浊困阻	中脘、章门、阴陵泉、足三里
	气机郁滞	膻中、期门、阳陵泉、支沟
	瘀血阻络	大包、膈俞、合谷、血海、太冲
	痰浊流滞	中脘、章门、丰隆、太白
	气血亏虚	大杼、气冲、足三里、上巨虚

【方法】

先在穴位局部涂上一层薄薄的跌打万花油，以防烫伤，将火针针尖和针身烧红，阿是穴以中粗火针，速刺法，点刺不留针，针刺深浅根据穴位局部肌肉的厚度来决定，一般深度约 0.3 ~0.5 寸；余穴针刺以细火针快速频频浅刺 3 ~5 次，深约 0.2 ~0.3 寸，以不透皮为度。

【其他疗法】

(1) 耳穴疗法：取痛点、枕、大脑皮质、肾。操作：消毒穴位后，以毫针对准穴位快速刺入，深度 1 分左右，约至软骨组织，以不刺透对侧皮肤为度，捻转数秒钟后，留针 20 ~30 分钟，每日或隔日治疗1次。或用王不留行籽进行耳穴贴压，手法由轻到重，按至有热胀感和疼痛（以患者能耐受为度），每日按压4次以上，每次2分钟左右。两耳交替进行，3天换1次。

（2）穴位注射：采用当归注射液或丹参注射液，根据肿瘤的发生部位，选取阿是穴或相应节段的阿是穴、背俞穴，每穴注药2ml，气血亏虚证可选用胎盘注射液。如为消化道肿瘤，可用山莨菪碱穴注，每日1次，5～10次为1疗程。

四、验案示例

火针治疗癌症疼痛

张某，60岁，男。肝癌4个月，腹部肿大疼痛，右胁下肿块坚硬如石。肝区及右胁下疼痛剧烈，不能转侧，严重影响睡眠。患者精神抑郁，食少纳呆，大便未解3天。舌暗红苔薄白，脉弦。辨证为气机郁滞。针刺对侧支沟、双侧期门穴，行导气手法后加脉冲电，留针20分钟。出针后火针肝俞、膈俞及胆俞。治疗后疼痛即刻缓解，当天晚上能安静入睡，次日晨起已解大便。

按 支沟穴属手少阳三焦经穴，本经本穴，属火，即火经之火穴，可调气、理气、清热，使三焦气机畅通。肝癌后期患者疼痛剧烈，尤以肝区疼痛明显，缪刺支沟能很好地疏导肝区经气，疏导气血而达到止痛效果。取双侧期门，疏畅肝经经气，通络。加之火针肝俞意在截断经络对病邪的传导及疏通本经经气。同时膈俞、胆俞为四花穴，温之可治虚劳疾病。

五、按语

火针可缓解肿瘤所致疼痛综合征，提高患者生活质量，但应辅以积极抗肿瘤治疗。

第二章 >>>
骨伤科疾病

第一节 落 枕

落枕，又称失枕，是指急性单纯性颈项强痛而无急性受伤史者，活动受限的一种病证。常因睡眠时姿势不良，致气血运行受阻，或因风寒侵袭项背，血凝气滞，经络不通所致，临床主要表现为睡起后颈部疼痛，活动受限，似身虽起而颈尚落于枕，故名落枕。好发于青壮年，冬春两季多发。

西医认为本病主要由颈部肌肉长时间过分牵拉而发生痉挛所致，也可见于颈椎小关节滑膜嵌顿、半脱位或肌肉筋膜的炎症。

一、病因病机

病因：睡姿不正，枕头高低不适，负重颈部过度扭转，风寒侵袭。

病机：脉络受损，气血阻滞。

病位：颈项部经筋。

病性：实证。

二、辨证

		风寒袭络	气滞血瘀
症状	主症	睡眠醒后出现颈项强痛，头向患侧倾斜，活动不利，颈项不能自由旋转后顾，旋转头时常与上身同时转动，以腰部代替头部的旋转活动。疼痛往往累积一侧，项背牵拉痛，甚则向同侧肩部和上臂放射，颈项部压痛明显	
	兼症	有受寒史，兼见恶风畏寒、头痛	有睡姿不正、枕头高低不适，颈部负重或扭伤史
	舌脉	舌淡，苔薄白，脉弦紧	舌质暗，脉弦

续 表

		风寒袭络	气滞血瘀
治法	治法	祛风散寒，疏筋通络	疏筋通络，活血止痛
	取经	手太阳小肠经，足太阳膀胱经	
		手少阳三焦经	任脉，足少阳胆经

三、治疗

【取穴】

主穴	配穴	
	分型	取穴
阿是穴、外劳宫、后溪、申脉	风寒袭络证	风池、外关
	气滞血瘀证	膻中、膈俞

【方法】

火针治疗：阿是穴以中粗火针，采用速刺法，点刺不留针，针刺深浅根据穴位局部肌肉的厚度来决定，一般深度约0.3～0.5寸，在局部连续点刺3～5针。余穴位选用中火针，针刺深度约0.2～0.3寸。治疗落枕时，左右不能旋转先刺手太阳经，前后不能俯仰先刺足太阳经。

【其他疗法】

（1）运动针法：取中平穴（足三里直下1寸处），左病取右，右病取左，双侧疼痛取双侧穴位。常规消毒后，视患者胖瘦用2～4寸毫针直刺，以泻为主，用力提插捻转，使针感上下传导为宜，同时令患者活动颈部，留针10～15分钟，每3～5分钟行针1次。

（2）耳穴疗法：取颈、颈椎、肩、枕、神门等穴，每次取2～3穴。操作：穴位常规消毒，用毫针对准穴位快速刺入，深度1分左右，约至软骨组织，以不刺透对侧皮肤为度，捻转数秒钟后，留针20～30分钟，每日或隔日治疗1次。或用王不留行籽进行耳穴贴压，手法由轻到重，按至有热胀感和疼痛（以患者能耐受为度），并嘱患者转动头颈，每日按压4次以上，每次2分钟左右。两侧耳穴交替使用。

四、验案示例

火针治疗落枕

刘某，女，32 岁，颈部僵硬不适半个月而来诊。患者于半月前中午休息受电扇吹后而出现颈部僵硬不适，不能右顾，低头时间长则头有酸沉感，左肩外俞、曲垣等部位有压痛。诊断为落枕。治疗先以毫针刺大椎，进针 1 分左右，按倒针柄，针体向左肩井透刺，使气至病所，然后刺后溪，用捻转泻法不留针，患者当即感颈部舒适，最后用中等火针点刺肩外俞、曲垣等压痛点部位，共治疗 3 次而愈。

按 本例辨证为风寒袭络证。古今医家一致认为，人身之气血喜温而恶寒，寒则凝聚不通，温则流通。火针疗法具有温经通络、行气活血的功效，对寒邪外侵、痹阻经络引起的疼痛疗效甚佳。火针通过振奋阳气、驱除寒邪，有运行气血，调整脉络，增加局部血液供给而濡养筋脉，使风寒得祛，筋得血养柔而不拘，起到解痉止痛的作用，用于治疗各种肌肉痉挛。（刘保延．火针．北京．中医古籍出版社．1994：76－77）

五、按语

（1）针灸治疗落枕效果显著，常立即起效，一般 1～2 次即可治愈。

（2）在患者进行颈部活动时，动作宜轻柔缓慢，切忌用力过度。

（3）平时睡眠时应注意枕头的高低要适度，避免受寒，防止复发。

（4）若患者在一段时间内反复落枕，在除外高枕等诱发因素外，宜行详细检查，及时拍 X 线片，以排除早期颈椎病。

第二节 颈椎病

颈椎病是因颈椎间盘退变、颈椎骨质增生、韧带及关节囊的退变、肥厚等病变，刺激或压迫颈部神经、神经根、脊髓、血管、交感神经和其周围软组织而引起的一系列症状和体征的综合征。患者年龄大多在 40 岁以上，和职业有一定联系。临床以疼痛、功能和感觉障碍为特征，因压迫或刺激的组织不同，可分为颈型、神经根型、脊髓型、椎动脉型、交感型和混合型。颈椎间盘髓核脱水、退变，纤维环膨出、破裂，颈椎间隙变窄，椎体边缘骨质增生，椎关节不稳定，黄韧带肥厚、变性，钩突关节增生及小关节等的继发性改变，导致颈椎椎管和椎间孔的变形、狭窄，直接刺激、压迫或通过影响血液运行使颈部脊神经根、脊髓、椎动脉及交感神经发生功能或结构上的损害，并引起相应的临床表现。

本病在中医学可归入“痹证”范畴。

一、病因病机

病因：肝肾亏虚，气血不足，外感风、寒、湿、热之邪。

病机：邪气羁留，经络阻滞。

病位：颈项部经筋。

病性：本虚标实。

二、辨证

		风寒湿证	气滞血瘀证	痰湿阻络证	肝肾不足证	气血亏虚证
症状	主症	颈、肩、上肢窜痛麻木，以痛为主，头有沉重感，颈部僵硬，活动不利	颈肩部、上肢刺痛，痛处固定	头晕目眩，头重如裹	眩晕头痛，肢体麻木	头晕目眩，四肢麻木，倦怠乏力
	兼症	恶寒畏风	肢体麻木	四肢麻木不仁，纳呆	耳鸣耳聋，失眠多梦，面红目赤	面色苍白，心悸气短
	舌脉	舌质淡红，舌苔薄白，脉弦紧	舌质暗，脉弦	舌质暗红，舌苔厚腻，脉弦滑	舌质红，少津，脉弦	舌质淡，少苔，脉细弱
治法	治则	祛风散寒除湿	行气活血	化痰祛湿，通络止痛	补益肝肾	补气养血
	取经	督脉，足太阳膀胱经，手太阳小肠经				
			任脉	足太阴脾经，足阳明胃经	足少阴肾经	足阳明胃经，任脉

三、治疗

【取穴】

主穴	配穴	
	分型	取穴
病变相应颈夹脊穴、阿是穴、天宗、后溪、风池	风寒湿证	百劳、风门
	气滞血瘀证	膻中、膈俞
	痰湿阻络证	阴陵泉、丰隆
	肝肾不足证	肝俞、肾俞、大杼、太溪
	气血亏虚证	百会、足三里、关元、气海

【方法】

阿是穴以中粗火针，速刺法，点刺不留针，深度根据肌肉厚度而定，深度0.3～0.5寸；病变相应颈夹脊、风池、百劳、膈俞、肝俞、肾俞、大杼、足三里、关元、气海、昆仑以细火针烧红针尖和针身后快速频频浅刺3～5次，点刺深约0.2～0.3寸。后溪、太溪、百会，用细火针，针刺深度约0.05～0.2寸。

【其他疗法】

（1）耳穴疗法：取颈、颈椎、神门、枕、内分泌、肾等穴。操作：消毒穴位，用王不留行籽进行耳穴贴压，手法由轻到重，按至有热胀感和疼痛（以患者能耐受为度），每日按压4次以上，每次2分钟左右。两耳交替进行，3天换1次。

（2）穴位注射：取相应颈夹脊、百劳、大椎、天宗。操作：采用当归注射液或丹参注射液4ml，肝肾不足、气血亏虚型采用胎盘注射液4ml，每次取2穴，每穴2ml，每周2次。

（3）刺血疗法：取颈夹脊、阿是穴，操作：在病变颈椎两侧用皮肤针叩刺，待轻微出血后拔火罐，留罐5分钟左右。

（4）压灸百会穴：患者取坐位，在百会穴上涂少量万花油，用橄榄大艾炷直接灸至患者感灼热时，取一截艾条用力压熄艾炷，使热力缓缓透进穴内并向四周放射，共灸3～5壮。本法对椎动脉型颈椎病疗效较好。

四、验案示例

火针治疗颈椎病

患者，女，53 岁，因两肩背痛 1 年就诊，过劳时疼痛加重，活动受限，西医诊断为“颈 5、6 椎骨质增生”。治疗以火针点刺疼痛局部，一次即见好转，6 次治疗后，疼痛消失，活动自如。

按 颈椎病所致疼痛主要是由于局部血液循环不畅，软组织粘连、肌肉痉挛所致，局部火针点刺可改善局部血液循环，解除粘连，缓解肌肉痉挛，从而达到治疗目的。（贺普仁．火针疗法－贺氏针灸三通法．山东：山东科学技术出版社．2000 年）

五、按语

（1）针灸治疗颈椎病有较好的疗效，其中尤以颈型、神经根型、椎动脉型为佳，对脊髓型需要较长疗程的治疗。针刺时注意颈部、肩部勿针刺过深。

（2）本治疗主要适应于退变过程中的颈椎失稳期和骨赘刺激期，而对于骨赘压迫期，则需采取综合治疗措施包括外科手术。

（3）针灸治疗该病主要是通过改善局部血液循环，解除粘连和痉挛而起作用，试验表明，针刺可使血管痉挛得以缓解，使椎动脉血流增加；可使患者的主观疼痛感觉缓解，颈部肌电明显改善。

（4）颈型颈椎病应与颈部扭伤、神经衰弱、肩周炎及肩背肌膜炎等其他慢性颈肩疼痛相鉴别；神经根型颈椎病应与臂丛神经痛、胸廓出口综合征等相鉴别；椎动脉型颈椎病应与脑动脉供血不足、神经衰弱、偏头痛、小脑桥脑角肿瘤等相鉴别；脊髓型颈椎病应与脊髓感染、外伤及椎管内占位性病变相鉴别。

（5）本病容易复发，故在针灸治疗的同时，应避免长期伏案工作，睡眠时枕头的高低要适当。平时应进行适当的功能锻炼，避风寒、寒湿之邪。

（6）天宗穴可辅助诊断颈椎病，天宗穴的疼痛程度一般与颈椎病的病情成正比。在火针治疗颈椎病时，应在天宗穴进行深刺。

第三节 漏肩风

漏肩风是以肩部长期固定疼痛，活动受限为主症的疾病。以渐进发病、肩部僵硬、疼痛、肩关节功能明显受限为特征。早期以疼痛为主，后期以功能障碍为主。风寒是本病重要诱因，女性多于男性，多发于50岁左右的成人，故俗称“五十肩”；因患肩局部常畏寒怕冷，尤其后期常出现肩关节的粘连，肩部呈现固结状，活动明显受限，故又称“肩凝症”、“冻结肩”等。

本病相当于西医学的肩关节周围炎，西医认为本病是软组织退行性、炎症性病变，与肩部受凉、慢性劳损、外伤等有关。

一、病因病机

病因：体虚，劳损，风寒侵袭。

病机：肩部经络阻滞不通或失养。

病位：肩部经络。

病性：本虚标实证。

二、辨证

<table>
<tr><th></th><th></th><th>外邪内侵证</th><th>气滞血瘀证</th><th>气血虚弱证</th></tr>
<tr><td rowspan="3">症状</td><td>主症</td><td colspan="3">肩周疼痛、酸痛，夜间为甚，常因天气变化及劳累而诱发或加重，患者肩前、后及外侧均有压痛，主动和被动外展、后伸、上举等功能明显受限，后期可出现肌肉萎缩</td></tr>
<tr><td>兼症</td><td>有明显的感受风寒史，遇风寒痛增，得温痛减，畏风恶寒</td><td>肩部有外伤或劳作过度史，疼痛拒按</td><td>肩部酸痛，劳累加重，或伴见头晕目眩，四肢乏力</td></tr>
<tr><td>舌脉</td><td>舌淡红，苔薄白，脉浮紧</td><td>舌暗或有瘀斑，脉涩</td><td>舌淡，苔薄白，脉细弱</td></tr>
<tr><td rowspan="3">治法</td><td>治法</td><td>祛风散寒，通络止痛</td><td>活血化瘀，通络止痛</td><td>益气活血，行气止痛</td></tr>
<tr><td rowspan="2">取经</td><td colspan="3">手阳明大肠经，手少阳三焦经，手太阳小肠经</td></tr>
<tr><td>足少阳胆经</td><td>任脉，足太阳膀胱经</td><td>足阳明胃经，任脉，足太阳膀胱经</td></tr>
</table>

三、治疗

【取穴】

主穴	配穴	
	分型	取穴
肩髃、肩髎、肩贞、阿是穴	外邪内侵证	风池、外关
	气滞血瘀证	膻中、膈俞
	气血虚弱证	足三里、气海、膈俞

【方法】

阿是穴以中粗火针，采用速刺法，点刺不留针，针刺深浅根据穴位局部肌肉的厚度来决定，一般深度约0.3~0.5寸，在局部不同位置点刺3~5针。余穴位选用中火针，针刺深0.2~0.3寸。肩部疼痛剧烈可每日治疗1次，慢性疼痛治疗间隔时间可延长至3~5天治疗1次，6次为1疗程。

【其他疗法】

（1）针刺运动疗法：取条口透承山（左病取右，右病取左，双侧病变取双侧）。操作：让患者坐位，两腿屈成直角，以3寸毫针深刺条口穴，并向承山穴方向透刺，以条口、承山两穴均有强烈针感为度，术者行针同时，嘱患者活动患肩，留针10~15分钟，每5分钟行针1次。

（2）穴位注射：取阿是穴，常规消毒，然后将1%普鲁卡因10ml+泼尼松龙25mg注入肱二头肌长头腱内，每穴注入1ml。每周1次，3次为1疗程。本法对初期肩周炎患者具有明显的止痛和改善肩关节功能障碍的作用。

（3）耳穴疗法：取肩关节、肩、肾上腺。常规消毒，对准穴位快速刺入，深度1分左右，约至软骨组织，以不刺透对侧皮肤为度。捻转数秒钟后，留针20~30分钟，每日或隔日治疗1次。或用王不留行籽进行耳穴贴压，手法由轻到重，按至有热胀感和疼痛（以患者能耐受为度），并嘱患者活动肩部，每日按压4次以上，每次2分钟左右。两侧耳穴交替使用。

（4）刺络拔罐法：用三棱针在肩部压痛点点刺，使少量出血，加拔火罐；或用皮肤针叩刺肩部压痛点，使少量出血，加拔火罐。

（5）小针刀疗法：肩关节出现粘连时可在局麻下将小针刀刺入痛点，可触及硬结及条索状，顺肌纤维走行方向剥离松解粘连。

四、验案示例

火针治疗漏肩风

何某，女，64岁。右肩臂痛6天，初尚能做轻微活动，以后逐渐加重，持续疼痛剧增，甚至右臂不能高举，并有压痛，彻夜不得入睡。查体：面黄，痛苦面容，呻吟不已，苔白，脉弦紧而迟。用火针点刺肩部压痛点5针。次日来诊时，肩部疼痛大减，精神好转，夜已安眠，惟左臂尚不能高举，活动仍困难，但脉象弦紧迟已渐缓和，再以火针于肩部周围点刺10针，5天以后复诊，疼痛更减，夜寐亦安，可做一般家务劳动，脉缓微弦。再用火针刺局部4针，嘱其停针观察，基本痊愈。

按 贺老认为本例患者证系年迈体衰，卫气不充，腠理失固，风寒湿邪客于经脉，正虚邪实，气血阻滞，致成痹证。法宜温热，通达经脉，以祛寒邪。火性纯阳且主升发窜动，所以火针具有极强的温阳散寒通经作用，本病多由局部寒湿痹阻引起，最宜温阳散寒，通络止痛，达到治愈之目的。（赵寿毛. 针灸名医经典医案. 北京. 人民军医出版社. 2008：24）

五、按语

（1）针灸是治疗本病的有效方法之一，可明显地缓解甚至消除肩部疼痛。

（2）肩部应注意保暖，避免受寒。

（3）肩关节疼痛减缓，肿胀消失后，医生应指导患者进行关节功能锻炼，常见的方法有：①肩梯训练：分别采用患肩前屈、外展、背伸位，用患者手指在肩梯（或墙面）上，如上楼梯姿势，各手指交替缓慢向上进行攀爬，使上肢尽量高举，然后再缓慢向下回到原处，重复20～30次/天，以患肩感酸痛为度，注意避免腰部弯曲以代偿；②肩关节自我牵伸运动：双手背伸，十指交叉，以健手带动患肢，渐渐向上抬拉，重复20～30次/天；③肩关节旋转活动：背部靠墙而立，双手握拳，肩关节外展屈肘90°，以肘关节为支点，使前臂进行上下活动，尽量使拳背靠近墙壁，重复20～30次/天。

（4）本病治疗时，应先行相关检查，排除肩关节结核、肿瘤等疾病，肩周炎是软组织病变，X 线多为阴性。

附：臂丛神经痛

臂丛神经痛是各种原因导致臂丛神经根、干出现无菌性炎症，以锁骨上窝、肩、腋、前臂尺侧等部位出现强烈的放射性，甚至呈刀割样、撕裂样、烧灼样或针刺样疼痛为主症，可伴有肢体运动、感觉障碍和肌萎缩，是较典型的神经疼痛，常与颈椎退行性变、外伤或免疫接种、感受寒凉等因素有关。

一、病因病机

病因：风寒湿热、跌打损伤。
病机：经络不通。
病位：肩臂腋。
病性：实证。

二、辨证

		手阳明大肠经	手太阳小肠经	手少阴心经	手三阴经
症状	主症	锁骨上窝、肩、腋、前臂尺侧等部位出现强烈的放射性，甚至呈刀割样、撕裂样、烧灼样或针刺样疼痛			
	兼症	肩前部痛	肩后部痛	上肢内后廉痛	腋下疼痛
	舌脉	舌暗，脉涩			
治法	治法	舒筋通络，活血止痛			
	取经	手少阴心经，手阳明大肠经，手太阳小肠经			

三、治疗

【取穴】

主穴	配穴	
	分型	取穴
颈夹脊穴、肩髃、肩贞、少海、手三里	手阳明大肠经证	二间、三间
	手太阳小肠经证	前谷、后溪

续表

主穴	配穴	
	分型	取穴
颈夹脊穴、肩髎、肩贞、少海、手三里	手少阴心经证	通里、少府
	手三阴经证	极泉（下极泉）、臂中

【方法】

火针治疗：以中粗火针，将针尖和针身烧红透亮，快速点刺肩髃、肩贞、小海、阿是穴、曲池、极泉，进针约0.2～0.3寸，不留针；火针点刺极泉穴时应避开动脉，或在手少阳心经极泉穴下1寸进针；余穴位以细火针快速频频浅刺0.05～0.2寸。

【其他疗法】

（1）穴位注射：取肩髃、肩贞、阿是穴、手三里，用维生素B_1和维生素B_{12}的混合液，每次选2穴，每穴注射1～2ml，隔日治疗1次，10次为1疗程。

（2）耳穴疗法：取颈、肩、臂、神门、交感，每次选一侧耳穴。操作：穴位常规消毒，以毫针对准穴位快速刺入，深度1分左右，约至软骨组织，以不刺透对侧皮肤为度，捻转数秒钟后，留针20～30分钟，每日或隔日治疗1次。或用王不留行籽进行耳穴贴压，手法由轻到重，按至有热胀感和疼痛（以患者能耐受为度），每日按压4次以上，每次2分钟左右。两侧耳穴交替使用。

四、验案示例

火针治疗臂丛神经痛

任某，男，40岁，教师，2010年7月16日初诊。主诉：右侧肩臂痛反复发作2年余，再次发作2天。2天前因颈肩受凉后发作，疼痛从颈肩起向腋前臂尺侧放射，呈刀割样、伴有右侧无名指小指麻木。舌淡红，苔薄白，脉浮紧。诊断为臂丛神经痛。治疗以火针点刺颈夹脊穴、肩髎、肩贞、少海、手三里、通里、少府，一次见效，十余次痊愈。

按　臂丛神经由颈5～胸1神经组成，取颈夹脊、肩髎、肩贞为局部取穴，疏通局部气血，缓解肌肉痉挛。本病是由于风寒外邪侵袭人体，闭阻经络，气血运行不畅，导致手阳明大肠经、手太阳小肠经、手少阴心经经络闭阻，以手少阴心经为主，不通则痛。少海、手三里、通里、少府为循经取穴，配合火针温通作用达到温经通络止痛之作用。

五、按语

（1）臂丛神经痛属于中医的经络病变，为各种原因所致的经络气血瘀阻，取穴以循经取穴为主，配合辨证取穴。

（2）针灸治疗本病有较好疗效，特别是对于臂丛神经炎所致的疼痛，疗效显著。

（3）急性期患者要注意使肢体适当休息，减少病变肢体的活动，避免提重物。

（4）臂丛神经痛可由不同病证引起，临床应明确诊断，针对病因治疗。

第四节 肘 劳

肘劳属“伤筋”范畴，一般起病缓慢，常反复发作，无明显外伤史，主要表现为肘关节疼痛、无力，多见于从事旋转前臂和屈伸肘关节的特殊工种，如网球运动员、木工、钳工、水电工等。

本病常见于西医肱骨外上髁炎、肱骨内上髁炎和尺骨鹰嘴炎、肘管综合征等。

一、病因病机

病因：慢性劳损。

病机：经筋受损。

病位：肘部经筋。

病性：实证。

二、辨证

		手阳明经筋病证	手太阳经筋病证	手少阳经筋病证
症状	主症	肘关节疼痛、无力，进行性加重，活动时疼痛明显，有时可向前臂、腕部和上臂放射，局部肿胀不明显，有明显而固定的压痛点，肘关节活动不受限		

续 表

		手阳明经筋病证	手太阳经筋病证	手少阳经筋病证
症状	兼症	肘关节外上方有明显的压痛点，多见于网球运动员	肘关节内下方有明显的压痛点，多见于高尔夫运动员	肘关节外部（尺骨鹰嘴处）有明显的压痛点，多见于学生或矿工
	舌脉	舌淡暗，脉弦或涩	舌淡暗，脉弦或涩	舌淡暗，脉弦或涩
治法	治法	舒筋通络止痛		
	取经	足阳明胃经		
		手少阳三焦经	手阳明大肠经	手太阴肺经

三、治疗

【取穴】

主穴	配穴	
	分型	取穴
冲阳、阿是穴	手阳明经筋病证	曲池、手三里
	手太阳经筋病证	小海、阳谷
	手少阳经筋病证	天井、外关

【方法】

以中粗火针，将针尖和针身烧红透亮，快速点刺阿是穴及相应配穴，进针约0.2～0.3寸，不留针；冲阳穴以毫针直刺3～5分，平补平泻，较强刺激，使患者得气明显，留针30分钟。

【其他疗法】

（1）针刺运动疗法：取阳陵泉透阴陵泉（左病取右，右病取左，双侧病变取双侧）。操作：患者取端坐位，两腿屈膝成直角，取阳陵泉穴，常规消毒后，用3寸针灸针朝阴陵泉方向针刺，阳陵泉、阴陵泉均得气之后，术者在行针的同时，嘱患者患肢前臂进行各角度主动运动，运动10～15分钟后，患者疼痛减轻后予出针。首次治疗取健侧，每天1次，健患侧交替取穴，3次为1疗程。

（2）小针刀疗法：用针刀松解肱骨外上髁、肱骨内上髁部位肌腱附着点的粘连。穴位注射：取阿是穴，采用当归注射液或丹参注射液4ml，每次取2穴，每穴2ml，每周2次。

（3）隔姜灸法：取压痛点、曲池、肘髎、手三里、外关。方法：

在上述穴位上放置鲜姜片，用艾炷隔姜灸，每穴灸3~5壮，每日或隔日1次，10次为1疗程。

（4）刺络拔罐法：选取局部阿是穴，用皮肤针叩刺出血，加拔火罐。2~3日1次。

四、验案示例

火针治疗肘劳

殷某，女，56岁，农民。右肘关节外侧疼痛伴屈伸不利3年余。患者因长期从事农田劳动加之用力过度渐至出现右肘关节疼痛，开始疼痛部位不固定，痛不甚，休息后即减轻。近3年来疼痛部位固定在肘关节外侧，屈伸受限，握物无力，易于掸落，握掌拧毛巾时疼痛尤甚。诊断为“右肱骨外上髁炎”，治疗先用1寸毫针针刺右侧冲阳穴，用强刺激，并让患者活动右肘关节，约10分钟后自觉屈伸较前灵活，疼痛减轻，然后用中等火针刺局部痛点2针。以此法治疗5次而愈。

按 古人认为火有拔山之力，对于年深日久的深邪远痹、寒病痼疾，非药物所能除，需借助火力以攻拔之。火针以火为载体，巧妙地将火力输达筋肉深处，创口小，痛苦少。本病为慢性劳损所致，局部火针点刺可舒筋活络、激发经气，使气机疏利、气血通畅、经筋得养而达治疗目的。（火针．刘保延．北京：中医古籍出版社，1994，79－80）

五、按语

（1）阿是穴操作：网球肘患者一般在肱骨外上髁近端和远端两侧压痛明显，在这两个阿是穴部位用火针深刺，出针之后，术者一手分次按在两个阿是穴上，另一手握住前臂远端，给患者前臂进行被动前后旋转运动。

（2）火针治疗网球肘有很好的临床疗效。

（3）治疗期间尽量减少肘关节活动，勿提重物，以利于炎症的早期吸收。

（4）针灸治愈本病后，仍需养护，避免再度劳伤，否则极易复发。

第五节　腕管综合征

腕管综合征是指由于腕管内容积减少或压力增高，使正中神经在管内受卡压而引起的以手指麻痛乏力为主的症候群。表现为桡侧3或4个手指麻木疼痛，鱼际肌萎缩，拇指外展、对掌无力等，正中神经分布区感觉迟钝。轻者仅在夜间或持续用手劳动后出现手指感觉异常，但运动障碍不明显，仅少数患者用手指做精细动作时有不灵活的感觉；重者手指刺痛、麻木，且持续而明显，有时疼痛可向前臂乃至上臂、肩部放射，夜间或用手工作时加剧，甚至影响睡眠；晚期，患者还可以出现大鱼际肌的萎缩，拇指对掌功能障碍。本病中年患者居多，女性多于男性，以单侧多见。

一、病因病机

病因：外伤、慢性劳损，外邪侵袭。

病机：血瘀阻络，腕部气血运行不畅所致。。

病位：腕部筋脉。

病性：实证或本虚标实。

二、辨证

		外邪袭络	气滞血瘀
症状	主症	桡侧三个半手指掌侧感觉异常，呈烧灼样、麻木样感觉，手指精细动作不灵活；或疼痛向前臂乃至上臂、肩部放射，夜间加剧，甚至影响睡眠；大鱼际肌萎缩，拇指对掌功能障碍	
	兼症	有明显的感受风寒史，遇风寒痛增，得温痛减，畏风恶寒	有外伤或劳损史，患处疼痛拒按
	舌脉	舌淡红，苔薄白，脉弦紧	舌质暗，脉弦
治法	治法	祛邪通络，散寒舒筋	行气活血，舒筋通络
	取经	手阳明大肠经，手少阳三焦经，手太阴肺经	

三、治疗

【取穴】

主穴	配穴	
	分型	取穴
阿是穴、阳池、阳溪、偏历	外邪袭络证	外关、列缺
	气滞血瘀证	商阳、少商

【方法】

阿是穴常规消毒后，选用中等粗细火针烧至通红后极快的速度刺入穴位，深度根据肌肉厚度而定，深约0.05~0.2寸，迅速出针，注意避开血管与神经；商阳、少商火针针刺深约0.05寸，余穴火针针刺深约0.2~0.3寸。

【其他疗法】

（1）手法治疗：在患肢压痛点及外关、阳溪、鱼际、合谷、劳宫穴等用展筋丹外搽局部后揉摩，然后将患手在轻度拔伸下再施以顿筋法。另外，压者左手握住腕上，右手拇、示二指捏住患者患手拇指末节，向远端迅速拔伸，以发生弹响为佳，依次拔伸2、3、4指，以上手法可每日1次。

（2）中药熏洗：方药组成：伸筋草、透骨草、红花、防风、荆芥、桂枝、川芎各30g，煎水熏洗患部，每天早晚各1次，每次30分钟。

（3）小针刀治疗：定点：在远侧腕横纹尺侧腕屈肌腱的内侧缘，定一进针刀点，沿尺侧腕屈肌的内侧缘向远端移2.5cm再定一点；在远侧腕横纹上的桡侧腕屈肌腱的内侧缘定一点；再沿桡侧腕屈肌腱向远端移动2.5cm再定一点，腕关节下部放一脉枕，使腕关节背伸位。在此四点上分别进针刀，刀口线一律和肌腱平行，针体和腕平面成90°角，深度0.5cm左右，沿两侧屈肌腱内侧缘将腕横韧带分别切开2~3mm。与此同时将针刀沿屈肌腱内侧缘向中间平推数下。术毕，针孔敷料覆盖稳妥后，被动过伸过屈腕关节三五次。

四、验案示例

火针治疗腕管综合征

患者李某，女，31岁，秘书，于2010年12月23日初诊。主诉：右侧示指、中指麻木疼痛 1 年余，加重 2 天。近 1 年来患者右侧示指中指麻木疼痛，麻木夜间加剧，偶有在睡眠中痛醒；2 天前，回家后提物时突然失手。检查：压迫腕横韧带、背伸腕关节时疼痛加重；舌质暗，脉弦。诊断为腕管综合征。治疗以火针点刺阿是穴、阳池、阳溪、偏历、商阳、少商。一次见效，疼痛大减，治疗 3 次痊愈。

按 本病辨证为气滞血瘀证，用火针点刺阿是穴，可散其壅滞之气，祛其陈瘀之血，而达到疏通经络，通则不痛的效果。阳池、阳溪、偏历、商阳、少商为局部循经取穴，疏通局部经气。

五、按语

（1）针灸治疗本病疗效较好，火针及针刀治疗时应注意避开血管与神经，以防医源性损伤。

（2）早期应嘱患者注意局部保暖，防止受凉，避免用冷水，并佩戴护腕保护关节；嘱患者自行擦热患部，每天自行活动手部数次，以促进血液循环。后期嘱患者练习腕伸屈、臂旋转、伸指握拳等，促使肌肉及肌腱的活动，防止废用性萎缩和粘连。

第六节 腰 痛

腰痛又称“腰脊痛”，是指因外感、内伤或闪挫导致腰部气血运行不畅，或失于濡养引起腰脊或脊旁部位疼痛为主要症状的一种病证。

多见于西医学的腰部软组织损伤、肌肉风湿、腰椎病变及部分内脏病变等。

一、病因病机

病因：外邪侵袭，跌仆损伤，劳欲太过。

病机：经络痹阻，气血不畅；肾精亏虚，腰府失养。

病位：腰部，与肾关系密切。

病性：有虚实之分，多虚实夹杂。

二、辨证

<table>
<tr><th colspan="2"></th><th>寒湿腰痛</th><th>瘀血腰痛</th><th>肾阳虚</th><th>肾阴虚</th></tr>
<tr><td rowspan="3">症状</td><td>主症</td><td colspan="2">腰部疼痛</td><td colspan="2">起病缓慢，肾区隐隐作痛，绵绵不已，或酸多痛少，乏力易倦</td></tr>
<tr><td>兼症</td><td>有腰部受寒史，值天气变化或阴雨风冷时加重，腰部冷痛重着、酸麻，或拘挛不可俯仰，或痛连骶、臀、股、腘</td><td>腰部有劳伤或陈伤史，劳累、晨起、久坐加重，腰部两侧肌肉触之有僵硬感，痛处固定不移</td><td>面色晄白、神疲、肢冷、滑精</td><td>虚烦、溲黄</td></tr>
<tr><td>舌脉</td><td>舌淡，苔白腻，脉沉</td><td>舌暗，脉弦或涩</td><td>舌淡胖，脉沉</td><td>舌红，脉细数</td></tr>
<tr><td rowspan="3">治法</td><td>治法</td><td>散寒祛湿，温经通络</td><td>活血化瘀，通络止痛</td><td>补肾壮阳，温煦经脉</td><td>滋补肾阴，濡养筋脉</td></tr>
<tr><td rowspan="2">取经</td><td colspan="4">足太阳膀胱经</td></tr>
<tr><td>督脉</td><td>足太阴脾经</td><td>督脉，任脉</td><td>足少阴肾经，足太阴脾经</td></tr>
</table>

三、治疗

【取穴】

<table>
<tr><th rowspan="2">主穴</th><th colspan="2">配穴</th></tr>
<tr><th>分型</th><th>取穴</th></tr>
<tr><td rowspan="4">肾俞、委中、阿是穴</td><td>寒湿腰痛证</td><td>腰阳关、风府、三焦俞</td></tr>
<tr><td>瘀血腰痛证</td><td>膈俞、血海</td></tr>
<tr><td>肾阳虚证</td><td>关元俞、命门</td></tr>
<tr><td>肾阴虚证</td><td>三阴交、太溪、然谷</td></tr>
</table>

【方法】

取中粗火针，将针尖和针身烧红透亮，阿是穴针刺深度约0.3～0.5寸，然谷、太溪、膈俞穴针刺深度约0.05～0.2寸，余穴位快速点刺深约0.2～0.3寸。疼痛剧烈可隔日治疗1次，慢性疼痛治疗间隔时间可延长至3～5天治疗1次。

【其他疗法】

（1）皮肤针法：选择腰部疼痛部位，用梅花针叩刺出血，加拔火罐，适用于寒湿腰痛和瘀血腰痛。

（2）耳穴疗法：取患侧腰骶椎、肾、神门等穴。操作：穴位常规消毒后，以毫针对准穴位快速刺入，深度1分左右，约至软骨组织，以不刺透对侧皮肤为度，捻转数秒钟后，留针20~30分钟，每日或隔日治疗1次。或用王不留行籽进行耳穴贴压，手法由轻到重，按至有热胀感和疼痛（以患者能耐受为度），并嘱患者活动腰部，每日按压4次以上，每次2分钟左右。

（3）穴位注射：取肾俞、大肠俞、阿是穴，寒湿腰痛、瘀血腰痛用当归注射液或丹参注射液；肾虚腰痛用胎盘注射液。操作：每次取2穴，每穴注射2ml，每周2~3次，以上穴位交替注射。

四、验案示例

火针治疗腰痛

王某，男，52岁，2009年4月6日就诊。腰部重痛酸麻4年，加重1周，不能久坐，弯腰时酸痛尤甚。就诊前1周因遇阴雨天气，症状加重，腰部拘急强直不可俯仰，卧床时转侧艰难。X线片检查：腰椎各椎体未见异常。舌苔白腻，脉沉缓，证属寒湿腰痛，遂用火针疗法以温经散寒化湿，取穴风府、三焦俞、肾俞、阿是穴、腰阳关、委中，针后即感腰部松软、疼痛大减。按此法共治疗5次，临床症状消失，功能活动恢复正常。

按 火针疗法具有温经散寒、祛风除湿、活血化瘀、通经活络的作用。取风府祛风散寒，疏导督脉经气；取肾俞、三焦俞、委中，乃循经取穴，以疏导足太阳经气，太阳主一身之表，为六阳经之藩篱，寒湿入侵，太阳首当其冲。选用阿是穴，火针直达病所，能温散寒凝之邪，有迅速止痛之效；取腰阳关，助阳散寒化湿，是治疗寒湿腰痛之要穴。

五、按语

（1）针灸治疗腰痛的疗效与引起腰痛的原因密切相关，急性扭挫伤、腰肌劳损及肌肉风湿疗效最好；腰椎关节病疗效较好；韧带撕裂疗效较差；盆腔疾患及肾脏疾患、脊柱结核、肿瘤等引起的腰痛则以治疗原发病为主。

（2）急性期应卧床休息，椎间盘突出症者应卧硬板床。腰部要用力得当，注意保暖，防止受凉及坐卧冷湿之地，避免劳欲太过。

（3）平时常用两手掌根部揉擦腰部，早晚一次，可减轻和防止腰痛。

（4）对于腰椎间盘突出引起的腰痛，可配合推拿、牵引等方法。

附：坐骨神经痛

坐骨神经痛是坐骨神经的神经根、神经丛或神经干本身受各种病因的影响，引起坐骨神经通路（腰、臀、大腿后侧、小腿后外侧及足外侧）及其分布区内疼痛的一种临床综合征。可分为原发性和继发性两大类。原发性坐骨神经痛由感染、受寒、中毒等原因直接损伤坐骨神经所致，临床较少见。继发性坐骨神经痛由神经通路的临近组织病变，对坐骨神经产生刺激、压迫、粘连或破坏所引起，常见于腰椎间盘突出症、脊椎肿瘤、结核及椎间关节、骶髂关节、骨盆内病变等病证。继发性坐骨神经痛根据神经受害的部位不同，可分为根性坐骨神经痛和干性坐骨神经痛，临床上以根性坐骨神经痛多见。

中医学称之为“腰腿痛”。

一、病因病机

病因：腰部闪挫，劳损，外伤，风寒湿热之邪入侵。

病机：邪气羁留，经络阻滞。

病位：腰腿部。

病性：实证。

二、辨证

		气滞血瘀	风寒湿证	湿热痹阻
症状	主症	腰、臀、大腿后侧、小腿后外侧及足外侧疼痛		
症状	兼症	有腰部闪挫、劳损、外伤史	有久居湿地，或涉水冒雨，汗出当风，衣着单薄史，疼痛阴雨天加重，得热痛减	痛处伴有热感，热天或雨天疼痛加重
症状	舌脉	舌暗或有瘀斑，脉涩	舌淡，苔白腻，脉沉迟	舌红，苔黄腻，脉濡数或弦数

续 表

		气滞血瘀	风寒湿证	湿热痹阻
治法	治法	行气活血、通经止痛	散寒除湿、温经通络	清热利湿、舒筋止痛
	取经	足太阳膀胱经，足少阳胆经		
		足阳明胃经	督脉	足少阴肾经

三、治疗

【取穴】

主穴	配穴	
	分型	取穴
L_3 ~ S_2 夹脊穴、环跳、委中、阳陵泉	气滞血瘀证	膈俞、足三里
	风寒湿证	腰阳关、昆仑
	湿热痹阻证	委阳、通谷

【方法】

将针尖和针身烧红透亮，腰骶部穴位，深度根据肌肉厚度而定，深约 0.3 ~0.5 寸，点刺不留针；委中可点刺出血；余穴位快速点刺深约 0.2 ~0.3 寸。

【其他疗法】

（1）针刺运动疗法：取健侧伏兔穴。操作：患者取仰卧位，在患者健侧伏兔穴进行常规消毒后，用 7 寸针灸针，对准伏兔穴进行针刺，深度约 3 ~4 寸，以酸麻胀痛感明显，针感向腰骶部放射为度，嘱患者进行患肢主动活动，由屈髋屈膝位→屈髋伸膝位，活动 10 ~15 分钟后，待患肢疼痛缓解后出针。每天 1 次，3 次为 1 疗程。

（2）刺络放血法：取穴：阿是穴、次髎、委中、委阳、悬钟，操作：在腧穴附近找到瘀血络脉，常规消毒后，用消毒三棱针对准穴位，快速刺入络脉约 1mm 深，令血自动流出，待血止后再加拔火罐，吸出瘀血，10 ~15 分钟后起罐，并清洁局部皮肤，消毒针口。急性期可隔日放血 1 次，非急性期可 1 周放血 1 次。

（3）穴位注射法：取腰 4、5 夹脊、环跳、阳陵泉、飞扬等穴，每次取 2 穴，用维生素 B_1 和维生素 B_{12} 注射液的混合液或当归注射液 4ml，每穴注射 2ml，以上穴位交替使用。隔日 1 次，10 次为 1 疗程。

（4）穴位埋线法：取肾俞、大肠俞、环跳、承扶、殷门、风市、阳陵泉、足三里等。操作：每次选4穴，交替使用，1周埋线1次，3次为1疗程。

（5）挑刺法：取肾俞、八髎、环跳、阿是穴、白环俞、承扶、殷门、承山、风市阳陵泉、悬钟、丘墟、足临泣。方法：每次选用2～5穴，用消毒三棱针横穿过穴位下，提起皮肤并摆动数次，拉断肌纤维，反复挑拉，将皮下白色纤维挑尽为度，所选穴位逐一挑完为1次，每周挑1次，3次为1疗程。

（6）耳穴疗法：取坐骨神经、腰椎、骶椎、臀、膝、肾、神门。操作：消毒穴位，以毫针对准穴位快速刺入，深度1分左右，约至软骨组织，以不刺透对侧皮肤为度，捻转数秒钟后，留针20～30分钟，每日或隔日治疗1次。或用王不留行籽进行耳穴贴压，手法由轻到重，按至有热胀感和疼痛（以患者能耐受为度），每日按压4次以上，每次2分钟左右。两耳交替进行，3天换1次。

四、验案示例

火针治疗坐骨神经痛

黄某，女，48岁，2008年8月9日就诊。患者右小腿外侧冷痛伴无力半年，半年前腰部不慎扭伤疼痛，继则连及右下肢痛，以外侧为甚，经中、西药物，骨科手法治疗，疼痛基本消失。遗留小腿外侧麻木、冷痛，行走乏力，不能远行。曾在外院针灸、推拿等治疗一月无明显缓解。查体：右侧直腿抬高试验40°，加强试验（+）。诊断为坐骨神经痛，选膈俞、L_3～S_2夹脊穴、环跳、委中、阳陵泉、足三里，火针点刺，隔日1次。8次后诸症消失。

按 本例患者有腰部扭伤史，病机主要为气血阻滞，气血运行不畅，经脉失养，辨证为气滞血瘀证。火针具有温经通络、行气活血的功效，火针点刺腧穴，其热力能深透肌层，扶阳培元，行气活血，使气血运行通畅，经脉得气血濡养，从而达到治疗目的。

五、按语

（1）针灸对坐骨神经痛有良好的疗效，对各种原因所致的坐骨神经痛都有改善血液循环、解除肌肉痉挛、控制炎症、缓解疼痛、促进功能恢复等作用。对原发性坐骨神经痛比继发性坐骨神经痛效果好。

(2) 急性期应卧床休息，腰椎间盘突出症者应卧硬板床。平时应注意保暖，劳动时注意正确姿势，必要时佩戴护腰，减少腰部前屈，避免过度负重，且需要进行腰背肌肌力训练，如桥式运动、背飞等。

(3) 坐骨神经痛是由多种原因引起的症候群，并非独立疾病，临床应查明原因，以针对原发病治疗。对肿瘤压迫引起者，注意局部不要施行针刺。由于脓肿、结核等所致的坐骨神经痛，要积极治疗原发病。

第七节 跟痛症

跟痛症是指由于外伤、劳损、足跟部某种疾病引起的足跟部周围疼痛疾病的总称，好发于40岁以上的中、老年人。《诸病源候论》述："夫劳伤之人，肾气虚损，而肾主腰脚。"

跟痛症临床上一般可分为三类，包括跟后痛、跟下痛、跟骨病，有跟腱止点撕裂伤、痹证性跟痛症、跟骨骨骺炎、足底腱膜炎、跟腱滑膜囊炎、跟骨下脂肪垫炎、肾虚性跟痛症等不同。

一、病因病机

病因：外伤劳损、外邪侵袭、肾气亏虚。

病机：实证，脉络受损，气血阻滞而致不通则痛；虚证，肾气亏损、骨失滋养而致不荣则痛。

病位：足跟筋脉。

病性：本虚标实。

二、辨证

		实证	虚证
症状	主症	足跟痛，站立或行走时加重	
	兼症	疼痛剧烈，行走触地则加重，部分患者局部有肿胀感	隐隐作痛，缠绵不愈，遇劳则重，局部皮肤色泽无明显改变，常伴腰膝酸软、耳鸣等症状
	舌脉	舌苔白，脉弦紧	舌淡，少苔，脉弦细

续 表

		实证	虚证
治法	治法	祛邪逐瘀，通络止痛	温经补肾，活血通络
	取经	足少阴肾经，足太阳膀胱经，任脉	
		足少阳胆经	

三、治疗

【取穴】

主穴	配穴	
	分型	取穴
阿是穴、大钟、仆参	实证	悬钟、金门
	虚证	太溪、肾俞

【方法】

阿是穴常规消毒后，选用中等粗细火针烧至通红后以极快的速度刺入穴位，深度根据肌肉厚度而定，深约0.3～0.5寸，迅速出针；太溪、大钟穴火针针刺深约0.1～0.2寸。

【其他疗法】

（1）针刺运动疗法：取大陵穴。操作：穴位常规消毒后，用1寸针灸针直刺，得气之后，术者在行针的同时，嘱患者进行顿足运动，运动10～15分钟后，每5分钟行针1次，患者疼痛减轻后予出针。首次治疗取健侧，每天1次，健患侧交替取穴，3次为一疗程。

（2）穴位注射：取阿是穴，采用当归注射液或丹参注射液2ml，每次取2穴，每穴1ml，每周2次。

（3）隔姜灸法：取压痛点、太溪、昆仑。方法：在上述穴位上放置鲜姜片，用艾炷隔姜灸，每穴灸3～5壮，每日或隔日1次，10次为1疗程。

（4）外用药：对于痹证性跟痛症偏于风湿者可选用苏木合剂，以活血通络、祛风止痛；偏于热痹者可选用骨科外洗一方，以活血通络、舒筋止痛。外用药膏可选南星止痛膏外敷，以祛风湿、行气血、消肿痛。

四、验案示例

火针治疗跟痛症

患者，男，53岁，两足跟痛1年余，行走不便，近数月来，局部略有肿胀，痛甚时足跟不敢着地。X线示：两足跟骨骨刺。取穴太溪、昆仑、阿是穴，火针点刺，共治疗2个月，20余次痊愈。

按 “肾主骨”，“足太阳膀胱经主筋所生病”，治疗取足少阴肾经原穴太溪、足太阳膀胱经经穴昆仑，火针点刺以补养肾气、濡养筋骨，配合阿是穴疏通局部气血而达止痛目的。（贺普仁．火针疗法－贺氏针灸三通法．山东：山东科学技术出版社．2000：105－106）

五、按语

（1）火针治疗足跟痛有很好的临床疗效。嘱患者每日按摩足跟部，以促进局部血液流通，增强疗效。

（2）治疗期间，指导患者适当进行床上的功能锻炼，如膝、踝关节的屈伸锻炼，以增强下肢的肌力。继之可鼓励患者步行，逐渐增加运动时间，使之恢复人体的正常功能，减少跟骨骨质疏松。

（3）治疗期间避免长时间站立或行走，并选择合适的鞋子。足跟垫高可减少跖腱膜张力，有一定的治疗作用。

（4）体重过于肥胖，应积极减肥，减轻足跟负重。

第八节 筋 伤

各种暴力或慢性劳损等原因所造成筋的损伤，统称为“筋伤”，临床表现为疼痛、瘀肿和功能障碍。所谓“筋”主要是指人体皮肤、皮下浅筋膜、深筋膜、肌肉、肌腱、腱鞘、韧带、关节囊、滑膜囊、椎间盘、周围神经及血管等软组织。中医学对筋伤的认识很早，早在《灵枢·经筋》篇就有“足太阳之筋，起于足小趾，上结于踝……足太阴之筋，起于足大趾之端内侧，上结于内踝……手太阳之筋，起于小指之上，结于手腕……手太阴之筋，起于大指之上，循指上行，结于鱼后”。指出了十二经筋的起始、走向和止结部位。

本病相当于西医学软组织损伤，所有的软组织损伤均存在局部无菌性炎症的病理改变，其化学性刺激，可引起疼痛。

一、病因病机

病因：外伤，慢性劳损。
病机：经筋受损。
病位：经筋。
病性：实证或本虚标实。

二、辨证

		筋伤初期	筋伤中期	筋伤后期
症状	主症	疼痛、瘀肿、功能障碍		
	兼症	损伤后3天内，局部疼痛剧烈，出现肿胀、瘀斑及不同程度的功能障碍	伤后3～4天后，瘀血渐化，肿胀开始消退，瘀斑转为青紫，皮肤温热，疼痛渐减	筋伤2周后，瘀肿大部分消退，瘀斑转为黄褐色，疼痛渐不明显，功能轻度障碍
	舌脉	舌暗或有瘀斑，脉弦或涩	舌暗，脉弦或涩	舌淡暗，脉涩
治法	治法	活血化瘀，行气止痛	舒筋活血，和营止痛	补益肝肾，强筋壮骨
	取经	损伤经脉		
		足少阳胆经	足太阳膀胱经	足太阳膀胱经

三、治疗

【取穴】

主穴	配穴	
	分型	取穴
阿是穴	筋伤初期	阳陵泉
	筋伤中期	膈俞、束骨
	筋伤后期	肝俞、肾俞

【方法】

阿是穴常规消毒后，选用中等粗细火针烧至通红后极快的速度刺入穴位，深度根据肌肉厚度而定，深约0.3～0.5寸，迅速出针，重者需在患处再找痛点，可连刺2～3针，一般每平方厘米病灶3～5针为宜；配穴膈俞、肝俞、肾俞、阳陵泉以细火针快速频频浅刺3～5次，深约0.2～0.3寸。筋伤急性期24小时内局部不宜火针，可在对侧肢体对应阿是穴处用火针快速频频浅刺3~5次。

【其他疗法】

(1)耳穴疗法：取损伤部位对应点、神门、肝、肾、皮质下。操作：消毒穴位后，以毫针对准穴位快速刺入，深度1分左右，约至软骨组织，以不刺透对侧皮肤为度，捻转数秒钟后，留针20~30分钟，每日或隔日治疗1次。或用王不留行籽进行耳穴贴压，手法由轻到重，按至有热胀感和疼痛（以患者能耐受为度），每日按压4次以上，每次2分钟左右。两耳交替进行，3天换1次。

(2)穴位注射：取膈俞、胆俞、肝俞、肾俞，后期可取阿是穴及邻近腧穴。操作：采用当归注射液或丹参注射液4ml，每次取2穴，每穴2ml，每周2次。

(3)刺血疗法：取阿是穴。操作：在阿是穴用皮肤针叩刺，待轻微出血后加拔火罐5分钟左右，至瘀血出尽。

四、验案示例

火针治疗筋伤

毛某，男，26岁。3个月前因踢足球不慎致右跟腱损伤。经医院运动学系诊断为“右侧跟腱陈旧性全断裂”，食欲、二便均调。查：右跟腱处突起一坚硬性肿物，状如胡桃，足胫肿胀。舌质红，苔白，脉沉数。采用中粗火针点刺，针20次后跛行减轻，结节缩小，改针患侧3次，痊愈。半年后随访，情况良好。

按 本例辨证为筋腱脉络受损。治宜舒筋活络，通调气血。取局部阿是穴火针点刺能行气活血、舒筋活络，使气机疏利、气血通调而治疗疾病。临床及动物实验证明火针可改善病变部位血液循环，促进损伤修复。(刘保延. 火针. 北京：中医古籍出版社. 1994：78-79)

五、按语

(1)火针治疗本病疗效显著，火针通过直接刺激病灶及反射点，能迅速消除或改善局部组织水肿、充血、渗出、粘连、钙化、挛缩、缺血等病理变化，从而加快循环，加速代谢，使受损组织和神经重新修复。

(2)筋伤急性期24小时内局部避免火针治疗。

(3)火针治疗要掌握“度”，治疗时要控制针数，每次治疗后需间隔数日，在适度范围内，才能通过周围健康组织的再生予以修复，重新恢复原有组织结构。

第九节 颞下颌关节功能紊乱综合征

本病是一种常见的颞颌关节疾病，多发于青壮年，以女性多见。主要症状表现为关节弹响，疼痛和下颌运动受限。具有慢性和反复发作的特点，常可拖延数月甚至数年以上。

中医学认为本病是局部经气受阻所致。本病属中医学“颌痛”、“颊痛”和“口噤不开”等病的范畴。诸阳经筋，皆在于头，三阳之筋，并络于颌颊，夹于口。诸阳经为风寒所客，或外伤经筋，或厥气上逆，引起三阳经气不利，三阳经筋挛急，而致张口受限，颞颌关节酸痛牵强，机关不利。

一、病因病机

病因：外伤，风寒，厥气上逆。

病机：经气不利，经筋挛急。

病位：颞颌关节。

病性：实证。

二、辨证

<table>
<tr><th colspan="2"></th><th>气滞血瘀证</th><th>风寒袭络证</th><th>厥气上逆证</th></tr>
<tr><td rowspan="3">症状</td><td>主症</td><td colspan="3">张口或闭口时，下颌关节区疼痛、酸胀、乏力、强直、弹响、张口受限和下颌运动异常。张口运动时，下颌部多偏向患侧，在面部髁状突、咀嚼肌及颞肌附着处有压痛</td></tr>
<tr><td>兼症</td><td>有外伤史</td><td>有受寒史，兼见恶寒畏风</td><td>兼见头晕头痛，耳鸣或听力障碍</td></tr>
<tr><td>舌脉</td><td>舌暗或有瘀斑，脉弦或涩</td><td>舌质淡红，舌苔薄白，脉弦紧</td><td>舌淡红，苔白，脉弦</td></tr>
<tr><td rowspan="3">治法</td><td>治法</td><td>活血化瘀、通络止痛</td><td>祛风散寒</td><td>疏调经气</td></tr>
<tr><td rowspan="2">取经</td><td colspan="3">足阳明胃经，足少阳胆经，手阳明大肠经</td></tr>
<tr><td>足太阳膀胱经</td><td>手少阳三焦经</td><td></td></tr>
</table>

三、治疗

【取穴】

主穴	配穴	
	分型	取穴
阳溪、上关、下关	气滞血瘀	膈俞、商阳
	风寒袭络	外关、偏历
	厥气上逆	厉兑、足窍阴

【方法】

上关、下关、听会常规消毒后，选用中等粗细火针烧至通红后以极快的速度刺入穴位，深约0.3~0.5寸，迅速出针；厉兑、足窍阴火针针刺深约0.05寸，余穴火针针刺深约0.2~0.3寸。

【其他疗法】

(1) 穴位注射：取下关、颧髎、翳风、听宫。操作：采用当归注射液或丹参注射液1ml，每次取2穴，每穴0.3~0.5ml，每周2次。

(2) 耳穴疗法：取上颌、下颌、面颊区、神门、颞颌穴。操作：消毒穴位后，以毫针对准穴位快速刺入，深度1分左右，约至软骨组织，以不刺透对侧皮肤为度，捻转数秒钟后，留针20~30分钟，每日或隔日治疗1次。或用王不留行籽进行耳穴贴压，手法由轻到重，按至有热胀感和疼痛（以患者能耐受为度），并嘱患者做张、闭口动作，活动颞颌关节，每日按压4次以上，每次2分钟左右。两耳交替进行，3天换一次。

四、验案示例

火针治疗颞下颌关节功能紊乱综合征

方某，女，24岁，文员。2009年4月8日就诊。患者下颌关节区疼痛，张口受限8个月，伴关节弹响，有外伤史，舌质暗，脉弦。曾在外院经理疗、局部封闭、针灸等治疗半年疗效欠佳。查体：面部髁状突、颞肌附着处有压痛，张口运动受限。先取阳溪穴，毫针针刺，行针导气，同时配合颞颌关节张口、闭口活动，再用火针疗法，取穴上关、下关、听会，针后局部痛减，关节活动受限减轻，按此法治疗每周 1 次，共治疗 4 次，患者临床症状消失，颞颌关节功能恢复正常，张口闭口活动自如。

按 该患者外伤局部经筋，引起三阳经经气不利，三阳经筋挛急，而致关节疼痛，张口受限。火针疗法具有温经通络，祛瘀止痛的作用。循经取阳溪疏导阳明经气；局部取上关、下关、听会，以疏导少阳、阳明经气；并且火针直达病所，能祛瘀行气，有迅速止痛之效。

五、按语

（1）针灸治疗效果较好，是本病首选治疗方法之一。

（2）颞下颌关节功能紊乱是关节区神经、肌肉功能性紊乱，针刺可以调整神经肌肉兴奋和抑制的平衡，使机体恢复正常状态。

（3）若韧带松弛，发生关节半脱位或脱臼，应当限制下颌骨的过度运动，脱位者应首先手法复位。

（4）为巩固疗效，除针灸治疗外，必须及时消除致病因素，避免咬嚼硬物和过度张口，避免受寒，还需改正创伤性咬合，纠正单侧咀嚼的习惯，注意及时修复缺牙，安装义齿，以保持正常的咬合关系。

第十节 退行性骨关节病

退行性骨关节病又称骨关节炎，是以关节软骨的变性、破坏及骨质增生为特征的慢性关节病，主要表现为受累关节的疼痛、肿胀、晨僵、关节积液及骨性肥大，可伴有活动时的骨摩擦音、功能障碍或畸形，临床上以关节肿痛、骨质增生及活动受限最为常见。是发生于中老年人的常见病与多发病之一，75 岁以上人群中 80% 患有骨关节炎。

本病属于中医学“痹证”范畴。年龄、肥胖、炎症、创伤及遗传因素等可能与本病的发生有关。

一、病因病机

病因：年老肾虚，外邪侵袭，劳损过度，骨节外伤。

病机：经络、筋骨、关节痹阻不通或失养。

病位：在骨节，与肝、肾关系密切。

病性：以肾精亏虚为本，以感受外邪、痰瘀为标。

二、辨证

<table>
<tr><th colspan="2"></th><th>血瘀阻痹</th><th>风寒湿痹</th><th>肾阴不足</th><th>肾阳不足</th></tr>
<tr><td rowspan="3">症状</td><td>主症</td><td colspan="4">关节肿痛，活动受限</td></tr>
<tr><td>兼症</td><td>疼痛呈刺痛、掣痛，疼痛较剧，痛有定处，不可屈伸，反复发作，骨关节僵硬变形，关节及周围呈黯瘀色</td><td>肢体、关节酸痛，关节屈伸不利，局部皮色不红，触之不热，得热痛减，遇寒痛剧，活动时疼痛加重</td><td>骨关节活动不利，晨起或久坐起立时加重，局部肿胀不明显，腰膝酸痛无力，眩晕耳鸣，口渴咽干，心烦少寐</td><td>疼痛日久不愈，时轻时重，或关节变形，筋肉萎缩，伴腰膝冷痛，形寒畏冷，手足不温，夜尿频数</td></tr>
<tr><td>舌脉</td><td>舌质暗紫或有瘀斑，脉细涩</td><td>舌质淡红，苔白薄或白滑，脉弦或紧或涩</td><td>舌红而瘦，少苔，脉细数</td><td>舌淡胖，脉沉缓无力</td></tr>
<tr><td rowspan="3">治法</td><td>治法</td><td>活血祛瘀</td><td>温经散寒</td><td>滋阴补肾</td><td>补肾壮阳</td></tr>
<tr><td rowspan="2">取经</td><td colspan="4">足少阳胆经，足太阳膀胱经</td></tr>
<tr><td>足太阴脾经</td><td>督脉，足太阴脾经</td><td>足太阴脾经，足少阴肾经</td><td>督脉</td></tr>
</table>

三、治疗

【取穴】

<table>
<tr><th rowspan="2">主穴</th><th colspan="2">配穴</th></tr>
<tr><th>分型</th><th>取穴</th></tr>
<tr><td rowspan="4">阿是穴、阳陵泉、肾俞</td><td>血瘀阻痹证</td><td>肝俞、膈俞、血海</td></tr>
<tr><td>风寒湿痹证</td><td>风府、阴陵泉、跗阳</td></tr>
<tr><td>肾阴不足证</td><td>关元、太溪、三阴交</td></tr>
<tr><td>肾阳不足证</td><td>绝骨、命门、腰阳关</td></tr>
</table>

【方法】

阿是穴常规消毒后，选用中等粗细火针烧至通红后以极快的速度刺入穴位，深度根据肌肉厚度而定，深约 0.3 ~0.5 寸，迅速出针；余穴火针针刺深约 0.2 ~0.3 寸。

【其他疗法】

(1) 穴位注射法：取阿是穴或患处局部穴位，采用当归注射液或丹参注射液4ml，每次取2穴，每穴2ml，每周2次。

(2) 局部封闭疗法：对患处关节疼痛、压痛较局限者，可选用曲安西龙30mg加2%利多卡因2～4ml、生理盐水3ml做痛点封闭，每周1或2次。

(3) 手术疗法是针对减轻疼痛：改善关节功能，矫正畸形和对线不良，减小垂直负荷和剪力，消除腐蚀关节面的关节内病因，以及疾病明显地进行性发展又是手术适应证时，可考虑人工关节置换建立新的关节。关节固定术只是减轻疼痛和起到关节功能稳定的一种方法，必须在其他更保守的手术不可能和已经失败时才使用

四、验案示例

火针治疗退行性骨关节病

患者刘某，女，61岁，退休工人，于2010年11月20日初诊。主诉：双膝关节反复疼痛10余年。患者近10年来，双膝关节反复疼痛，劳累、久行、遇阴雨则加重，休息后可缓解。患者体型较胖，查体双膝关节肿大变形，无红热，拍片示“双膝关节退行性变”。左膝在阴陵泉处、右膝在外膝眼处有明显疼痛。舌质暗紫或有瘀斑，脉细涩。诊断为膝关节退行性骨关节病。治疗用粗火针在阿是穴深刺出血，然后予火针点刺膈俞、肝俞、肾俞、血海、阳陵泉，1次见效，7次痛除，行走无碍。

按 退行性膝关节病多见于肥胖女性，关节边缘韧带附着处和软骨下骨质反应性增生形成骨赘，使膝关节内动脉与静脉通络阻滞，静脉回流不畅，周围气血运行不畅，不通则痛，而形成膝关节内高压，并由此引起关节疼痛、僵直畸形和功能障碍。在阿是穴处施以火针，可温通经络，调理气血，改善血液循环，使经络通畅，瘀阻减轻，疼痛好转。本病辨证血瘀阻痹证，取膈俞、肝俞、血海以达活血祛瘀，通络除痹之效。“肾主骨”，“足少阳胆经主骨所生病”，阳陵泉为胆经下合穴，故取肾俞、阳陵泉用于退行性骨关节病的治疗。

五、按语

（1）火针最早的适应证即为痹症，《灵枢·官针》中指出：“焠刺者，刺燔针则取痹也。”特别对于已经骨关节肿大畸形、活动不利，一般毫针治疗较难取效，而火针可缓解其关节肌肉肿胀僵硬，改善其活动功能，疗效较好。

（2）嘱患者避免剧烈的体育运动；控制体重或减肥，有助于本病的治疗。

（3）及时和妥善治疗关节外伤、感染、代谢异常、骨质疏松等原发病。关节受凉常诱发本病的发生，应注意关节保暖。

第十一节　腱鞘囊肿

腱鞘囊肿是发生于关节附近，生长于关节囊、韧带或腱鞘内的囊性肿物，囊壁为致密坚韧的纤维结缔组织，囊内为透明胶状黏液，含有透明质酸和蛋白质，且不与关节腔或腱鞘的滑膜腔相通。好发于青壮年，多见于女性。

属于中医学“筋结”、“筋瘤”、“痰核”范畴。

一、病因病机

病因：外伤，慢性劳损。

病机：筋脉不和，气血运行不畅，阻滞筋脉络道而成。

病位：筋。

病性：实证。

二、辨证

		外邪袭络证	气滞血瘀证
症状	主症	好发于关节肌腱附近，常见于腕背、足背部位；圆形小块，高出皮肤，活动度好，质地较硬；无明显自觉症状，稍有压痛。此外，囊肿引起的症状与囊肿的位置有关	
	兼症	有明显的感受风寒史，遇风寒痛增，得温痛减，畏风恶寒	有外伤或劳损史，患处疼痛拒按
	舌脉	舌淡红，苔薄白，脉弦紧	舌质暗，脉弦

续 表

		外邪袭络证	气滞血瘀证
治法	治法	祛邪通络，舒筋散结	舒筋活血，行气散结
	取经	囊肿所在的经脉	
		足少阳胆经，足太阴脾经	足太阳膀胱经

三、治疗

【取穴】

主穴	配穴	
	分型	取穴
阿是穴	外邪袭络证	风池、阴陵泉
	气滞血瘀证	膈俞、胆俞

【方法】

手腕摆放合适的位置，使囊肿更为高突和固定，常规皮肤消毒后，以粗火针先于囊肿中心速刺一针，刺破囊壁，有落空感即拔出火针，再将针体烧红，在囊肿的四周各刺一针。刺后用消毒棉球挤压、擦净排出的囊液。并放置无菌纱布垫压，弹力绷带加压固定3天。其余配穴以细火针快速频频浅刺3~5次，以不透皮为度。每周治疗1次，4次为1疗程。

【其他疗法】

（1）局部围刺法：取阿是穴，发于手腕部配外关，发于足背部配解溪。操作：局部常规消毒，在囊正中和四周各刺入1针，针尖均刺向囊正中，以刺破囊壁为度，留针20~30分钟，可艾灸。

（2）三棱针法：选取阿是穴，囊肿部位常规消毒，医者一手掐持囊肿，另一手持三棱针对准囊肿高点迅速刺入，刺破囊壁，出针后用力挤压囊肿，排出胶性黏液，局部常规消毒后加压包扎2~3天。

四、验案示例

火针治疗腱鞘囊肿

黄某，女，48岁。2010年5月8日就诊。患者因右腕背处圆形突起半年就诊，无疼痛，皮色正常，表面光滑，边缘清楚，活动度好，质稍硬，压之有波动感，压痛（+）。舌质暗，脉弦。诊断为腱鞘囊肿。治疗以中粗火针点刺局部阿是穴，挤出囊液，再以细火针浅刺膈俞、胆俞穴，治疗1次即愈。

按 操作时以左手拇、示指掐持囊肿，将内容物推至一边，避开血管，使囊肿突起。排尽囊液后，放置无菌纱布垫压，弹力绷带加压固定3天，预防复发。

五、按语

（1）现代研究认为，火针刺破囊壁，滑液流出，局部张力降低，故症状改善；加压可使囊壁粘连、囊腔闭锁而愈合痊愈。本法简便易行，具有痛苦小、疗效好、免除手术之苦等优点。

（2）使用鼠标时间过长，可导致手关节滑膜腔的损伤，应每隔一小时休息5~10分钟，休息时勤做室内运动，做柔软操或局部按摩，针对肩颈、上肢、手腕进行拉筋及肌力训练，以增加柔软度及肌力，能减少本病发生。

（3）本病需要与脂肪瘤、腱鞘巨细胞瘤相鉴别。

附：腘窝囊肿

腘窝囊肿又称膝关节囊后疝，也称贝克囊肿，是腘窝内滑液囊肿的统称。腘窝囊肿多发生于半膜肌腱滑囊和腓肠内侧头与半膜肌之间的滑囊，约占腘窝囊肿的50%以上，常与关节腔相通。此外，股二头肌、半腱肌、韧带及关节囊等的较薄弱的部位，也可发生。临床上多见于中年以上发病率最高，男性多于女性，导致机械性伸膝和屈膝受限，疼痛较轻，紧张膨胀感明显。患者主诉往往以腘窝区逐渐发生肿胀为特点，伴膝后疼痛。偶尔囊肿可以压迫阻碍静脉回流，引起小腿水肿。

一、病因病机

病因：外伤，劳损。

病机：患部筋脉损伤，气血运行不畅，湿聚成痰而致。

病位：腘窝。

病性：实证或本虚标实。

二、辨证

<table>
<tr><th colspan="2"></th><th>风寒湿证</th><th>气滞血瘀</th><th>肝肾不足</th></tr>
<tr><td rowspan="3">症状</td><td>主症</td><td colspan="3">腘窝部不适或肿胀感，有时有下肢乏力感，囊肿较大时可影响膝关节活动。部分患者无明显自觉症状</td></tr>
<tr><td>兼症</td><td>有明显的感受风寒史，遇风寒痛增，得温痛减，畏风恶寒</td><td>有外伤或劳损史，患处疼痛拒按</td><td>隐隐作痛，遇劳则重，常伴腰膝酸软、耳鸣等症状</td></tr>
<tr><td>舌脉</td><td>舌淡红，苔薄白，脉弦紧</td><td>舌质暗，脉弦</td><td>舌质红，少津，脉弦</td></tr>
<tr><td rowspan="3">治法</td><td>治法</td><td>祛风散寒除湿</td><td>行气活血、祛痰逐瘀</td><td>补益肝肾</td></tr>
<tr><td rowspan="2">取经</td><td colspan="3">足太阳膀胱经</td></tr>
<tr><td>足太阴脾经，足少阳胆经</td><td>足太阴脾经，足阳明胃经</td><td>足少阴肾经，足厥阴肝经</td></tr>
</table>

三、治疗

【取穴】

<table>
<tr><th rowspan="2">主穴</th><th colspan="2">配穴</th></tr>
<tr><th>分型</th><th>取穴</th></tr>
<tr><td rowspan="3">阿是穴</td><td>风寒湿证</td><td>风池、阴陵泉</td></tr>
<tr><td>气滞血瘀证</td><td>足三里、血海</td></tr>
<tr><td>肝肾不足证</td><td>曲泉、阴谷</td></tr>
</table>

【方法】

常规皮肤消毒，固定囊肿，以粗火针先于囊肿中心速刺1针，刺破囊壁，有落空感即拔出火针，再将针体烧红，在囊肿的四周各刺1~2针。刺后在囊肿部位拔火罐，5分钟后起罐，用消毒棉球挤压、擦净拔出的囊液。并放置无菌纱布垫压于腘窝，弹力绷带加压固定1周。其余配穴以细火针快速频频浅刺3~5次，以不透皮为度。每周治疗1次，4次为1疗程。

【其他疗法】

穿刺抽液治疗常规皮肤消毒后，固定囊肿，大号注射器穿刺抽取囊液后向囊内注入1%利多卡因、得宝松7mg混合液4~8ml，每周1次。

四、按语

（1）由关节内病变引起的腘窝囊肿，应先处理关节内病变。通常关节内病变治愈后，囊肿可自行消失。

（2）本病需与腘窝脂肪瘤相鉴别，后者质地较软，无囊性感，一般不随膝关节体位改变而变化，肿物穿刺一般抽不出黏液样内容物。

第三章 >>>
外科疾病

第一节 瘰疬

瘰疬是指以颈部结核数枚，累累如串珠的一种慢性化脓性疾病。瘰疬之名首见于《灵枢·寒热》。又名“疬子颈”、“老鼠疮”。文献记载名称甚多，有以经络部位命名的，如生于项前的属阳明经，名痰疬，生于颈项双侧的属少阳经，名气疬；有以病因命名的，如风毒、热毒等；有以形态命名的，如累累如串珠的名瘰疬，三五堆叠的名重瘰疬等。患者常有痨病史，愈后可因体质虚弱或过劳复发。

本病相当于西医学的颈部淋巴结结核，多发生于儿童及青少年。

一、病因病机

病因：忧思郁怒，素体肺肾阴虚。

病机：气滞痰凝，阻于经脉；痰火凝结于颈项。

病位：常好发于颈部一侧或两侧，亦可见于缺盆、颌下、腋部。

病性：本虚标实。

二、辨证

		气滞痰凝	阴虚火旺	气血两虚
症状	主症	颈部结核，累累如串珠		
	兼症	结核1个至数个不等，皮色不变，按之坚实，推之能动，不热不痛，多无全身症状	结核较大，皮核粘连，或相近结核融合成块，推之不动。或皮色渐转暗红、按之微热或有波动感。或伴轻微发热，食欲不振，全身乏力等	多破溃流脓，脓汁清稀，夹有败絮样物，疮面苍白，四周皮肤紫暗，可形成窦道，或伴潮热、咳嗽、盗汗、神疲乏力，形体消瘦、面色无华等
	舌脉	苔黄腻，脉弦滑	舌红，少苔，脉细数	舌淡嫩，苔薄，脉细

续 表

		气滞痰凝	阴虚火旺	气血两虚
治法	治法	疏肝理气，化痰散结	滋阴降火，消疬散结	益气养血，托里散结
	取经	手阳明大肠经		
		足阳明胃经、足少阳胆经	足太阴脾经、足少阴肾经、督脉	足阳明胃经、足太阳膀胱经、任脉

三、治疗

【取穴】

主穴	配穴	
	分型	取穴
阿是穴、手五里、臂臑、肘尖	气滞痰凝证	曲池、肩井、丰隆
	阴虚火旺证	三阴交、然谷、大椎
	气血两虚证	足三里、膈俞、气海

【方法】

阿是穴即瘰疬中心点。嘱助手以手固定瘰疬，术者选中粗火针，置于酒精灯上烧至白亮后，快针法点刺，深度为瘰疬的2/3左右，注意避开周围血管。余穴选用中粗火针，快针刺法，膈俞、肩井针刺深约0.05～0.1寸，余穴针刺深约0.2～0.3寸。足三里、膈俞、气海出针后按压针孔，勿使气泄。

【其他疗法】

外敷疗法：瘰疬初起，可用冲和膏、阳和解凝膏局部外贴肿块处消瘰散结。脓成已熟者，可十字切开排脓，切口宜大，务使充分引流。已溃者，先以七三丹，次用八二丹药线引流，或药棉嵌入疮口，使腐肉去尽，肉芽生长，然后改用生肌膏收口。如创面肉芽高突，或用千金散平胬后改用生肌膏收口。

四、验案示例

火针治疗瘰疬

李某，女，36岁，2004年9月因淋巴结核复发就诊。患者曾于2000年4月因左上肺结核，采用多种方案治疗半年多。停药半年后又发现左缺盆出现一枚拇指大小的淋巴结，不痛，皮色不红，无潮热、盗汗、咳嗽等症，转而求治于林师。林师诊为瘰疬。施以火针治疗：将烧红的针尖迅速浅刺入肿核，疾入疾出。每次针 3 ~ 5 针不等，1 周施术 1 次，并辅以瘰疬膏内服，同时注意休息，加强营养，忌食辛辣发物。2 个月后肿核有缩小之势，继以火针治疗 2 个月肿块缩小至原来的一半，再针 2 个月后，肿核完全消失。随访至今未复发。

按 本例患病 4 年之久，时溃时敛，窜连缺盆，正合瘰疬此愈彼溃、缠绵难愈的病变特点。曾以抗结核及手术治疗，仍窜发不已，此乃凝聚之痰坚实不得化解所致。就诊时全身症状轻微，无虚损见证，此与患者正当青壮年，气血未亏有关。早期窜发瘰疬，采用火针，每多获效。林师强调，运用火针治疗，应注意选择适应范围，而且要早期就诊，以免贻误最佳治疗时机。（湖北中医药杂志 2008 年 30 卷第 7 期）

五、按语

（1）火针具有温通经脉，化痰散结之功，治疗本病常有较好疗效，肘尖为经外奇穴，常用于治疗瘰疬、痈疽、疔疮等。肩井为胆经穴位，适于治疗瘰疬等结聚一类疾病。

（2）因本病多继发于其他部位的痨病，故宜坚持规范的抗痨治疗。

（3）本病治疗过程和治疗后，宜进行适当的运动，如慢跑、打太极拳等，以增强自身的免疫力，防止复发。

（4）对火针治疗多次无明显疗效者，宜排除非淋巴结核性疾病，如肿瘤转移等恶性病变，应进行相关检查。

第二节 瘿 气

瘿气是以颈前结喉两侧肿大为主要表现的一类疾病，俗称“大脖子”病。其特点是发生于甲状腺部，或为漫肿、或为结块，或有灼热疼痛，多数皮色不变。本病分为气瘿、肉瘿、血瘿、筋瘿和石瘿五类，本节主要针对气瘿论述。气瘿是以颈前漫肿，边缘不清，皮色如常，按之柔软，可随喜怒而消长为主要表现的甲状腺肿大性疾病。《诸病源候论》：“气瘿之状，颈下皮宽，内结突起，膇膇然亦渐大，气结所致也。”本病多流行于山区高原地带，但平原地区亦有发现。《诸病源候论》谓：“瘿者，由忧恚气结所生，亦曰饮沙水，沙随气入于脉，搏于颈下而成之。”本病好发于青年，女多于男，尤以怀孕期及哺乳期妇女多见。

西医的单纯性甲状腺肿、甲状腺囊肿、甲状腺炎等甲状腺疾病不伴有甲状腺功能异常者，可按本病治疗。

一、病因病机

病因：情志内伤，妊娠及产后，水质缺碘。

病机：肝脏气机失调，痰气凝结于颈部肝胆冲任之脉。

病位：颈部。

病性：本虚标实证。

二、辨证

		肝郁气滞	肝郁肾虚
症状	主症	颈部粗大、漫肿或结块，皮宽而不紧，皮色不变，病程缠绵	
	兼症	瘿肿过大时或有沉重感，或伴有呼吸困难，咽下不适，声音嘶哑	神情呆滞，倦怠畏寒，肢冷，性欲下降等
	舌脉	舌淡红，苔薄白，脉弦	舌淡，脉沉细
治法	治法	疏肝理气，解郁消肿	疏肝补肾，调摄冲任
	取经	足厥阴肝经，手阳明大肠经，足阳明胃经，手太阳小肠经，任脉	
			足少阴肾经

三、治疗

【取穴】

主穴	配穴	
	分型	取穴
天窗、扶突、天突、合谷、太冲、肘尖	肝郁气滞证	期门、膻中
	肝郁肾虚证	三阴交、太溪、肾俞

【方法】

天窗、扶突、天突穴选择细火针烧至白亮后，快针点刺，深度以0.01～0.1寸为宜，以免损伤深部血管神经。肘尖穴选择细火针或中粗火针烧至白亮，快针点刺，深度约0.1～0.3寸。余穴以中粗火针快针点0.3～0.5寸。

【其他疗法】

（1）直接灸：取肺俞、云门、天府、天突、中封、肩髃、浮白等穴，采用无瘢痕灸。施灸时先在所灸腧穴上涂以少量万花油，以防烫伤及艾炷便于黏附在皮肤表面，然后将大炷艾炷置于腧穴上，当灸炷点燃剩2/5或1/4而患者有感微微灼痛时，易炷，每灸5～7炷每次，每次3～5穴，每天1次。

（2）耳穴疗法：取穴神门、脑、心、脾、缘中等穴。操作：消毒穴位后，以毫针对准穴位快速刺入，深度1分左右，约至软骨组织，以不刺透对侧皮肤为度，捻转数秒钟后，留针20～30分钟，每日或隔日治疗1次。或用王不留行籽进行耳穴贴压，手法由轻到重，按至有热胀感和疼痛（以患者能耐受为度），每日按压4次以上，每次2分钟左右。两耳交替进行，3天换1次。

（3）挑刺疗法：在两侧锁骨上窝寻找阳性反应点，反应点一般针头大小，平皮肤或高出皮肤，呈褐黑色或灰白色，表面有光泽，压之不褪色。阳性反应点周围皮肤稍皱，边缘清楚，天突穴或天突穴附近，或甲状腺表面最高点。令患者端坐位，两手平放，头稍后仰，背靠椅背，以充分暴露阳性反应点，常规消毒后，以挑刺针头挑破皮肤，把皮下周围的白色纤维挑断，每点挑开皮肤越小越好，皮下或扩大0.5～1cm，深度以0.3～0.5cm为宜。挑刺结束后再以碘伏消毒，不必包扎，嘱患者保持皮肤干燥（洁）。每7～10天挑治1次，每次选择2～3个阳性反应点。挑刺强度以患者觉得局部酸、胀或牵拉样感为宜。

四、验案示例

火针治疗瘿气

王某，女，35岁，干部。2008年6月8日初诊。颈部左侧肿块已半年余。半年前左颈部不明原因出现一肿块，在当地医院诊断为甲状腺腺瘤，建议手术摘除，患者拒绝，要求针灸治疗。查患者颈部左侧可及一大小约3.5cm×4cm肿块，无压痛，质地较硬，表面光滑，边缘清楚，并可随吞咽上下移动。舌红苔薄，脉弦数。患者平素性情急躁。中医诊断为瘿气（肝郁气滞证），治疗宜疏肝理气化痰。予火针治疗，取天窗、扶突、天突、合谷、太冲、肘尖、期门、膻中等穴，天窗、扶突、天突穴选择细火针烧至白亮后，快针点刺，深度约0.05寸。肘尖穴选择细火针烧至白亮，快针点刺，深度约0.1寸。余穴以中粗火针快针点刺0.3寸。第1次治疗后，左侧肿块明显缩小，隔天治疗1次，经1月治疗后复查甲状腺彩超示肿块已消失。

按 本病病因多与精神因素有关，病机为脏腑气机失调，痰气凝结于颈部肝胆冲任之脉所致。太冲为肝经原穴，可疏解肝气之郁滞，与合谷相配，为“四关穴”，具有疏通经络，调理气血，散结之功；天窗、扶突、天突为局部取穴，有疏通局部气血的作用，与循经取穴相配，相得益彰。肘尖为经验用穴，是治疗瘰疬、瘿气的特效穴。

五、按语

（1）火针治疗对于无甲状腺功能异常或甲状腺功能减退的单纯性甲状腺肿常有较好疗效。

（2）对地方性甲状腺肿患者，宜进行使用加碘盐的宣教工作，并嘱其多食海带、紫菜等含碘丰富的食品，以防复发。

（3）广义的瘿气是指颈前部的肿大，狭义的是指颈部肿大，现代瘿气主要是指甲状腺的肿大。因引起甲状腺肿大的原因多种多样，而本节只针对无甲状腺功能异常或甲状腺功能减退的类型，故临床治疗前，宜做相关检查，以排除甲状腺功能亢进、甲状腺肿瘤等，对于有肿瘤家族病史的患者，更应提高警惕，可行甲状腺彩超、放射性核素检查等。对气道压迫症状明显者，宜及时采取手术治疗为宜。

第三节　乳　　痈

乳痈是由热毒之邪侵入乳房引起的以乳房局部结块、红肿热痛，伴有恶寒发热等全身症状的急性化脓性疾病。临床多发生在产后哺乳期妇女，以初产妇多见。在哺乳期发生的，名外吹乳痈，在妊娠期发生的，名内吹乳痈，在非哺乳期和非妊娠期发生的，名不乳儿乳痈。临床以外吹乳痈最为常见。

本病相当于西医学的急性化脓性乳腺炎。

一、病因病机

病因：情志内伤，饮食不节，乳汁郁积，外邪入侵。

病机：湿热或毒邪蕴结于胃络，乳络闭阻不通。

病位：乳房。

病性：初起或脓成期多为实证，溃后多为虚实夹杂或虚证。

二、辨证

		气滞热壅	热毒炽盛	正虚邪恋
症状	主症	乳房局部红肿疼痛，发热、恶寒		
	兼症	乳汁郁积成块，皮色可不变，肿胀疼痛明显，或伴有周身酸楚，口渴，便秘	乳房肿胀加剧，皮肤焮红热痛，肿块变软，有应指感。或脓肿溃破，脓出不畅，红肿热痛不消，身热不退，或有“传囊”现象	脓肿已溃，乳房肿胀减轻，疮口脓水不断，脓汁清稀，或成乳漏，或全身乏力，面色少华，或低热不退，纳差神疲
	舌脉	舌苔薄，脉数	舌红，苔黄腻，脉洪数	舌淡，苔白，脉弱无力
治法	治法	疏肝清胃，通乳消肿	清热解毒，托里透脓	益气养血，和营托毒
	取经	足阳明胃经，足少阳胆经，足太阳膀胱经		
		手太阳小肠经，任脉，手厥阴心包经，手阳明大肠经	足厥阴肝经，督脉，手少阳三焦经	任脉

三、治疗

【取穴】

主穴	配穴	
	分型	取穴
阿是穴、乳根、肩井、心俞	气滞热壅证	曲池、膻中、少泽、内关
	热毒炽盛证	液门、大椎、行间、梁丘
	正虚邪恋证	足三里、气冲、气海、中脘

【方法】

阿是穴刺法：脓未成或成而未熟，乳房胀感明显者，宜先疏通乳络，排出郁积的乳汁，先轻揪乳头数次，然后从乳房向四周轻柔地向乳头方向按摩，将郁积的乳汁推出。然后先把压痛最明显点及其上下左右各1寸处定位，将火针烧至白亮后，快针刺法，垂直皮肤点刺0.3～0.5寸。脓已熟透者，选择脓成皮肤最薄弱点或者低位，以粗火针，快针法穿刺，或者平头火针烙刺，如脓肿范围大，可用火铍针顺乳络方向切开排脓，务使脓尽，然后加压包扎。脓肿已溃者，以粗火针或平头火针烙刺腐肉，或以火铍针割治腐肉，然后加压包扎。

余穴刺法：膻中、少泽以细火针快针点刺放血，深约0.05寸，行间、内关、曲池以中粗火针快针刺法，火针烧至白亮后，点刺0.1～0.2寸；余穴以中粗火针快针点刺0.2～0.3寸。

【其他疗法】

（1）毫针刺法：取膺窗、乳根、肩井、曲泽、上巨虚、太冲等穴，强刺激法，每天针1次。

（2）刺络放血法：在患者背部第7颈椎至12胸椎以上的部位找红疹，局部常规消毒后，在红疹以三棱针点刺，并以手挤压使之出血，或以火罐拔罐放血，所有红疹处均须针刺放血，只针1次。

（3）耳穴疗法：取乳腺、屏间、下屏尖、胸等穴。操作：消毒穴位后，以毫针对准穴位快速刺入，深度1分左右，约至软骨组织，以不刺透对侧皮肤为度，捻转数秒钟后，留针20～30分钟，每日或隔日治疗1次。或以王不留行籽贴压，3天1次，嘱患者每天按压4～5次，以耳部胀热为度。

四、验案示例

火针治疗乳痈案

患者，女，29岁，产后1个月。1987年11月9日初诊，诉右乳肿痛10天。患者产后右乳头破裂，婴儿吸吮时疼痛不已，因畏痛只哺左乳，致右乳乳汁淤积、胀痛近3天，右乳房持续呈鸡啄米样跳痛，壮热不退，体温39℃左右，口苦咽干，厌食，抗生素治疗无好转，舌红苔黄腻，脉数。见右乳房明显大于左乳房，光亮色红，右乳外下象限肿块明显，约12cm×12cm，中间已软有波动感。体温：39.5℃，血白细胞18.2×10^9/L，中性粒细胞0.82。辨证为乳汁淤积，乳络阻塞，郁久化热酿脓。治以外治火针排脓。在右乳外下象限肿块中软波动明显处，用2%利多卡因做局部浸润麻醉，用注射器抽出脓液后，一手固定脓腔，另一手持烧红的火针，直刺脓腔，拔出火针后，流出黄色的脓液约300ml，地榆油纱条、无菌纱布敷盖创面，胶布固定。第2天复诊，患者诉右乳疼痛大减，当晚热退身凉，嘱患者换药1次/天。14天后创面愈合，右乳头破裂愈合，恢复哺乳。

按 化脓性乳腺炎属于中医学“乳痈”的范畴，患者多是哺乳期1个月左右的初产妇，由于乳汁淤积，邪毒乘虚而入致病。本病的特点是：来势猛，成脓快。因此，排脓是当务之急。采用火针排脓的方法治疗本病，易操作，引流好，愈合快，愈后瘢痕小，不影响乳房外观，患者易于接受。（天津中医药2004年第21卷第5期）

五、按语

（1）火针治疗乳痈，早期脓未成者可消肿散结，通络止痛。脓成者可托毒排脓，减压止痛，但又不损伤乳络，故常可取得较好的疗效。

（2）乳痈重在预防，应及时纠正乳头内陷等畸形。哺乳时注意乳头的清洁卫生，切忌让乳儿含乳入睡。断乳时宜逐步减少授乳的次数和时间，切忌突然断乳，未吮空的乳汁，要及时用吸引器排出乳汁，防止乳汁郁积成痈等。

第四节 乳 癖

乳癖是乳腺组织既非炎症也非肿瘤的良性增生性疾病。临床以单侧或双侧乳房疼痛并出现肿块为特点。疼痛、肿块与月经周期及情志变化密切相关，肿块大小不等，形态不一，边界不清，质地不硬，活动良好。本病好发于25～45岁的青、中年女性，是临床最常见的乳房疾病，其发病率占乳房疾病的75%左右。

本病相当于西医学的乳腺增生病。

一、病因病机

病因：情志不遂，思虑伤脾，冲任失调。

病机：乳络经脉阻塞不通。

病位：乳络。

病性：实证。

二、辨证

		肝郁痰凝证	冲任失调证
症状	主症	多见于青、中年女性，乳房肿块，质韧不坚，胀痛或刺痛，随喜怒变化消长	多见于中年女性，乳房肿块经前加重，经后缓解；乳房疼痛较轻或无疼痛
	兼症	胸闷胁胀，善郁易怒，失眠多梦，心烦口苦	腰膝酸软，神疲乏力，月经失调，量少色淡，甚或闭经
	舌脉	苔薄黄，脉弦滑	舌淡，苔白，脉沉细
治法	治法	疏肝理气，解郁消肿	疏肝补肾，调摄冲任
	取经	足阳明胃经，手少阳三焦经，任脉	
		足厥阴肝经，手厥阴心包经	手太阴肺经，足太阴脾经

三、治疗

【取穴】

主穴	配穴	
	分型	取穴
阿是穴、乳根、膻中、屋翳、支沟	肝郁痰凝证	太冲、内关、丰隆
	冲任失调证	列缺、公孙、关元、气海

【方法】

阿是穴刺法：定位在肿块中点及其上、下、左、右各边缘，嘱助手固定肿块，勿使之移动，以中粗火针于酒精灯上烧至白亮，快法点刺，深至肿块2/3为度。

余穴刺法：取细火针，在酒精灯上烧至白亮，丰隆穴以快针法点刺0.3寸，余穴快针法点刺0.2~0.3寸。

【其他疗法】

(1) 毫针治疗：针刺治疗以开郁散结，行气调血，通络止痛为法，以足阳明胃经、足厥阴肝经、任脉穴位为主。可取阿是穴、乳根、膺窗、膻中、期门、内关、丰隆、三阴交等，针刺泻法或平补平泻法，若无明显热象者，可局部穴位温针散结止痛。

（2）按摩疗法：按揉行间至太冲；或自乳头向下推至期门穴 36 次，并于期门穴上轻揉 72 次，每天 1 次。

（3）耳穴疗法：取穴：内分泌、乳腺、神门、胸。操作：消毒穴位后，以毫针对准穴位快速刺入，深度 1 分左右，约至软骨组织，以不刺透对侧皮肤为度，捻转数秒钟后，留针 20～30 分钟，每日或隔日治疗 1 次。或以王不留行籽贴压，3 天 1 次，嘱患者每天按压 4～5 次，以耳部胀热为度。

四、验案示例

火针治疗乳癖

王某，女，43 岁，教师，已婚，于 2003 年 6 月就诊。主诉：左乳胀痛 1 年余，加重 2 周。1 年前因家事情绪不稳定，渐发现左侧乳房胀痛，经前及经期加重。1 年来每遇情绪不稳定、经前期，左乳增大胀痛，左侧乳房外侧可触及硬结疼痛，经量略少，色紫有块，伴口苦，烦躁，易怒，失眠多梦，尿黄，便干。于两周前因与学生生气上症加重，且出现左侧乳房外上方胀痛甚，曾就诊市医院，行彩超检查确诊为左侧乳腺增生，予以“乳癖消”“百消丹”口服，效差，今来我院就诊。望诊：面色㿠白，苔薄黄；切脉：左脉弦滑；查：左侧乳房略大于、高于右侧，无溃疡及色素沉着，无皮肤发红，无橘皮样改变，乳头无倒置及内翻，腋窝及锁骨上窝无红肿，无包块，左侧乳房外上象限可触及散在条束状硬结节，触痛阳性，左乳头触痛阳性。行 X 线钼钯摄片示：左侧乳腺囊性小叶增生。诊断：乳癖。以细火针点刺足临泣、关元，以粗火针速刺、点刺左乳外上象限条束状 3～5 针，条束中心留针 5 分钟。每日 1 次，连续针刺 10 天后行 X 线钼钯摄片检查提示：未见异常。患者临床治愈，1 年后随访未见复发。（中国针灸 2006 年月第 26 卷第 7 期）

五、按语

（1）乳癖属结聚为病，采用火针治疗，正合“散结当用温”之妙，故可以取得较好的临床疗效。

（2）情志不调在乳癖的发生、发展过程中起着相当大的作用，故调畅情志在乳癖的治疗很重要。

（3）在治疗过程中和治疗后，宜控制脂类食物的摄入，积极及时治疗其他妇科、内分泌疾病。

(4) 本病有一定的癌变风险，应做好临床宣教工作，教导女性进行乳房的自我检查，并定期检查，尤其是有乳腺癌家族史的患者，更应引起重视。

第五节　乳　核

乳核又称“乳痞”、“乳中结核”，以乳中结核，形如丸卵，边界清晰，表面光滑，活动良好，不痛，与月经周期无关为主要表现的肿瘤性疾病，常见于20~25岁青年女性。

本病相当于西医学的乳腺纤维腺瘤。

一、病因病机

病因：恼怒，忧思，冲任失调。

病机：气机阻滞，痰瘀互结。

病位：乳络。

病性：实证。

二、辨证

		肝气郁结证	血瘀痰凝证
症状	主症	肿块较小，发展缓，不红不热不疼，推之可移	肿块较大，坚硬木实，重坠不适
	兼症	胸闷叹息，急躁易怒	胸闷胁痛，烦闷急躁，或月经不调、痛经等
	舌脉	舌质正常，苔薄白，脉弦	舌暗红，苔薄腻，脉弦滑或弦细
治法	治法	疏肝解郁，化痰散结	疏肝活血，化痰散结
	取经	足阳明胃经，任脉	
		足厥阴肝经，手少阳三焦经	足太阴脾经，足太阳膀胱经

三、治疗

【取穴】

主穴	配穴	
	分型	取穴
阿是穴、膻中、膺窗、丰隆、肘尖	肝气郁结证	太冲、期门
	血瘀痰凝证	中脘、三阴交、膈俞

【方法】

阿是穴刺法：定位在肿块中点及其上、下、左、右各旁开1寸，嘱助手固定肿块，勿使之移动，以中粗火针于酒精灯上烧至白亮，快针法点刺，深至肿块2/3为度。肘尖穴选择细火针或中粗火针烧亮，快针法点刺，深度以0.1～0.3寸为宜。膻中、膺窗、太冲、期门、中脘、膈俞、三阴交，取细火针，在酒精灯上烧至白亮，快针法点刺0.1～0.2寸，丰隆以快针法点刺0.2～0.3寸。

【其他疗法】

（1）耳穴疗法：取穴：内分泌、乳腺、神门、胸。操作：操作：消毒穴位后，以毫针对准穴位快速刺入，深度1分左右，约至软骨组织，以不刺透对侧皮肤为度，捻转数秒钟后，留针20～30分钟，每日或隔日治疗1次。或用王不留行籽进行耳穴贴压，手法由轻到重，按至有热胀感和疼痛（以患者能耐受为度），每日按压4次以上，每次2分钟左右。两耳交替进行，3天换1次。

（2）外敷疗法：阳和解凝膏掺黑退消外贴，7天换药1次。

（3）手术治疗：对绝经后或妊娠前发现肿块者，或服药治疗期间肿块仍继续增大者，宜选择手术治疗，手术切出物应送病理检查，有条件者，应及时做冰冻切片检查。

四、验案示例

火针治疗乳核

王某，女，35岁，以“发现左乳房肿块3天”就诊，体查：左乳外上象限可及一约0.8cm×0.7cm×0.7cm大之肿块，无压痛，光滑，与周围皮肤无黏连，舌红，苔黄，脉滑数。乳房彩超：左侧乳腺纤维腺瘤。辨证为：肝气郁结。取穴：阿是穴、膻中、膺窗、丰隆、肘尖、太冲、期门。治疗：嘱助手固定肿块，勿使之移动，以中粗火针于酒精灯上烧至白亮，快针法点刺阿是穴，深至肿块2/3为度。膻中、膺窗、太冲、期门、肘尖，取细火针，在酒精灯上烧至白亮，快针法点刺0.1～0.2寸，丰隆以快针法点刺0.2～0.3寸。治疗1次后肿块减小，每日1次，1周后肿块消失，已痊愈。

按 患者素性情较抑郁，气机郁滞，痰瘀互结而形成肿块，火针可以通络化瘀止痛、消散结聚之凝痰，肿块消退。

五、按语

（1）火针治疗乳核具有较好的临床疗效，能使肿块缩小或消失。

（2）乳核起病，不离痰与瘀，火针治疗，借助火针的温通之力，一则可以通络化瘀止痛，二则可以消散结聚之凝痰。其总的病机是情志内伤，冲任失调，故在乳核的治疗过程和治愈后，均应注意调摄情志，促进疾病的康复和防止复发。

（3）对于有乳岩家族病史者，宜手术切除并送病理检查，以排除恶性病变。

第六节　痔

痔是肛门内外出现的小肉状突出物，亦称痔核，因痔核常有肿痛、痛痒、流水、出血等症状，所以通常称为痔疮。痔首见于《素问·生气通天论》：“因而饱食，筋脉横解，肠澼为痔。”男女老幼皆可为患，故有“十人九痔”之说，其中以青壮年占大多数。《外台秘要》又将痔分为内痔和外痔，内痔以便血、脱出、瘙痒、疼痛为主症，外痔则以坠胀、疼痛、有异物感为主。

本病相当于西医学的痔疮。

一、病因病机

病因：脏腑本虚，饮食不节，久坐久蹲，负重远行，长期便秘，或泻痢日久。

病机：风燥湿热下迫，气虚下陷。

病位：大肠。

病性：本虚标实证。

二、辨证

<table>
<tr><th colspan="2"></th><th>湿热下注证</th><th>脾虚气陷证</th></tr>
<tr><td rowspan="3">症状</td><td>主症</td><td colspan="2">肛门部出现小肉状突出物，无症状或有异物感，也可伴有肛门处疼痛和大便时出血</td></tr>
<tr><td>兼症</td><td>肛部疼痛、肿胀等</td><td>伴脱肛、神疲乏力、纳差等</td></tr>
<tr><td>舌脉</td><td>舌红，苔黄腻，脉滑或濡数</td><td>舌淡，苔薄白，脉细无力</td></tr>
<tr><td rowspan="3">治法</td><td>治法</td><td>清热利湿，化瘀止血</td><td>补中益气，活血化瘀</td></tr>
<tr><td rowspan="2">取经</td><td colspan="2">足太阳膀胱经，督脉</td></tr>
<tr><td>足太阴脾经</td><td>任脉，足阳明胃经</td></tr>
</table>

三、治疗

【取穴】

<table>
<tr><th rowspan="2">主穴</th><th colspan="2">配穴</th></tr>
<tr><th>分型</th><th>取穴</th></tr>
<tr><td rowspan="2">阿是穴、长强、会阳、承山、二白</td><td>湿热下注证</td><td>阴陵泉、商丘</td></tr>
<tr><td>脾虚气陷证</td><td>百会、足三里</td></tr>
</table>

【方法】

阿是穴即痔核，充分暴露痔核，严格消毒后，选择粗火针在酒精灯上烧至白亮，快针法在母痔3点、7点、11点三个方向各刺一针，意在阻断痔内血源。然后根据痔核的大小，在其中心及四周各刺数针，快针不留，深度以有抵触感为宜，即刺到黏膜基底层为宜，若有出血，勿须急于止血，待其恶血散尽，即可自止。长强、百会穴以细火针快针点刺0.05～0.1寸，神阙用隔盐或隔姜灸5～7壮，余穴以中火针快针点刺0.2～0.3寸。

电火针治疗：取痔下穴（痔核下肛缘0.5寸取穴）。患者取俯卧屈膝胸位，常规消毒，医者左手示指插入肛内，右手持针直刺约1.5～2寸，针尖至痔核黏膜下层。外接电子微电流治疗仪，强度为6～10mA，时间6～10分钟。

【其他疗法】

（1）龈交剪络法：局部消毒龈交穴，用消毒的小弯剪迅速剪去反应点（大多数痔疾患者在龈交穴处或上唇系带下部有粒状或片状突起的反应点，大小不等），若无反应点则将上唇系带下部剪去少许（针尖大小）。

注意：剪刺龈交穴时要注意局部止血，剪后嘱患者半小时内不宜饮食较热的食物，以免导致局部出血。当天每于饮食后注意用冷开水漱口。

（2）熏洗法：熏洗法具有活血止痛，收敛消肿的作用，可用于各种内痔及内痔嵌顿。常用五倍子汤、苦参汤等。将药物煮沸，乘热熏之，待水温适宜时，可坐盆浸之，或以手巾蘸药液作湿热敷。

（3）塞药法：将药物制成栓剂，塞入肛内，具有消肿、止痛、止血等作用。如痔疮栓。

（4）挑刺法：于胸7至腰骶椎之间脊柱中线旁开1.0~1.5寸的范围内，寻找痔点（其状为红色丘疹，一个或数个不等）。用粗针将痔点挑破，并挤出血珠和黏液，每周1次。

四、验案示例

火针治疗外痔

患者，女，35岁，1997年2月7日初诊。主诉：肛门肿块胀痛1周，加重3天。曾用中药熏洗，症状无改善。既往有血小板减少性紫癜病史。检查：肛门膀胱截石位3点处有3cm×3cm紫色肿块，光亮饱满，触痛明显。诊断：血栓性外痔。证属排便努挣，经脉破裂，离经之血淤积皮下而成。治以开门取栓。外治常规消毒，用2%利多卡因2ml局部浸润麻醉，一手固定血栓外痔，另一手持烧红的火针刺入，旋转一圈后，用纹式钳伸入腔内扩口，剥离出紫色瘀血块，地榆油纱条填塞空腔、无菌纱布敷盖创面，胶布固定。术后第2天二诊：局部胀痛明显好转，创面用地榆油纱条换药，每天1次。治疗5天后创面愈合。

按 本例患者血栓外痔较大，瘀血块不易吸收，炎症水肿已局限，应行血栓外痔剥离术。但患者有血小板减少性紫癜，切开手术易出血。使用火针烙法取血栓，火针旋转一圈，使周围烫焦，创面被火针烙成Ⅰ度烧伤焦痂覆盖，确保不出血，焦痂脱落前，创面不会缩小，可保持引流通畅，既取出了血栓，缓解了疼痛，又解决了

血液病患者手术易出血的难题。(新中医 2010 年 42 卷 6 期)

五、按语

(1) 火针治疗痔疮，多适用于外痔或混合痔中的外痔部分，火针点刺局部，可借其火力排脓、散结、拔毒、祛瘀、止痛，故临床治疗中可取得较好的效果。

(2) 痔疮是临床的常见病和多发病，俗语云“十人九痔”，其形成主要与体质、不良的生活习惯等相关，因此，养成良好的排便习惯、多吃蔬菜水平、少食肥甘煿炙辛辣之品可大大地减少痔疮的发生和发展。

(3) 坚持做锻炼，有助于减轻症状或避免愈后复发，。

(4) 对于病情重或出血严重者，宜选择手术治疗为宜。

第七节 脱 疽

脱疽是以指（趾）间怕冷、苍白、麻木、跛行，继而出现夜间痛，疼痛可剧烈难忍，甚则四肢末端坏死，指趾节自行脱落为表现的病证，又称为脱骨疽。《灵枢·痈疽》中即有关于本病的记载：“发于足趾，名脱痈，其状赤黑，死不治；不赤黑，不死。治之不衰，急斩之，不则死矣。”脱疽多发生于长期吸烟，长时间低温环境工作者，另外与遗传、外伤等因素有关。

本病相当于西医学的血栓闭塞性脉管炎。

一、病因病机

病因：素体脾肾阳虚，长期吸烟，饮食不节，长期低温作业，外伤等。

病机：气血凝滞，经脉闭塞。

病位：四肢脉络。

病性：本虚标实。

二、辨证

		寒湿阻络证	血脉瘀阻证	湿热毒盛证	气阴两虚证
症状	主症	指（趾）喜暖畏寒，麻木，酸胀疼痛，久行则疼痛加剧，稍歇痛减，皮肤苍白，四肢发凉，趺阳脉减弱	趾（指）酸胀疼痛加重，夜难入寐，步履维艰，患趾（指）皮色暗红或紫暗，下垂尤甚，皮肤发凉，肌肉萎缩，趺阳脉消失	患肢剧痛，日轻夜重，局部肿胀，皮肤紫暗	坏死组织脱落后疮面经久不愈，肉芽暗红或淡而不鲜
	兼症	面色无华，形寒，皮肤干燥	爪甲变厚，可见粟粒样瘀点	或溃破腐烂，肉色不鲜，或毫毛脱落，肌肉萎缩，趾（指）呈干性坏疽，身热口干，便秘溲赤	倦怠乏力，口渴不欲饮，面色无华，形体消瘦，五心烦热
	舌脉	舌淡、苔白腻，脉沉细	舌暗红或有瘀斑，苔薄白，脉弦涩	舌红，苔黄或腻，脉弦数	舌淡尖红，少苔，脉细无力
治法	治法	温阳化湿，活血通脉	活血化瘀，通络止痛	清热解毒，活血通脉	益气养阴，活血通脉
	取经	手太阴肺经，足阳明胃经，足太阴脾经			
		任脉，督脉	足太阳膀胱经，足阳明胃经	足少阳胆经，手阳明大肠经	任脉，足少阴肾经

三、治疗

【取穴】

主穴	配穴	
	分型	取穴
阿是穴、太渊、气冲、足三里	寒湿阻络证	命门、关元、阴陵泉、冲阳
	血脉瘀阻证	足三里、血海、膈俞、委中
	湿热毒盛证	商丘、内庭、阳陵泉、尺泽
	气阴两虚证	气海、解溪、太溪、三阴交

【方法】

阿是穴，以中粗火针散刺法，不宜过深；太渊、间使、内庭、商丘以细火针于酒精灯上烧至白亮，快针法点刺，不留针，深约

0.1～0.2 寸；委中可刺络放血；余穴以中火针快针快点刺，不宜过深，以 0.2～0.3 寸为宜。

【其他疗法】

(1) 外敷疗法：湿性坏疽，可予生肌止痛膏外敷祛腐生新。干性坏疽，可予马黄酊湿敷活血止痛。

(2) 蚕食法：本法适用于湿性坏疽腐肉不松脱者，可予祛腐生肌膏外敷使腐肉渐松，手术剪除已松脱的腐肉，待腐肉祛尽后，再予生肌止痛膏收口。

四、验案示例

火针治疗脱疽

张某，女，42 岁，2008 年 9 月 11 日初诊。左足麻木疼痛，间歇性跛行 8 个月。经下肢动静脉彩超检查，诊断：血栓闭塞性脉管炎。查患肢日轻夜重，局部肿胀，皮肤紫暗。足背动脉搏动消失，趾头溃烂，脓汁腥臭，疼痛难忍，夜不成眠，舌红，苔黄腻，脉弦数。辨证属湿热毒盛。取穴为：阿是穴、太渊、气冲、足三里，商丘、内庭、阳陵泉、尺泽。治疗以中粗火针于酒精灯上烧至白亮，快针法点刺阿是穴，不留针，深约 0.1～0.2 寸；余穴以中火针快针快点刺，不宜过深，以 0.2～0.3 寸为宜。针刺后患肢疼痛明显减轻，流出较多渗液，色暗红秽臭，10 次一疗程，2 个疗程后患肢无疼痛，无跛行，溃疡面愈合，皮色转为正常，基本痊愈。

五、按语

(1) 脱疽早期主要以局部疼痛为表现，此时若运用火针治疗，一则可借助火针的温通之力，散寒通络而止痛，二则可激发局部经气，肢体局部可得到荣养，减轻疼痛。

(2) 对糖尿病足患者，宜控制好血糖再行火针治疗，一般要求空腹和餐后血糖均控制在 10.0mmol/L 以下方可行火针治疗，防止加重局部缺血坏死的可能。

(3) 在脱疽的治疗过程和病情控制后，宜禁止吸烟，少食辛辣炙煿之品，避免外伤。静息痛明显者，忌温水浸泡，以免加重局部缺血。

第八节 筋 瘤

筋瘤是以筋脉色紫，盘曲突起如蚓状、形成团块为主要表现的浅表静脉病变。《外科正宗》云：“筋瘤者，坚而色紫，垒垒青筋，盘曲甚者结若蚯蚓。”本病好发于下肢，多见于长期从事站立负重工作，劳倦伤气，或者多次怀孕的女性。

本病相当于西医学的下肢静脉曲张。

一、病因病机

病因：负重久行，多次妊娠，骤受风寒，外伤筋脉。

病机：筋脉失养，屈曲交错成瘤；气滞血瘀，血壅于下；寒凝筋脉，筋挛成瘤。

病位：浅表筋脉。

病性：虚实夹杂证或实证。

二、辨证

		劳倦内伤证	寒湿凝筋证	外伤瘀滞证
症状	主症	久行、久站或劳累时瘤体增大，下坠不适感加重	瘤色紫暗，喜暖，下肢轻度肿胀	青筋盘曲，状如蚯蚓，表面色青紫，患肢肿胀疼痛
	兼症	气短乏力，脘腹坠胀，腰酸	伴形寒肢冷，口淡不渴，小便清长	多有外伤史
	舌脉	舌淡，苔薄白，脉细缓无力	舌淡暗，苔白腻，脉弦细	舌有瘀点，脉细涩
治法	治法	补中益气，活血舒筋	暖肝散寒，益气通脉	活血化瘀，和营消肿
	取经	手太阴肺经，足太阳膀胱经，足阳明胃经		
		任脉	足太阴脾经	足太阴脾经

三、治疗

【取穴】

主穴	配穴	
	分型	取穴
阿是穴、太渊、人迎	劳倦内伤证	足三里、承山、关元
	寒湿凝筋证	阴陵泉、丰隆、承山
	外伤瘀滞证	血海、三阴交、膈俞

【方法】

阿是穴刺法：嘱助手固定瘤体，勿使之移动，定位后，选择中粗火针在酒精灯上烧至白亮，先在瘤体旁侧快针刺入，然后快针点刺瘤体中点，使恶血出尽为宜，必要时可加火罐；太渊、人迎以细火针于酒精灯上烧至白亮，快针法点刺，不留针，深约0.1～0.2寸；余穴以中粗火针快针点刺0.2～0.3寸，不留针。足三里、关元出针后以消毒干棉球按压针孔，勿使气泄。

【其他疗法】

(1) 外治法：患肢用弹力绑带加压包扎，或穿弹力袜，长期使用或可使瘤体缩小或停止发展。若用弹力绑带包扎，要注意松紧适宜，防止肢体缺血坏死。

(2) 手术治疗：对有症状的筋瘤，无手术禁忌证者，可采取手行大隐静脉高位结扎和曲张静脉剥脱术或曲张静脉激光电凝术等治疗。

四、验案示例

火针治疗筋瘤

刘某，女，40岁。左下肢静脉曲张近8年。症见静脉迂曲隆起，高于皮肤，伴左下肢胀痛，乏力。舌质暗淡，苔白，脉沉。辨证为气滞血瘀。用火针点刺病灶，用毫针刺血海，留针20分钟，共治疗3次，曲张静脉变平，颜色明显变浅。

按 贺教授认为本病是因长久站立，下肢气血不能畅达于上，血行缓慢，脉络滞塞不通所致。患者下肢脉络迂曲、隆起，伴下肢胀痛、乏力，久站或劳累后症状加重。治以调气活血通络。取阿是穴，用火针点刺曲张静脉，重者用止血带截扎病灶上方，再用火针点刺病灶，使恶血出尽，松开止血带后，再用毫针刺血海穴。（中国针灸2003年23卷9期）

五、按语

（1）火针治疗筋瘤具有活血通络止痛等即时效果，故临床疗效较好。

（2）从西医角度来讲，火针点刺曲张的静脉放血，起到减压、止痛的作用，疗效快，症状缓解明显，对曲张不严重者，可以避免手术。

（3）因下肢脉曲张者局部血运不好，容易发生感染，故临床操作应严格消毒，防止感染的发生。

（4）患者治疗过程中和治愈后，宜避免行走、负重负立等，卧床时宜把患肢抬高，促进血液回流。如有条件，可以弹力绑带适当加压包扎。患者可穿着弹力袜，减轻下肢浅表静脉的负荷。

第九节 臁疮

臁疮是指发生在小腿臁骨部位的慢性皮肤溃疡，俗称老烂脚，主要发生在双下肢内、外侧的下1/3处，其特点是疮口经久难愈，或虽然收口，每易因损伤而复发。臁疮病名首见于宋代《疮疡经验全书》。明代《外科启玄》又指出臁疮生于小腿内侧，属足厥阴肝经，不易愈合；而生于外侧，属足阳明胃经，可治。《疡科选粹》又提出臁疮经年不愈，除外贴膏药外，内服汤剂使经络调和，皮肤自合。

本病相当于西医学的下肢慢性溃疡。

一、病因病机

病因：过劳，湿，热，瘀。

病机：瘀热阻络，湿热蕴结于下。

病位：下肢筋脉。

病性：实证或虚实夹杂证。

二、辨证

		湿热下注证	气虚血瘀证
症状	主症	小腿青筋怒张、局部发痒，红肿，疼痛，继则破溃，滋水淋漓	病程日久、疮面苍白，肉芽色淡，周围皮色瘀黯、板硬
	兼症	口干、口苦、便秘，溲赤	肢体沉重，倦怠乏力
	舌脉	舌黄腻，脉滑数	舌淡紫或有瘀斑，苔白，脉细涩无力
治法	治法	清利湿热	益气活血，祛瘀生肌
	取经	根据病变部位取相应经脉	
		足太阴脾经，足阳明胃经	任脉，足阳明胃经，足太阳膀胱经

三、治疗

【取穴】

主穴	配穴	
	分型	取穴
阿是穴、灵台	湿热下注证	阴陵泉、气冲、内庭
	气虚血瘀证	气海、足三里、血海、膈俞

【方法】

阿是穴选择中粗或细火针，散刺法，浅刺0.1~0.3寸为宜，皮色紫暗，络脉明显者，可刺络放血少许。气冲、内庭用中粗火针点刺，深0.2~0.3寸，放血少许。余穴选择中粗火针，快针刺法点刺，深0.2~0.3寸。气海、足三里出针后宜按压针孔，勿使气泄。

【其他疗法】

（1）湿敷疗法：马齿苋60g，黄柏20g，大青叶30g，适用于臁疮初起，局部红肿，溃破、渗液较多者。

（2）膏药外敷：臁疮初起，局部红肿，渗液少者，可用金黄膏薄敷，日1次。臁疮后期，皮肤乌黑，疮口内陷，腐肉不脱，可以八二丹麻油调后，摊于疮面，外用纱布固定，每周换药2~3次。腐肉已脱，见肉芽生长者，可予生肌玉红膏外敷，隔日一换，促进疮口愈合。

四、验案示例

火针治疗臁疮

陈某，男，56 岁，2000 年 10 月 25 日初诊。患左下肢溃疡 1 年余，多方治疗无效。诊见左下肢膝下肿胀，皮色紫暗，小腿内侧上 1/3 处静脉怒张，下 1/3 处有面积约 4cm × 4cm 的溃疡面，疮面暗红，渗液清稀秽臭，以细三棱针烧红后，迅速点刺溃疡面中点及上下左右各一针，深约 2 ~ 3 分。针后流出大量黑色瘀血，局部随之略凹陷，血止后以消毒纱布覆盖，1 周后复诊，见局部已开始结痂，再次行火针点刺上下左右各一针，出血约 60ml，血色较前鲜红，共治疗 5 次而逾。

按 臁疮俗称“老烂腿”，缠绵难愈。多因经脉阻滞，肌肤失养及风热湿度所致，火针具有温通经脉、益气活血之功，可促进组织再生，加速疮口愈合。（中国民间疗法 2001 年第 9 卷第 10 期）

五、按语

（1）火针具有促进溃疡愈合的作用，用于治疗臁疮具有较好的临床疗效。

（2）如感染严重者，宜采取综合治疗，加强抗感染，改善下肢静脉血管功能；疮口面积大者，可予手术清创、植皮术等。

（3）臁疮多由筋瘤日久，筋脉横解，皮肤外伤破损，导致湿热邪毒侵入而成，因此早期诊断和治疗筋瘤是可以很好地防止臁疮的发生。在臁疮的治疗过程中及愈合后，宜注意患肢的保护和康复，患者宜抬高，避免长久站立和过度负重，疮口愈合后，宜常以弹性护套保护，防止复发。筋瘤严重者，可考虑手术治疗。

第十节 褥　疮

褥疮是指长期卧床不起者，由于躯体的重压与摩擦而成的皮肤溃疡。亦称席疮、压疮。本病多见于半身不遂，下肢瘫痪，久病重病卧床不起，长时间昏迷的患者，尤其是伴有消渴病者。其特点是好发于受压与摩擦部位，如骶尾部、髋部、足跟部、脊背部。《诸病源候论·中风源流》中对褥疮的病因病机、治疗及预后有较详细的论述，云：“中风热维何？风因热生，热胜则风动，甚有风毒上攻，头面肿痒，痰涎闭塞，心胸烦热，大小便秘，下注腰，肿痛生疮者不治，亦能致瘫痪（宜透冰丹、天麻丸、防风通圣散）。”

一、病因病机

病因：体虚，局部长期受压及摩擦。

病机：局部肌肤失养而坏死肉腐，形成疮疡。

病位：受压与摩擦部位，如骶尾部、髋部、足跟部、脊背部。

病性：虚证或本虚标实证。

二、辨证

		气滞血瘀	湿热毒蕴	气血两虚
症状	主症	局部皮肤出现褐色红斑，继而红肿	褥疮溃烂，腐肉及脓水较多。或有恶臭，重者可深及筋骨，四周漫肿	疮面腐肉难脱，或腐肉虽脱，新肌色淡，愈合缓慢
	兼症	可有皮肤溃疡	发热或低热，口干口苦，精神萎靡，纳差	面色无华，神疲乏力，纳差食少
	舌脉	苔薄，舌边尖有瘀紫，脉弦	舌红，少苔，脉细数	舌淡，苔少，脉沉细无力
治法	治法	理气活血	益气养阴，理湿托毒	气血双补，托毒生肌
	取经	足阳明胃经，督脉，任脉		
		足太阳膀胱经，足太阴脾经，手阳明大肠经，足厥阴肝经	足少阳胆经，足太阴脾经	足太阴脾经，足太阳膀胱经

三、治疗

【取穴】

主穴	配穴	
	分型	取穴
百会、气海、阿是穴、足三里、丰隆	气滞血瘀证	合谷、太冲、血海、膈俞
	湿热毒蕴证	大椎、悬钟、阴陵泉
	气血两虚证	气海、血海、脾俞

【方法】

阿是穴选择细火针或者中粗火针，行散刺法。对褥疮较深、开口小、形如烧瓶口者，不便直接使用火针针刺，因为深层组织不能暴露在外，不能确认疮内是否有神经、动脉，为安全起见需配合手术切开，暴露疮底后再行火针刺；合谷、太冲、悬钟选择细火针，快针刺法点刺，不留针，深约0.1～0.2寸；余穴以中粗火针快针点刺0.2～0.3寸。

【其他疗法】

（1）外治疗法：初起皮肤未溃者，可外撒滑石粉后局部按摩，加红外线灯照射改善局部循环；溃烂者可予生肌止痛膏祛腐生新，促进组织生长，必要时加棉垫加压包扎，或用创口局部清洁消毒后，予云南白药外敷，每天换药1次。

（2）手术治疗：局部溃疡严重者，可予手术清创，自体植皮，促进疮口愈合。

四、验案示例

火针治疗褥疮

患者，男，51岁。因车祸外伤致胸部、骨盆、髋骨、锁骨、肋骨、股骨等多处骨折，腹腔、下肢血肿，长期卧床；又因超常身高体重（身高1.9m，体重100kg），不能活动，导致尾骶部褥疮1月，疮面大小为3cm×5cm，深2.5cm，色淡红，中心平塌，水肿，渗出液多，每天浸透敷料，疮面周围可见紫褐色的光亮愈合瘢痕圈。自觉腰骶部麻木，不知痛痒，涂敷褥疮膏治疗1月效不佳，于2006年5月29日请中医会诊协助治疗。给予火针散刺其疮上1次约20针，1周后水肿消退，腐肉脱落结痂，创面愈合。（中国针灸2008年第28卷第2期）

五、按语

（1）褥疮是因为脏腑功能失调，局部经络受损，气血不通，不通则肿、则瘀、则结、则坚、则腐烂坏死，火针治疗靶向性强，刺激量大，有即时疗效。火针集中围刺，利用火针的热力激发经气，促进局部炎症的消除和组织的再生。另外，火针阳刚主动，治疗本病有寓“以动制静”之意。

（2）对于疮内的腐肉，应清除干净，以利于新鲜肉芽组织的生长；对于创面新鲜的肉芽组织，应注意保护。

（3）本病重在预防，对长期卧床的患者，应注意受压部位皮肤的护理，如发现受压皮肤肤色变暗，应及早处理。褥疮多继发于其他全身性疾病，故应积极治疗全身性疾病，并给予充足的营养。

第十一节 鸡 眼

鸡眼以患处皮厚增生，其根深嵌入肉里，顶起硬结，形似鸡眼，行走或挤压时痛甚为主要表现的皮肤病。

一、病因病机

病因：痰，瘀。

病机：痰瘀阻络。

病位：皮肤。

病性：实证。

二、辨证

		痰瘀阻络证	
		痰湿重者	血瘀重者
症状	主症	局限性的皮肤角质增生，高出皮肤，疼痛明显，走路时尤甚	
	兼症	反复发作，或者多发性。病变皮肤或呈现米黄色，或蜡黄色	
	舌脉	舌暗淡，苔薄白或腻，脉弦或滑	舌暗有瘀点，苔薄白，脉弦
治法	治法	化痰通络，活血止痛	
	取经	手厥阴心包经	
		足阳明胃经，足太阴脾经	足太阴脾经，足太阳膀胱经

三、治疗

【取穴】

主穴	配穴	
	分型	取穴
阿是穴、大陵	痰湿重者	丰隆、阴陵泉
	血瘀重者	血海、膈俞

【方法】

阿是穴，局部清洗干净，常规消毒，根据鸡眼的大小选择细火针或者中粗火针，在酒精灯上烧至白亮后，对准鸡眼中心坚硬如钉处，直刺入根底部，此时针下阻力增加，患者有明显疼痛反应，至针下有落空感或冒出少许白色分泌物立即出针。余穴选择中火针快针点刺0.2~0.3寸。

【其他疗法】

（1）小针刀疗法：用肥皂水清洗足部，以鸡眼为中心直径5cm常规消毒铺巾；用1%利多卡因1~3ml浸润麻醉病灶局部；戴无菌手套，持小针刀从鸡眼侧方刺入鸡眼底部，左右横向剥离2~3次，再从与前进针方向垂直的鸡眼外侧进针，与前次剥离方向垂直，在鸡眼底部剥离2~3次，出针后用无菌纱布加压5分钟后包扎患处，2~3天针眼闭合即可去除包扎敷料，在此期间避免伤口污染。

（2）直接灸法：将艾绒根据鸡眼大小做成艾炷，皮肤常规消毒，涂大蒜汁少许，将艾炷置于其上，点燃，至患者热痛不能忍受时，将残灰夹去，换另一炷复灸之，灸至不痛为度。若一次不愈，1周后复灸。

四、验案示例

火针治疗鸡眼

王某，女性，27岁。左手内侧中指中节有一比绿豆略大之鸡眼，坚硬如钉。选24号1寸毫针，将针烧至白色，持针与鸡眼根成15°角，沿时钟12点、3点、6点、9点处各围刺1针，疾入疾出，略扩大针孔。术后稀碘轻擦针孔，1周后鸡眼枯死自行剥落，随访未复发。（中国民间疗法2002年第10卷第4期）

五、按语

（1）鸡眼是因局部长期受压或摩擦而致气血瘀滞，痰瘀结聚，脉络不通则痛，火针治疗，一方面可以出其恶血，祛瘀生新；另一方面，借火针温热之力，软坚散结，正合“结聚者宜温”之妙，故可取得很好的临床疗效。

（2）在鸡眼的治疗过程中和治愈后，宜穿柔软棉质袜子或软底鞋，保护好易受摩擦的部位，以防复发。

第十二节 丹　毒

丹毒是指皮肤突然发红，色如涂丹的一种急性感染性疾病。其特点是病起突然，恶寒发热，局部皮肤忽然红赤，色如涂丹抹脂，焮红肿胀，边界清晰，迅速扩大，数日内可逐渐痊愈，但易复发。本病由于发病部位不同而有多种名称，如发于头面的称“抱头火丹”，发于躯干的称“内发丹毒”，发于腿部的称“流火”、“腿游风”，游走全身的称“赤游丹”，新生儿发生丹毒的称“赤游风”。

本病西医亦称丹毒，多认为是由溶血性链球菌从皮肤或黏膜的细微破损处侵入皮内网状淋巴管所致的急性炎症。

一、病因病机

病因：感受湿、热毒邪。

病机：湿热火毒郁遏肌肤。

病位：肌肤腠理。

病性：实热证。

二、辨证

<table>
<tr><th colspan="2"></th><th>风热证</th><th>湿热证</th></tr>
<tr><td rowspan="3">症状</td><td>主症</td><td colspan="2">发病迅速，患处皮肤焮红热痛，按之痛剧，边界清楚，稍突起，迅速向四周蔓延，中间由鲜红转暗红，数日后脱屑而愈，或者产生水泡，破烂流水，疼痛作痒</td></tr>
<tr><td>兼症</td><td>可见发热恶风，头痛身疼痛，周身酸楚，便秘溲赤</td><td>可伴发热心烦，口渴，胸闷，关节肿痛，小便黄赤</td></tr>
<tr><td>舌脉</td><td>舌红苔薄黄，脉数</td><td>舌红苔黄腻，脉濡数</td></tr>
<tr><td rowspan="3">治法</td><td>治法</td><td>祛风清热，凉血解毒</td><td>清热祛湿，凉血祛瘀</td></tr>
<tr><td rowspan="2">取经</td><td colspan="2">手阳明大肠经、足太阳膀胱经</td></tr>
<tr><td>督脉，手太阴肺经，手少阳三焦经</td><td>足太阴脾经，足少阳胆经，足阳明胃经</td></tr>
</table>

三、治疗

【取穴】

主穴	配穴	
	分型	取穴
阿是穴、曲池、委中	风热证	大椎、尺泽、液门
	湿热证	阴陵泉、侠溪、内庭

【方法】

阿是穴选择细火针或者中粗火针，行散刺法，以血随针出为宜，刺后拔罐，务使瘀血祛尽。尺泽、大椎可用中粗火针，快针刺法点刺约0.2~0.3寸，少许出血为佳；侠溪、内庭、液门选择细火针，快针刺法点刺3~5次，不留针，深约0.1寸；余穴以细火针快针点刺0.2~0.3寸。

【其他疗法】

（1）毫针刺法：取手阳明、足太阳经穴为主。风热证取穴：曲池、解溪、委中、风门、阿是穴，针用泻法，或用三棱针点刺委中、阿是穴放血。湿热证取穴：合谷、足三里、血海、阴陵泉、阿是穴，针用泻法，或三棱针点刺阿是穴放血。

（2）耳针疗法：取神门、下屏尖、脑、枕等穴。操作：消毒穴位后，以毫针对准穴位快速刺入，深度1分左右，约至软骨组织，以不刺透对侧皮肤为度，捻转数秒钟后，留针20~30分钟，每日或隔日治疗1次。或用王不留行籽进行耳穴贴压，手法由轻到重，按至有热胀感和疼痛（以患者能耐受为度），每日按压4次以上，每次2分钟左右。两耳交替进行，3天换1次。

（3）外敷法：用金黄散，以冷开水或金银花露调敷。

四、验案示例

火针治疗复发性丹毒

患者，男，77岁，于2004年4月13日就诊。右下肢小腿胫侧下段出现红肿、灼热、疼痛2天，行步艰难，伴高热、烦躁、失眠。皮肤鲜红，边缘清楚且高于正常皮肤，面积16cm×11cm。自述有下肢静脉曲张20余年，7年内9次发作丹毒，每次均在西医外科住院输液1月方可控制，反复发作，非常痛苦。此次来我处就诊，采用火针刺络放血治疗，针刺2次痛止，3次后红肿逐渐消退，9次后症状全部消失，活动自如。痊愈后1年随诊，无复发。

按 该病多因外受火毒和血热互结，蕴阻于肌肤，不得外泄所致。正如《圣济总录》："热毒之气，暴发于皮肤间，不得外泄，则蕴热为丹毒。"西医采取大剂量消炎药，但长期应用大剂量消炎药不仅杀灭溶血链球菌，还同时杀灭人体正常有益菌群，破坏人体正常内环境；另一方面普通消炎药对溶血链球菌杀灭作用较弱，容易造成病程迁延，反复不愈，加重患者痛苦，增加患者负担。以往中医采用保守、温和的治疗方法病程较长，而采用火针治疗该病，经临床观察，疗效显著，火针刺络放血治疗下肢复发性丹毒是"强通法"与"温通法"的成功结合。（上海针灸杂志2009年第28卷第3期）

五、按语

（1）本病为火毒内郁肌肤所致，火针治疗，一则取火针"郁而发之"之效，再则以火针刺络放血，有引邪外出，"去菀陈莝"之功，故临床疗效佳。

（2）曲池穴长于清热疏风，配合阴陵泉则有清热祛湿之功。《治疗汇要》："委中穴刺之不独疗疮有效，即如痈疽发背红肿疼痛及脚膝风湿，即拄杖跛足者，针之亦效。"

（3）丹毒起病急骤，发展迅速，宜及早诊断，及早治疗，以防内陷走黄变证发生。若丹毒重证，有内陷走黄之征，宜采取多种措施综合治疗，切莫延误病情。

第十三节 痄 腮

痄腮是以发热、耳下腮部肿胀疼痛为主症的一种急性传染病，俗称蛤蟆瘟。本病一般流行于冬春季节，儿童多见，尤以2~6岁发病率最高，成人发病者多症状较重，患病后多可终生免疫。

本病相当于西医学的流行性腮腺炎。

一、病因病机

病因：感受风热疫毒之邪。

病机：疫毒结聚少阳、阳明之络，气血凝滞，腐肉为脓。

病位：少阳、阳明经，腮腺部。

病性：实热证。

二、辨证

		温邪在表证	温毒蕴结证	温毒内陷证
症状	主症	耳下腮部红肿疼痛，伴发热		
	兼症	可有恶寒发热、耳下腮部酸痛，可在数日内逐渐肿消痛止	发热、耳下腮部红肿热痛，咀嚼困难	高热烦渴、或睾丸肿痛，甚则神昏、抽搐
	舌脉	舌红苔薄白，脉浮数	舌红苔黄，脉数	舌红或舌绛红，少苔，脉细数
治法	治法	清热疏风，消肿止痛	清热解毒，散结止痛	清热养阴，开闭固脱
	取经	手少阳三焦经，手阳明大肠经，足阳明胃经		
		足少阳胆经，督脉	足少阳胆经，督脉	手厥阴心包经

三、治疗

【取穴】

主穴	配穴	
	分型	取穴
阿是穴、翳风、颊车、合谷	温邪在表	外关、风池、大椎
	温毒蕴结	大椎、曲池、液门、侠溪
	温毒内陷	劳宫、八风、八邪、十宣

【方法】

选择细火针，阿是穴中心快针点刺，再行旁开1寸处上、下、左、右各点刺1针，深约0.05寸。翳风、颊车，用细火针快针刺法点刺3~5次，不留针，深约0.05寸；外关、合谷火针点刺深约0.1~0.2寸；余穴快针点刺0.2~0.3寸为宜。

【其他疗法】

（1）耳穴疗法：取面颊、肾上腺、耳尖、耳背静脉等穴。操作：消毒穴位后，以毫针对准穴位快速刺入，深度1分左右，约至软骨组织，以不刺透对侧皮肤为度，捻转数秒钟后，留针20~30分钟，每日或隔日治疗1次。或用王不留行籽进行耳穴贴压，手法由轻到重，按至有热胀感和疼痛（以患者能耐受为度），每日按压4次以上，每次2分钟左右。

（2）灯火灸法：选取患侧角孙穴，先将角孔穴头发剪短，常规消毒后，取灯心草蘸麻油点燃，迅速触点穴位，并立即提起，可听到“叭”的一声。一般灸治1次即可，若肿势未消，次日再灸1次。

四、验案示例

火针治疗痄腮

李某，男，27岁。2007年4月10日就诊。两侧腮部肿胀、疼痛，咀嚼困难，发热恶寒，口渴欲饮，头痛。体查：咽红肿痛，体温38.9℃，触痛明显，舌红苔黄，脉滑数。辨证为：温邪在表。取穴为：阿是穴、翳风、颊车、合谷、外关、风池、大椎。治疗：选择细火针，阿是穴中心快针点刺，再行旁开1寸处上、下、左、右各点刺1针，深约0.05寸。翳风、颊车，用细火针快针刺法点刺3~5次，不留针，深约0.05寸；外关、合谷火针点刺深约0.1~0.2寸；余穴快针点刺0.2~0.3寸为宜。治疗后热退，肿胀、疼痛减轻，咀嚼时有轻微疼痛，每日1次，5次后肿胀完全消退，无疼痛，无发热恶寒，已痊愈。

五、按语

（1）本病为风热疫毒郁结于腮部脉络所致，火针治疗，有“郁而发之”妙，故临床疗效较佳。

（2）因本病具有一定的传染性，故治疗期间应严格隔离，防止传播扩散。

（3）本病若发生疫毒内陷，男者可毒侵肾子，女则毒窜胞络，可令人无子，故不可不防，若病情严重者，宜采取综合治疗。

（4）本病流行季节，可针灸翳风、合谷、足三里等穴，可以起到一定的预防作用。

第四章 >>>
皮肤科疾病

第一节 痈

痈是指发生于体表皮肉之间的急性化脓性疾病，其特点是局部光软无头，红肿疼痛，结块范围多在6~9cm大小，发病迅速，易肿、易溃、易敛，或有恶寒、发热、口渴等全身症状。一般痈发无定处，随处可生，名称因发病部位不同而各异。

本病相当于西医学皮肤浅表脓肿、急性化脓性淋巴结炎等。

一、病因病机

病因：外感毒邪，饮食不节。

病机：邪毒湿浊留阻肌肤，营卫不和气血凝滞，经络壅遏化火成毒。

病位：肌肤，与肺、脾密切相关。

病性：初期为实证，中期多虚实夹杂，后期往往为正虚邪恋证。

二、辨证

		火毒郁结证	热盛肉腐证	气血两虚证
症状	主症	局部突然肿胀，光软无头，迅速结块，皮肤焮红，灼热疼痛，逐渐扩大，变成高肿发硬	红热明显，肿势高突，疼痛剧烈，痛如鸡啄，溃后脓出则肿痛消退	脓水稀薄，疮面新肉不生，色淡红而不鲜或暗红，愈合缓慢
	兼症	重者可伴恶寒发热、头痛、恶心欲呕、口渴		面色无华，神疲乏力，纳少
	舌脉	舌苔黄腻，脉弦滑或洪数	舌红，苔黄，脉数	舌质淡胖，苔少，脉沉细无力
治法	治则	清热解毒，行瘀活血	和营清热，透脓托毒	益气养血，托毒生肌

续 表

		火毒郁结证	热盛肉腐证	气血两虚证
治法	取经	根据发病部位的循经特点定经		
		手阳明大肠经，督脉	手阳明大肠经，足太阴脾经	任脉，足阳明胃经

三、治疗

【取穴】

主穴	配穴	
	分型	取穴
阿是穴	火毒郁结证	曲池、大椎
	热盛肉腐证	曲池、血海
	气血两虚证	气海、足三里

【方法】

阿是穴：脓未成时，以细火针在痈周围刺，约每隔 2cm 浅刺 1 针，快针法，不留针，以助成脓；脓已成，根据红肿部位大小，选用空心火针、粗火针或中粗火针，在脓成皮肤最薄弱点或者低位，快针法穿刺，或者以平头火针烙刺，并在入针后稍稍转动针柄，尽量拔出脓液，可反复多次，并挤压四周，辅助脓液流出，以见到鲜血为度；如脓肿范围大，可用火铍针切开排脓，务使脓尽，然后加压包扎；脓已破，以中粗火针散刺，速刺不留针，深度以到达疮面基底部为度；或平头火针烙刺腐肉，或以火铍针割治腐肉，然后加压包扎。曲池、大椎、血海、气海、足三里以细火针快针点刺 0.2 ~ 0.3 寸为宜。

【其他疗法】

外治法：初起用金黄膏或金黄散，以冷开水或醋等调糊外敷。热盛者，可用玉露膏或玉露散外敷，或太乙膏外敷，掺药均可用红灵丹或阳毒内消散。溃后先用药线蘸八二丹插入疮口，3 ~5 日后改用九一丹，外盖金黄膏火玉露膏，待肿势消退十之八九时，改用红油膏盖贴。脓腐已尽，用生肌散、太乙膏或生肌白玉膏或生肌玉红膏盖贴。

四、验案示例

火针治疗痈

王某，男，45岁，干部，3天前左前臂伸面起一肿块微红稍痛，如枣大，因不甚痛未加重视，近日红肿明显、灼热、疼痛加重。查：按之肿块较硬、顶部不软、发红灼热，肿块约2.5cm×2cm，界限清晰，神疲乏力，口渴溲赤，舌淡红，苔黄腻，脉滑数。诊断：痈。治疗：细火针点刺，四周刺8针、中央刺1针，三棱针大椎放血，隔日1次。二诊，肿痛已锐减、肿块已缩小平塌微红，2次愈。

按 痈证是以红肿高突、灼热疼痛、界限清楚、发病迅速、易肿易脓等为特点，患者湿热内蕴、复感热邪，过食辛辣之品，热毒壅塞气血，营卫不和，经络阻隔，气血凝滞而为病。火针可引热毒外出、调和营卫、活血通络、消肿散结。（针灸临床杂志2006年第22卷第8期）

五、按语

（1）火针治疗本病效果明显，但需加强与患者的沟通，消除恐惧心理。

（2）治疗后注意保护疮面的清洁和干燥，疮面较大时可采用外科无菌处理。

（3）饮食方面应忌食辛辣及肥甘厚腻、鱼腥发物。

（4）全身症状明显者应多种措施综合治疗，勿延误病情。

第二节 蛇串疮

蛇串疮是一种皮肤上出现成簇水疱，多呈单侧带状分布，痛如火燎的急性疱疹性皮肤病，本病与水痘-带状疱疹病毒感染有关，中医学称之为“蛇丹”、“缠腰火丹”、“蜘蛛疮”。好发于春秋季节，发病率及严重程度与年龄成正比。病程2周左右，老年人约3~4周，部分患者遗留顽固性神经痛，可持续数年。

本病相当于西医学带状疱疹。

一、病因病机

病因：情志内伤，年老体弱，感受毒邪。

病机：经络阻滞，气血郁闭。

病位：皮肤，与肝脾关系密切。

病性：初期以实为主，后期则多见正虚邪恋。

二、辨证

<table>
<tr><th colspan="3"></th><th>肝经郁热证</th><th>脾虚湿蕴证</th><th>气滞血瘀证</th></tr>
<tr><td rowspan="3">症状</td><td colspan="2">主症</td><td>皮损鲜红、灼热刺痛，疱壁紧张</td><td>皮损暗淡，疼痛不显，疱壁松弛</td><td>疱疹减轻或消退，局部疼痛不止，放射到邻近部位，痛不可忍，夜间加重</td></tr>
<tr><td colspan="2">兼症</td><td>口苦咽干，心烦易怒，大便干，小便黄</td><td>口不渴，纳呆腹胀，大便黏腻</td><td></td></tr>
<tr><td colspan="2">舌脉</td><td>舌红，苔黄，脉弦滑数</td><td>舌淡，或正常，或有齿痕，苔白或白腻，脉沉缓或滑</td><td>舌黯，苔白，脉弦细</td></tr>
<tr><td rowspan="4">治法</td><td rowspan="2">治则</td><td>总则</td><td colspan="3">解毒通络止痛</td></tr>
<tr><td>分证</td><td>清泄肝火</td><td>健脾利湿</td><td>理气活血</td></tr>
<tr><td colspan="2" rowspan="2">取经</td><td colspan="3">据发病部位的循经特点定经</td></tr>
<tr><td>足少阳胆经，足厥阴肝经</td><td>任脉，足太阴脾经，足阳明胃经</td><td>足厥阴肝经，足太阳膀胱经</td></tr>
</table>

三、治疗

【取穴】

<table>
<tr><th rowspan="2">主穴</th><th colspan="2">配穴</th></tr>
<tr><th>分型</th><th>取穴</th></tr>
<tr><td rowspan="3">阿是穴、夹脊穴、后溪穴、支沟穴、病变经脉的郄穴</td><td>肝经郁热证</td><td>风池、行间、侠溪</td></tr>
<tr><td>脾虚湿蕴证</td><td>水分、阴陵泉、大都</td></tr>
<tr><td>气滞血瘀证</td><td>太冲、膈俞、肝俞</td></tr>
</table>

【方法】

阿是穴以安尔碘消毒后，选用中粗火针于酒精灯上燃烧至发红后，快速呈“品”字浅中刺，以刺穿疱疹，放出疱液为度；可配合拔火罐，留罐 5 ~ 10 分钟，起罐后用消毒棉球清除拔出的液体，再用 TDP 照射 20 分钟。夹脊穴、行间、侠溪、大都、太冲以细火针频频浅刺 3 ~ 5 次，点刺深约 0.1 ~ 0.2 寸。余穴以中粗火针，采用速刺法，深度根据肌肉厚度而定，深约 0.2 ~ 0.3 寸。

【其他疗法】

(1) 叩刺拔罐法：以梅花针叩刺发病部位相应的脊神经分布区域及背俞穴，并叩刺阿是穴，以微微出血为度，然后加拔火罐。局部结痂后不再叩刺局部。

(2) 铺棉灸法：将脱脂干棉花撕成薄如蝉翼（薄棉片中切勿有洞眼）约 3cm × 3cm 大小棉片，根据皮损的面积决定施灸棉片的数量。铺在局部皮疹上，用火柴点燃棉花，棉花迅速燃尽，此时患者只有轻微的烧灼感，每次施灸 3 遍。

(3) 耳穴疗法：取肝、肺、肾上腺、交感、神门等穴。操作：消毒穴位后，以毫针对准穴位快速刺入，深度 1 分左右，约至软骨组织，以不刺透对侧皮肤为度，捻转数秒钟后，留针 20 ~ 30 分钟，每日或隔日治疗 1 次。或用王不留行籽进行耳穴贴压，手法由轻到重，按至有热胀感和疼痛（以患者能耐受为度），每日按压 4 次以上，每次 2 分钟左右。两耳交替进行，3 天换 1 次。

(4) 穴位注射疗法：取皮损部位相应节段的夹脊穴。操作：以维生素 B_1 注射液 100mg、B_6 注射液 50mg、B_{12} 注射液 500μg 三者混合，或胞二磷胆碱注射液 0.5g，穴位注射同一水平两夹脊穴，左右各注射 2ml，与上下相邻节段的夹脊穴交替使用。每天 1 次，10 次为 1 疗程。

(5) 放血疗法：在疱疹初期，或热象明显时，选耳尖穴放血，每日 1 次，3 次为 1 疗程。

(6) 外治疗法：初起用紫金锭调醋外涂；或外敷玉露膏；或外搽双柏散、三黄洗剂，每天 3 次；或鲜马齿苋、野菊花叶、玉簪花捣烂外敷。

四、验案示例

火针治疗带状疱疹

张某，女，46 岁，工人。右侧胸胁疱疹 1 天，伴剧烈疼痛，严重影响睡眠、饮食。查体：T 36.8℃，右侧胸胁部可见不规则淡红色丘疹，密集成簇，上有小水泡，舌质红，苔黄，脉弦。证属蛇丹，风热之邪郁阻经络所致。予以清热解毒，疏风止痛。先用火针点刺疱疹群，刺后拔上火罐，吸出少许疱疹液及血液，取下火罐，用消毒棉球檫净，并涂以龙胆紫液。再以毫针刺期门、曲泉、足窍阴、中渚，留针30分钟。此法隔日1次，1次治疗后，患者疼痛明显减轻，共治6次，疱疹渐退，胸胁疼痛消除。

按 本例蛇丹，又名带状疱疹，由于风火之邪客于少阳、厥阴经脉，郁于皮肤所致。王老师认为当以火针开穴祛邪，刺血泄热，以热引热，使毒邪外出而止痛。继以期门、曲泉清泄厥阴之郁火，窍阴、中渚疏散少阳之风邪，火针与毫针相配，从而风热之邪祛尽，胸胁剧痛得止。（针灸临床杂志2004年第6期）

五、按语

（1）火针对于带状疱疹疼痛有良好的止痛作用，对于急性期还能促进疱疹结痂，减少疼痛的持续时间，预防后遗神经痛的发生，明显改善患者生活质量。

（2）治疗时应注意疱疹局部清洁，防止继发感染。并嘱患者清淡饮食，忌辛辣煎炸、肥甘厚腻、鱼腥发物等。

（3）本病好发于免疫功能低下者，诊治时需要注意病情变化，以防出现特殊型带状疱疹，如坏疽型、泛发型带状疱疹，或病毒性脑炎等，伴有恶性肿瘤者要综合治疗。

第三节 热 疮

热疮是发生在皮肤黏膜交界处的急性疱疹性皮肤病。多在1周后痊愈，易于复发。

本病相当于西医学的单纯疱疹。

一、病因病机

病因：情志不畅，热病后，感受风热毒邪。

病机：热毒郁于肌肤，蕴热生湿，湿热相搏于皮肤。

病位：皮肤，与肺胃关系密切。

病性：虚实两端。初发因外邪、饮食所致者，实证；反复发作多年不愈者多因脾胃虚弱，阴虚火旺，往往虚实夹杂。

二、辨证

		肺胃热盛证	湿热下注证	阴虚内热证
症状	主症	皮肤黏膜交界处水疱，常见于口周、面颊及外阴；初期为红斑，灼热而痒，继而形成针头大小簇集成群水疱，疱液透明		
	兼症	灼热刺痒，轻度周身不适，心烦口干，大便干，小便黄	疱疹发于外阴，灼热痛痒，水疱易破糜烂，尿赤、尿频、尿痛	间歇发作，反复不愈，口干唇燥，午后微热
	舌脉	舌红，苔黄，脉弦数	舌黄，脉数	舌红，苔薄，脉细数
治法	治法	疏风清热	清利湿热	养阴清热
	取经	手太阴肺经，足阳明胃经，手少阳三焦经		
		手阳明大肠经	足太阴脾经，足厥阴肝经	足少阴肾经

三、治疗

【取穴】

主穴	配穴	
	分型	取穴
阿是穴、鱼际、内庭、中渚	肺胃热盛证	二间、液门
	湿热下注证	阴陵泉、行间
	阴虚内热证	太溪、照海

【方法】

阿是穴局部消毒后，以中粗火针浅刺，以刺穿疱疹，放出疱液为度；内庭、中渚、二间、液门、行间、太溪、照海以细火针频频浅刺3～5次，点刺深约0.1～0.2寸；余穴以中粗火针，采用速刺法，深度根据肌肉厚度而定，深约0.2～0.3寸。

四、验案示例

火针治疗热疮

赵某，女，23岁。因“反复口周疱疹1年”来诊，诉口唇疼痛，反复发作，熬夜及进食辛辣常为其诱因。查体：形体偏瘦，左上唇密集小水疱数颗，疱液澄清，局部红肿。舌红，苔薄黄，脉弦细。诊断：热疮（阴虚内热证）。治疗：以中粗火针在疱疹局部点刺，放尽疱液，以细火针浅刺鱼际、内庭、中渚、太溪、照海。一次治疗后疼痛明显减轻，疱疹结痂，3 日后痂皮脱落，疼痛消失。随访半年未复发。

按 本病例以阴虚为本，虚火上犯为标，治疗当以火针直接点刺阿是穴，以热引热，火郁发之。并且浅刺鱼际、太溪等穴，进一步加强清热之力，同时针对病之根本，以滋补肾阴。治疗该病，还需注意增强患者免疫功能，如有必要，可使用胸腺肽等免疫促进剂。

五、按语

（1）火针对于热疮疼痛有良好的止痛作用，还能促进疱疹结痂。

（2）加强锻炼，增强体质，预防病毒感染；劳逸结合；嘱患者清淡饮食，忌辛辣煎炸、肥甘厚腻、鱼腥发物等。

（3）注意疱疹局部清洁，防止继发感染；注意免疫功能低下患者感染单纯疱疹病毒可引起较为严重的全身感染，如脑膜脑炎等。

第四节 疣

疣是一种发生在皮肤浅表的良性赘生物，由人类乳头瘤病毒（HPV）感染人体所引起，因其皮损形态及发病部位不同而名称各异。如发生于手指、手背、头皮等处者，称千日疮、疣目、枯筋箭或瘊子；发于颜面、手背、前臂等处者，称扁瘊；发于胸背，皮损中央有脐窝的赘疣，称鼠乳；发于足跖部者，称跖疣；发于颈及眼睑，呈细软丝状突起者，称丝状疣或线瘊。隋代《诸病源候论·疣目候》云："疣目者，人手足边忽生如豆，或如结筋，或五个或十个，相连肌里，粗强于肉，谓之疣目。"

本病西医亦称疣，一般分为寻常疣、扁平疣、传染性软疣、掌跖疣和丝状疣等。

一、病因病机

病因：感受风热毒邪，忧郁恼怒，外伤摩擦。

病机：风热毒邪，搏于肌肤；肝旺血燥，肌肤不润；气血凝滞。

病位：肌肤，与肝、肺密切相关。

病性：实证或为本虚标实。

二、分型

		疣目（寻常疣）		扁瘊（扁平疣）	
症状	主症	初发如小黍米，大如黄豆，高出皮面，呈角质增生性或球状突起，偶有压痛，遇摩擦或撞击时易出血。常发于手指、手背、足缘、头皮		多突然出现，为芝麻或粟米大扁平稍高起皮面的小疣，表面光滑，境界清楚，多数密集。偶有微痒，好发于颜面、手背及前臂处。可自行消退、亦可复发，愈后不留瘢痕	
	兼症	风热血燥	湿热血瘀	风热蕴结	热瘀互结
		疣目结节如豆，坚硬粗糙，大小不一，高出皮肤，色黄或红；舌红，苔薄，脉弦数	疣目结节疏松，大小不一，高出皮肤，色灰或褐；舌黯红，苔薄，脉细	皮疹淡红，数目较多，或微痒，或不痒，伴口干不欲饮，舌红，苔薄白或薄黄，脉浮数或弦	病程较长，皮疹较硬，大小不一，其色黄褐或黯红，不痒不痛，舌红或黯红，苔薄白，脉沉弦
取经	根据皮损分布取经，足厥阴肝经，足少阳胆经，足太阴脾经，足阳明胃经，手阳明大肠经				

		鼠乳（传染性软疣）		跖疣		丝状疣	
症状	主症	初起时米粒大半圆形疙瘩，正常肤色，表面蜡样光泽，中有脐窝，数目不定，逐渐增多，可因痒感搔破而发红。好发于躯干、四肢、肩胛等处		初起时细小发亮的疙瘩，逐渐增大，表面粗糙不平，呈圆形，境界清楚，疣体中央稍微凹下，周围有较高隆起的角质环，去掉后即露出松软乳白色或黑色如丝之物，拔除后可见出血点。疣数多时可融合成片，压痛明显		细软丝状物，散在生长，形如小刺倒立在皮肤上，一般不超过1cm长。多发于颈部、面部，尤多见于眼睑。老年人较多见	
	兼症	风热蕴结	脾虚湿蕴	风热蕴结	肝热血燥	风热血燥	湿热血瘀
		疣体粗糙，挤压时可见黄稠的干酪样物流出，舌红，苔薄，脉数	疣体较软，挤压时可见淡黄色的干酪样物流出，舌淡或有齿印，苔腻，脉滑	疣体粗糙，色灰黄，疼痛明显，舌红苔薄，脉弦数	疣体粗糙黯淡，色灰褐，疼痛明显，舌边红，苔薄黄，脉弦细	疣体坚硬粗糙，色黄或红；舌红苔薄，脉弦数	疣体松软，色灰或褐；舌黯红，苔薄，脉细
取经	根据皮损分布取经，足厥阴肝经，足少阳胆经，足太阴脾经，足阳明胃经，手阳明大肠经						

三、治疗

【取穴】

主穴	配穴	
	分型	取穴
阿是穴、支正	风热证（风热血燥证、风热蕴结证）	曲池、风市
	湿热血瘀证	血海、丰隆
	热瘀互结证	太冲、血海
	脾虚湿蕴证	足三里、阴陵泉
	肝热血燥证	行间、血海

【方法】

阿是穴，根据疣体大小，选用粗、中粗或细火针，速刺法，点刺不留针，刺至疣体基底部。若疣体较大，可局部反复多次火针，直至疣体脱出，或使用平头火针或鍉针轻而缓慢地烙熨，必要时进行局部麻醉；若疣体高出皮肤0.5mm，可选用多头火针速刺疣体，或以火铍针或粗火针割治疣体，用左手持镊子等夹持疣体，烧针后，烙割疣体根部，以截断为度，注意动作不要太快，以免出血，一般一针即愈，如伤口有渗血，可用火鍉针或平头火针烙熨止血；若疣体较多，可选取最先发的第1个疣（俗称"母疣"），常规消毒后用中粗火针点刺母疣的中央深至根部，再朝母疣的四周方向点刺，待母疣脱落后，其余疣分批分次进行治疗。二间以细火针频频浅刺3～5次，点刺深约0.1～0.2寸；余穴以中粗火针，采用速刺法，深度根据肌肉厚度而定，深约0.2～0.3寸。一周治疗1～2次。

【其他疗法】

（1）针刺支正穴，行泻法，每日1次或隔日1次，10天为1疗程，一般需3个疗程。或每天按摩支正穴100次，15天为1疗程。

（2）耳穴疗法：取肺、肝、脾、内分泌、皮质下等穴。操作：消毒穴位后，以毫针对准穴位快速刺入，深度1分左右，约至软骨组织，以不刺透对侧皮肤为度，捻转数秒钟后，留针20～30分钟，每日或隔日治疗1次。或用王不留行籽进行耳穴贴压，手法由轻到重，按至有热胀感和疼痛（以患者能耐受为度），每日按压4次以上，每次2分钟左右。两耳交替进行，3天换1次。

（3）艾灸疣体局部，以皮肤红润为度，每日1～2次，7天为1疗程。

（4）板蓝根注射液穴位注射外关、曲池、足三里、三阴交。

四、验案示例

1. 火针治疗扁平疣

常某，女，43岁，售货员，1991年4月18日就诊。患者自觉颜面、颈部、上肢皮肤瘙痒，并见许多小丘疹，检查发现其面颊、颈两侧及前臂内侧，散在分布着状如粟米大小、呈浅灰色的扁平丘疹。诊为扁平疣。用细火针并烧至发红，轻轻点刺疣疹，一般一疣只点刺一针，若疹稍大者则点刺两三针，一次将所有疣疹点完（若疣较多亦可分二、三次治疗）。点刺后再用1寸毫针刺双侧支正穴，刺入约0.8寸，待局部酸胀，施捻转泻法，留针20分钟出针。1周后复诊，治疗过的部位疣消失，但仍有个别新疣出现，继用上法，两次痊愈。（中国医药报2000年第6期）

2. 火针治疗扁平疣

患者，男，26岁，职员。双手背生扁平疣1年余。检查见双手背有散在性扁平疣20余粒，以右手为著，小者如米粒，大者如绿豆，其色较正常皮肤略暗，无痛痒之苦。自述右手小指和无名指中间的一粒为最早发出的，比绿豆略大。遂用中粗火针将针尖烧至发白，在疣体周围各刺5针，中间刺一针，每针必须刺至疣体基底部，疾进疾出。1星期后被烧疣体脱落，1月后双手背疣体全部脱落，1次而愈。

按 扁平疣为人乳头瘤病毒引起的慢性病毒性皮肤病，好发于青少年，多见于手背和颜面部，表现为褐色或皮色圆形、椭圆形的扁平丘疹，搔抓后可以自体接种。西医以激光、微波、冷冻、电灼及抗病毒等治疗为主。火针治疗一般以最大、最早出现者（母疣）烧之，不必每个疣体均针刺，而且烧时一定要达到疣体基底部，太浅不能完全消除，大部分随着最大的疣体消退后，其他疣会慢慢不治而愈。（上海针灸杂志2007年第8卷）

3. 火针治疗跖疣

王某，男，17岁，2004年2月就诊。患者跖部皮疹行走时疼痛

5个月，曾用多种方法治疗不效，来诊。检查：右跖前部有3个黄豆大小的扁平丘疹，表面粗糙，内有黑色小点，给予火针治疗。操作要点：局部消毒，浸润麻醉，快速进针，深度掌握在5mm左右，术后10天复查。皮疹大部分消退，进行第2次治疗，10天后痊愈。（辽宁中医杂志2006年第11期）

五、按语

（1）单纯火针或火针配合其他疗法治疗疣都具有良好的疗效，且较之其他疗法具有见效快，不易反复等特点。

（2）第一个长出或最大的疣称为“母疣”。由于母疣具有自身接种的特性，采用丝线结扎母疣可使疣体缺血、坏死、脱落，以断其生发之源。在数疣并存时，除去母疣后，其他疣体常可自行消退或变小。此现象提示母疣的存在是产生其他小疣的根源。如母疣已除1周后，其他疣体无明显变化，可对其中符合结扎条件者加以结扎除去。

（3）治疗后注意保护创面的清洁和干燥，创面较大时可采用外科无菌处理。

第五节 白 疕

白疕是一种常见的易于复发的炎症性皮肤病，因其“肤如疹疥，色白而痒，搔起白皮”而得名。又称为“松皮癣”、“干癣”、“蛇虱”、“白壳疮”等。以红斑上有松散的银白色鳞屑、抓之有薄膜及点状出血点为特点。本病好发于青壮年，男性多于女性，有一定遗传倾向，多数冬季发病或加重，夏季减轻，数年后与季节变化关系不明显。

本病相当于西医学的银屑病。

一、病因病机

病因：禀赋不足，外感风邪，饮食不节，性情急躁，久病耗伤营血。

病机：素体营血亏损，血热内蕴，化燥生风，阻塞经脉，肌肤失养。

病位：肌肤，与肾、肺、肝、脾密切相关。

病性：本虚标实。

二、辨证

		血热内蕴证	血虚风燥证	气血瘀滞证	湿毒蕴阻证	火毒炽盛证
症状	主症	皮疹多呈点滴状，发展迅速，颜色鲜红，层层银屑，瘙痒剧烈	病程较久，皮疹多呈斑片状，颜色淡红，鳞屑减少，干燥皲裂，自觉瘙痒	皮损反复不愈，皮疹多呈斑块状，鳞屑较厚，颜色暗红	皮损多发生在腋窝、腹股沟等皱褶部位，红斑糜烂，痂屑黏厚，瘙痒剧烈；或掌跖红斑、脓疱、脱皮	全身皮肤潮红、肿胀、灼热痒痛，大量脱皮，或有密集小脓疱
	兼症	口干舌燥，咽喉疼痛，心烦易怒，大便干燥，小便黄赤	口干咽燥		关节酸痛、肿胀、下肢沉重	壮热，口渴，头痛，畏寒，大便干燥，小便黄赤
	舌脉	舌质红，苔薄黄。脉弦滑或数	舌质淡红，苔少，脉沉细	舌质紫暗有瘀点、瘀斑，脉涩或细缓	舌质红，苔黄腻，脉滑	舌红绛，苔黄腻，脉弦滑数
治法	治则	清热凉血，解毒消斑	养血滋阴，润肤熄风	活血化瘀，解毒通络	清利湿热，解毒通络	清热泻火，凉血解毒
	取经	足少阳胆经，手阳明大肠经，足阳明胃经，足少阴肾经，足太阳膀胱经				
		足太阴脾经	足太阴脾经	足厥阴肝经，足太阴脾经	任脉，足太阴脾经	督脉

三、治疗

【取穴】

主穴	配穴	
	分型	取穴
风池、曲池、阳溪太溪、足三里、屋翳、至阴	血热内蕴证	肺俞、血海、膈俞
	血虚风燥证	膈俞、肝俞、血海
	气血瘀滞证	合谷、太冲、血海
	湿毒蕴阻证	水分、阴陵泉、太白
	火毒炽盛证	天柱、大椎、照海

【方法】

（1）屋翳、至阴、太白、照海穴，术者选细火针，置于酒精灯上烧至白亮，快针法点刺，深度以0.01～0.05寸为宜。大椎穴以梅花针叩刺拔罐放血。余穴采用中粗火针，将针尖和针身于酒精灯上烧至白亮，快针法点刺，深度根据肌肉厚度而定，深约0.3～0.5寸。

（2）如遇局部脉络明显者，可配合局部点刺放血。充分暴露静脉曲张部位，选择细火针，术者将火针置于火焰上烧至白亮，围刺法在曲张部位周围快针点刺，深度以0.01～0.05寸为度，然后选择静脉曲张最明显处，以中粗火针，快针点刺，令瘀血尽出，自然止血，一周1～2次。

（3）如遇关节肿痛者，可选择阿是穴，以中粗火针置于酒精灯上烧至白亮，快针刺法，若肌肉丰厚部位深度以0.3～0.5寸为宜，若肌肉菲薄部位，深度以0.05～0.1寸为宜，一周1～2次；并根据关节肿痛的循经特点，选择所在经脉的郄穴，快针点刺，深约0.1～0.3寸。

【其他疗法】

（1）耳穴疗法：神门、皮质下、内分泌、肾上腺、心、肝、肺等穴。操作：消毒穴位后，以毫针对准穴位快速刺入，深度1分左右，约至软骨组织，以不刺透对侧皮肤为度，捻转数秒钟后，留针20～30分钟，每日或隔日治疗1次。或用王不留行籽进行耳穴贴压，手法由轻到重，按至有热胀感和疼痛（以患者能耐受为度），每日按压4次以上，每次2分钟左右。两耳交替进行，3天换1次。

（2）自血疗法：抽取患者4ml静脉血，每穴位2ml注射双曲池，与双肺俞、双血海交替，每周2次，1个月为1疗程，一般2～3个疗程。

四、验案示例

火针治疗白疕

患者，女，53岁，于2009年4月来诊，四肢伴躯干鳞屑性红斑半年，轻轻刮去鳞屑，基底部有出血点，瘙痒，下肢更为密集，诊为“寻常型银屑病”，口服中药汤剂及中成药、外用药物治疗，效果均不佳。舌暗红，苔薄白有瘀斑，脉弦滑。辨证为气血瘀滞，郁热内蕴。予毫火针（右手握笔式夹持一寸毫针 4 支，烧红后迅速刺入）散刺皮损局部后艾灸皮损处 20 分钟，再于背部膀胱经拔罐放血，治疗后瘙痒立消。每周 2 次，治疗 6 次后皮疹颜色变淡，皮损变薄，瘙痒明显减轻。20 次后皮损基本消退，与周围皮肤相平，仅见局部色素沉着，瘙痒完全消失。随访 3 月未复发。

按 火针扶正驱邪力强，且具有借火助阳、以热引热、迫邪外出之功，从而达到活血化瘀、解毒通络、行气开郁、祛风止痒的效果。在背部膀胱经拔罐放血能调节脏腑功能，活血祛瘀，促进气血运行，加快肌肤新陈代谢的作用。（辽宁中医杂志 2010 年第 37 卷增刊）

五、按语

（1）火针治疗寻常型白疕效果较好，但需要坚持治疗，医生需多与患者沟通，帮助其建立康复的信心。脓疱型、关节型、红皮病型应中西医结合治疗。

（2）白疕患者应注意饮食及生活调护，忌食辛辣刺激、煎炸油腻、荤腥发物动风之物，清淡饮食。适量运动，增强体质。避免搔抓、摩擦及热水烫洗，忌肥皂等碱性强刺激。贴身衣物要柔软宽松。

（3）白疕患者通常有明显的精神紧张或精神打击史，家属或医生要加强心理辅导，消除紧张等不利因素，保持心情舒畅，增强康复的信心。

第六节 冻 疮

冻疮是因受寒邪侵袭，气血瘀滞，皮肤紫红麻木刺痛，或局部肌肤坏死，甚者可致全身冻僵。《诸病源候论·冻疮肿疮候》说："严冬之月，触冒风雪寒毒之气，伤于肌肤，血气壅涩，因即瘃冻，焮赤疼肿，便成冻疮。"

本病相当于西医学的冻伤，分为全身性冻伤者与局部性冻伤者，并有轻证和重证之分。

一、病因病机

病因：禀赋不足，饮食伤脾，寒邪侵袭。

病机：阳气不达，寒气侵袭，气血凝滞，而成冻疮。

病位：肌表，与肺脾肾密切相关。

病性：以实为主，本虚标实。

二、辨证

		阴盛阳衰	血虚寒凝	气血两虚	瘀滞化热
症状	主症	受冻部位皮肤先呈苍白，继则红肿，或有硬结，斑块，边缘红，中央青紫，冷痛，或感麻木，暖热时自觉灼热，瘙痒，胀痛			
	兼症	四肢厥逆，恶寒倦卧，极度疲乏，昏昏欲睡，呼吸微弱	形寒肢冷，局部疼痛喜暖	头晕目眩，少气懒言，四肢倦怠，面色苍白或萎黄，疮口不敛	发热口干，患处暗红微肿，疼痛喜冷。或患处红肿灼热，溃烂腐臭，脓水淋漓，筋骨暴露
	舌脉	舌淡苔白，脉沉微细	舌淡而暗，苔白，脉沉细	舌质淡，苔白，脉细弱或虚大无力	舌暗红，苔黄，脉数
治法	治则	温阳祛寒	补血祛寒	益气养血	清热化瘀
	取经	根据皮疹所在部位定经，足阳明胃经，足太阳膀胱经			
		任脉	任脉	足太阴脾经	督脉

三、治疗

【取穴】

主穴	配穴	
	分型	取穴
阿是穴、冲阳、委中	阴盛阳衰	中脘、肾俞
	血虚寒凝	膈俞、中脘
	气血两虚	血海、足三里
	瘀滞化热	大椎、膈俞

【方法】

阿是穴选择中粗火针于酒精灯上烧到白亮后，快针法在冻疮局部点刺2～3次，深度以0.03～0.1寸为宜，每周治疗2～3次。余穴选择中粗火针于酒精灯上烧至白亮，快针法浅刺2～3次，深度0.2～0.3寸，每周2～3次。

【其他疗法】

（1）天灸：药物组成：细辛12g、甘遂12g、元胡21g、炙白芥子21g，共研成细末，为一人的用量，每次取1/3药面，加生姜汁调成稠膏状，现用现调。

主穴：大椎、肺俞。配穴：若手部冻疮者，加合谷、外关及冻疮好发部位之阿是穴；若足部冻疮者，加三阴交、解溪、昆仑及冻疮好发部位之阿是穴。

方法：将调成稠膏状的药物均匀地敷在以上穴位后，用白塑料布覆盖在敷药的穴位表面，可敷贴2～3小时，患者自觉发烫，局部发红即可。

（2）灸法：艾条点燃后，施雀啄法灸患处，或采用隔姜灸，均以稍感温热为宜，不可过热。

四、验案示例

火针治疗冻疮

范某，男，22岁，逢冬季必犯冻疮，两手肿胀、裂口、疼痛，不能参加劳动，需戴大棉手套，已连续数年。食欲不振，大便不调，小便可，面黄，舌苔白，脉沉细。辨证：中阳不足，不能温煦四肢所致，治以温中散寒，通经活络。取穴：中脘。刺法：用中等火针行缓刺法，留针20分钟，并配合灸中脘穴。该患者共用火针治疗5次后痊愈。

按　西医学认为本病是由于受寒冷刺激引起局部血管痉挛、瘀血所致，目前尚无特效疗法，尤其针灸治疗本病的报道更少。本病彻底预防和根治还需普及防冻知识，改善防寒设备，增强体质，加强耐寒锻炼，尤应注意受冻后不宜立即烤火。如已有冻伤应及早治疗。（刘保延．火针．北京：中医古籍出版社．1994：121）

五、按语

（1）火针治疗本病疗效较好，本病治疗宜在冬天来临之前甚至在夏季时即开始治疗，以预防或减轻冬季冻疮的症状。

（2）嘱患者锻炼身体，增强体质；严寒季节、寒冷环境中作业或接触冷水潮湿，宜加强防冻保暖措施。

第七节 虫咬皮炎

虫咬皮炎是被致病虫类叮咬，接触其毒液或虫体毒毛而引起的一种皮炎。较常见的致病害虫有蠓、螨、隐翅虫、刺毛虫、跳蚤、虱类、臭虫、飞蛾、蜂等。其特点是皮肤上丘疹样风团，上有针尖大小瘀点、丘疹或水疱，呈散在分布。

一、病因病机

病因：昆虫叮咬，接触其毒液，或接触虫体毒毛。

病机：邪毒入侵，与气血相搏，郁于皮肤。

病位：肌表，与肺脾密切相关。

病性：实证为主。

二、辨证

		热毒蕴结
症状		红斑风团、丘疹，伴有水疱、瘀斑，有的可触及皮下结节，可伴有畏寒发热，头痛、恶心、胸闷等全身症状
舌脉		舌红，苔黄，脉数
治法	治则	清热解毒
	取经	手阳明大肠经，督脉，亦可根据皮损部位取经

三、治疗

【取穴】

主穴	配穴
阿是穴、大椎、曲池	阳溪、八风、八邪

【方法】

阿是穴选择细火针，将火针在酒精灯上至白亮，围刺法在皮炎周缘快针浅刺，皮炎较重部位行散刺法，深度以 0.01 ~ 0.05 寸为宜；余穴选择中粗火针，将火针在酒精灯上烧至白亮，快针法点刺，深度以 0.2 ~ 0.3 寸为宜。皮损面积较大的，可先点刺较严重的区域，分3～4次治疗。

【其他疗法】

（1）刺络拔罐法：在红肿明显或水疱处以三棱针点刺后，用闪火法在点刺局部拔罐，留罐5分钟，将毒液吸出。

（2）放血疗法：若皮损红肿明显或全身症状明显者，可于大椎、肺俞、大肠俞处以三棱针点刺放血，或于耳尖点刺放血。每周2次。

四、验案示例

火针治疗虫咬皮炎

何某，男，32岁，农民，1997年9月12日就诊。自述：一月前因被虫咬致左前臂外侧出现一硬币大小皮肤病损，瘙痒剧烈，滋水淋漓，有明显色素沉着，且呈渐进趋势，经他院以中西药物口服、静脉注射、外洗等效果不佳，且反复发作。刻下有15cm×5cm的皮肤病变。患者形体稍肥胖，舌质红、苔薄黄腻，脉濡数。证属湿热蕴积，经络不通，局部阳气不行，水湿停留为患。治当温通阳气，清热利湿。遂以火针治疗，将火针在酒精灯上烧红后迅速刺入皮炎周缘及较重部位，隔日1次，治疗期间保持局部皮肤干燥。隔日1次，3次即愈。治疗期间停用其他一切药物，随访至今未复发。

按 湿热阻滞为本病的基本病机，根据吴师机的“外治之理即内治之理”之论，故运用外治法也应遵循内治之理。治当清热利湿，温通阳气。《内经》曰：“热者寒之”。从表象上看，本证为湿热，火针温热，常用来祛寒。以火针攻热邪犹如火上加油，故常弃之而不用。但从湿邪与热邪的性质和致病特点来看，尤以湿邪难祛，湿邪祛除，热邪自然易清，湿祛热孤则易清解，故祛除湿邪就为治疗本病的首要任务。以“阳气所到之处，水湿不能停留”为理论依据治疗本病，通阳化气，使湿邪得以输布，故疾病豁然痊愈。由此可见，在临证中不能拘泥于有热邪就惧用火针，而应看热邪与湿邪孰轻孰重而选择适当的治疗法则。现代认为火针主要是通过其温热效应增加局部血流量，改善微循环，促进炎性渗出物的吸收而治愈本病的。（中医外治杂志1999年第1期）

五、按语

（1）火针治疗本病疗效显著。

（2）在有昆虫的环境工作时需做好防护工作。

（3）若病情严重，如发生过敏性休克、严重皮炎等，宜采取综合救治方法，以免贻误病情。

第八节 湿 疮

湿疮是以对称分布、多形损害、剧烈瘙痒、有渗出倾向、反复发作和易成慢性等为主要表现的过敏性炎症皮肤病。依据其发病部位、皮损特点而名称各异，如浸淫全身，滋水较多者，称“浸淫疮”；以丘疹为主者，称“风疮”或“粟疮”；发于耳部者，称“旋耳疮”；发于乳头者，称“乳头风”；发于脐部者，称“脐疮”；发于阴囊者，称“肾囊风”或“绣球风”；发于四肢弯曲部者，称“四弯风”。本病男女老幼皆可发病，但以先天禀赋不耐者为多，无明显季节性，但冬季常复发。

本病相当于西医学湿疹。

一、病因病机

病因：禀赋不耐，饮食失节，外受风邪。

病机：脾胃失运，湿热内生，与风邪相搏，风湿热邪浸淫肌肤；后期久病耗伤阴血，血虚生风，肌肤失养。

病位：肌肤，与心、肺、肝、脾密切相关。

病性：急性期以实证为主，亚急性期本虚标实，慢性期以虚为主。

二、辨证

		湿热蕴肤	脾虚湿蕴	血虚风燥
症状	主症	发病急，病程短，皮损潮红，有丘疱疹，灼热瘙痒无休，渗出显著	发病较缓，皮损潮红，有丘疹，瘙痒，抓后糜烂渗出，可见鳞屑	病程久，反复发作，皮损色暗或色素沉着，粗糙肥厚，剧痒难忍，遇热或肥皂水后瘙痒加重
	兼症	心烦口渴，身热不扬，大便干、小便短赤	纳少易疲，渴不思饮，腹胀便溏	纳差腹胀，口干不欲饮
	舌脉	舌红，苔薄白或黄。脉滑或数	舌淡胖或有齿痕，苔白腻，脉弦缓	舌淡，苔白。脉弦细或沉缓

续 表

		湿热蕴肤	脾虚湿蕴	血虚风燥
治法	治法	清热利湿止痒	健脾利湿止痒	养血润肤，祛风止痒
	取经	手阳明大肠经，足阳明胃经，足太阴脾经，任脉，根据皮疹循经特点定经		

三、治疗

【取穴】

主穴	配穴	
	分型	取穴
曲池、足三里、三阴交、阴陵泉、阿是穴	湿热蕴肤证	肺俞、脾俞、水道
	脾虚湿蕴证	脾俞、胃俞、太白
	血虚风燥证	膈俞、肝俞、血海

【方法】

根据皮损面积及丘疱疹大小，选用粗、中粗或细火针，术者将火针置于酒精灯上烧到白亮后，速刺法，点刺不留针，刺至皮损基底部。若皮损渗出较多或较肥厚，可局部反复多次火针；若皮损面积较大，可先选择渗出较多或较肥厚的皮损火针，分 2～3 次治疗。急性期可隔天治疗，亚急性期可每周 2～3 次，慢性期可一周 1～2 次。太白选择细火针于酒精灯上烧至白亮后，快针浅刺 3～5 次，深约 0.1 寸。余穴采用中粗火针，于酒精灯上烧至白亮后，快针点刺，深度根据肌肉厚度而定，深约 0.2～0.3 寸。

【其他疗法】

（1）耳穴疗法：神门、皮质下、肾上腺、心、肝、肺等穴。操作：消毒穴位后，以毫针对准穴位快速刺入，深度 1 分左右，约至软骨组织，以不刺透对侧皮肤为度，捻转数秒钟后，留针 20～30 分钟，每日或隔日治疗 1 次。或用王不留行籽进行耳穴贴压，手法由轻到重，按至有热胀感和疼痛（以患者能耐受为度），每日按压 4 次以上，每次 2 分钟左右。两耳交替进行，3 天换 1 次。

（2）灸法：取阿是穴、曲池、血海、三阴交等穴。操作：悬灸，局部以皮肤由红转暗，湿疹收敛为度，每日 1 次；余穴以隔蒜灸，每穴 5～7 壮，隔日 1 次。

（3）耳尖放血：特别适用于急性期患者，热象明显者。隔日1次，双耳交替，可配合火针或体针。

（4）刺络拔罐法：用皮肤针在皮损局部叩刺，然后加拔火罐，接着叩刺相应的夹脊穴，以潮红为度，隔日1次。

（5）外治：急性期：初期尚无渗液时，可用清热止痒的中药如苦参、黄柏、地肤子、荆芥煎汤外洗，或用10%黄柏溶液、炉甘石洗剂外搽。若渗出明显，可选用黄柏、生地榆、马齿苋、野菊花等煎汤，或10%黄柏溶液、三黄洗剂等湿敷，再用青黛散麻油调搽。后期渗出减少时用黄连膏、青黛膏外搽。

亚急性期：用三黄洗剂、3%黑豆馏油、2%冰片、5%黑豆馏油软膏外搽。

慢性期：外搽青黛膏、5%硫黄软膏、10%～20%黑豆馏油软膏。

四、验案示例

火针治疗湿疹

刘某，女，49岁，乳房湿疹5年，瘙痒，反复使用激素类外用药膏，停药后症状反复并加重，缠绵难愈，严重影响睡眠和正常工作及生活，患者极为痛苦。查体：双乳房片状黯红色丘疹，脱屑，局部皮损粗糙肥厚，苔藓样化，抓痕，皮损左右对称，舌淡红，苔薄白，脉滑。诊断：慢性湿疹，证属血虚风燥。方法：火针加灸法。操作：酒精消毒后，手持3支1寸毫针，烧红针尖后散刺皮损处，然后点燃艾条施灸于皮损20分钟。治疗后瘙痒立消，当晚眠安。上述治疗每周2次，10次为1个疗程。10次后患者瘙痒完全消除，颜色变淡，皮损变薄。

按 湿疹为临床常见顽固性皮肤之一，慢性湿疹是由于多种内外因引发急性或亚急性湿疹迁延不愈而形成的皮肤真皮浅层及表层的炎症性疾病。由于炎症反复刺激使皮肤增生、肥厚，呈苔藓样变，病程反复发作，顽固不愈。中医学认为由于素体阳虚而致脾胃化失司，水液停聚，湿邪困脾，同时有内热，湿热相兼，溢于肌肤而病，日久致血虚风燥而成。火针具有祛湿散邪，活血行瘀，温通痹阻之功，可以温阳化气，运化水湿；加上灸法温通气血，燥湿止痒，祛湿散邪。二者合用达到清泄湿热，和络止痒之功。（辽宁中医杂志2010年第9期）

五、按语

(1) 火针治疗湿疮效果较好，虽然在火针治疗结束后几小时短时间内局部渗出可增多，但之后可明显减轻局部渗出及瘙痒。

(2) 治疗后注意保护局部的清洁和干燥。各期患者均应避免搔抓，瘙痒难耐，可以清洁物品抚按拍打局部。

(3) 饮食及生活调护对于湿疮患者甚为重要。应当忌食辛辣刺激、煎炸油腻、荤腥发物动风之物，保持清淡饮食、适量运动、心情舒畅。避免热水烫洗及肥皂、晒太阳、花粉、尘螨等刺激。在必须接触洗衣粉、洗洁精等化学物质时佩戴手套。

(4) 本病极易反复，应在止痒结痂后坚持治疗一段时间，以巩固疗效。

第九节 风瘙痒

风瘙痒是指无原发性皮肤损害，而以瘙痒为主要症状的皮肤感觉异常性皮肤病。中医文献中又称之为痒风。《诸病源候论》云："风瘙痒者，是体虚受风，风入腠理，与气血相搏，而俱往来于皮肤之间。邪气微，不能冲击为痛，故但瘙痒也。"本病好发于老年及青壮年，多见于冬季。

本病相当于西医学皮肤瘙痒症。

一、病因病机

病因：禀赋不耐，久病体弱，外感风邪，饮食不节。

病机：血热生风，血虚生风，湿热郁于皮肤腠理。

病位：肌肤，与心、肺、肝、脾密切相关。

病性：虚实夹杂或本虚标实。

二、辨证

		风热血热证	湿热内蕴证	血虚肝旺证
症状	主症	瘙痒剧烈，遇热更甚，抓破后有血痂	瘙痒不止，抓破后继发感染或湿疹样变	老年人多见，久病，皮肤干燥，抓破后少量脱屑，血痕累累，瘙痒可因情绪波动发作或加剧

续 表

		风热血热证	湿热内蕴证	血虚肝旺证
症状	兼症	心烦口渴，小便赤少，大便干燥	口干口苦，胸胁胀闷，纳谷不香，小便赤少，大便干燥	头晕眼花，失眠多梦
	舌脉	舌质红，苔薄黄。脉浮数	舌质红，苔黄腻，脉滑数或弦数	舌红，苔薄，脉细数或弦数
治法	治法	疏风清热，凉血止痒	清热利湿止痒	养血平肝，祛风止痒
	取经	足少阳胆经，手阳明大肠经，足阳明胃经，足厥阴肝经，足太阳膀胱经		
		督脉	足太阴脾经	足太阴脾经

三、治疗

【取穴】

主穴	配穴	
	分型	取穴
肩髃、阳溪、屋翳、蠡沟、至阴、血海、阿是穴	风热血热证	肺俞、大椎、膈俞
	湿热内蕴证	脾俞、胃俞、太白
	血虚肝旺证	膈俞、肝俞、血海

【方法】

阿是穴即局部感觉异常最敏感部位，选择细火针，于酒精灯上烧至白亮后，行散刺法快针点刺，深度以 0.01～0.03 寸为宜，阳溪、屋翳、至阴、太白穴选择细火针于酒精灯上烧至白亮后，快针法频频浅刺 3～5 次，深度以 0.03～0.05 寸；余穴以中粗火针，于酒精灯上烧至白亮，速刺法点刺，深度根据肌肉厚度而定，深约 0.2～0.3 寸。

【其他疗法】

（1）梅花针法：取阿是穴，梅花针局部叩刺，以患者能耐受为度。

（2）耳穴疗法：神门、皮质下、内分泌、肾上腺、心、肝、肺等穴。操作：消毒穴位后，以毫针对准穴位快速刺入，深度 1 分左右，约至软骨组织，以不刺透对侧皮肤为度，捻转数秒钟后，留针 20～30 分钟，每日或隔日治疗 1 次。或用王不留行籽进行耳穴贴压，手法由轻到重，按至有热胀感和疼痛（以患者能耐受为度），每日按压 4 次以上，每次 2 分钟左右。两耳交替进行，3 天换 1 次。

四、验案示例

火针治疗皮肤瘙痒症

吴某，女，72 岁，反复全身瘙痒 3 年余，好发于秋冬季节，皮肤干燥，全身瘙痒难忍，难以入眠。查体：全身皮肤干燥，可见多处抓痕，皮肤脱屑明显。诊断：风瘙痒（血虚风燥证）。治疗：取①屋翳、至阴；②肩髃、阳溪。两组交替。以细火针点刺，每周 2 次。1 次治疗后，瘙痒明显减轻。3 次治疗后，皮肤无瘙痒。

按　《百证赋》有言：“屋翳至阴，疗痒疾之疼多；肩髃阳溪，消隐风之热极。”可见这两组穴位治疗瘙痒症有较好疗效。阳明为多气多血之经，故调节阳明的经气对皮肤病的治疗有较好的效果；且太阳主表，用治肌表之病变。因此治疗皮肤病时宜取太阳、阳明经为主。另外，在缓解期，尤其是夏天，可予维生素 D_2 果糖酸钙注射液穴位注射肺俞、风门、膈腧等穴（交替使用），以补肺气，祛风邪，防止复发。

五、按语

（1）火针治疗风瘙痒效果较好，且对于本病的伴发症失眠疗效亦佳，坚持治疗，可明显改善睡眠及皮损瘙痒，一般 2 个疗程即可。

（2）风瘙痒患者应注意饮食及生活调护，忌食辛辣刺激、煎炸油腻、荤腥发物及动风之物，清淡饮食、多食蔬果，保持适量运动、心情舒畅。避免搔抓、摩擦及热水烫洗，忌肥皂等碱性强刺激。贴身衣物要柔软宽松，尽量用棉制品，避免用毛制品。

第十节　牛皮癣

牛皮癣是好发于颈部两侧，以皮肤粗糙肥厚，剧烈瘙痒为特征的皮肤病。在中医古代文献中，因其好发于颈部，又称“摄领疮”；因其病程缠绵顽固，亦称“顽癣”。《诸病源候论》云：“摄领疮，如癣之类。生于颈上痒痛，衣领拂之即剧。是衣领揩所作，故名。”多见于青壮年，呈慢性经过，时轻时重，多在夏季加重，冬季缓解。

本病相当于西医学神经性皮炎。

一、病因病机

病因：情志内伤，机械刺激，久病耗伤。

病机：营血失和，经脉失疏，生风生燥。

病位：肌肤，与心、肝密切相关。

病性：初期以实为主，后期以虚为主。

二、辨证

		肝郁化火	风湿蕴肤	血虚风燥
症状	主症	皮疹色红	皮损呈淡褐色片状，粗糙肥厚，剧痒时作，夜间尤甚	皮损色淡或灰白，状如枯木，肥厚粗糙似牛皮
	兼症	心烦易怒，失眠多梦，眩晕，心悸，口苦咽干		心悸怔忡，失眠健忘，女子月经不调
	舌脉	舌边尖红，脉弦数	舌淡红，苔薄或白腻，脉濡缓	舌淡，苔薄，脉沉细
治法	治法	疏肝理气，清肝泻火	祛风利湿，清热止痒	养血润燥，熄风止痒
	取经	手阳明大肠经，足太阴脾经，足太阳膀胱经		
		足厥阴肝经，足少阳胆经，手厥阴心包经	足阳明胃经	足阳明胃经，手少阴心经

三、治疗

【取穴】

主穴	配穴	
	分型	取穴
相应夹脊穴、曲池、阳溪、血海、至阴、阿是穴	肝郁化火	太冲、行间、侠溪、大陵
	风湿蕴肤	肺俞、阴陵泉、丰隆、太白
	血虚风燥	膈俞、足三里、阴郄、三阴交

【方法】

根据皮损面积，选用中粗火针或细火针，点刺阿是穴，密刺法，以达到皮损基底部为度，点刺深约 0.3 ~0.5 寸；阳溪、至阴、相应夹脊穴、太冲、行间、侠溪、大陵、太白、阴郄以细火针频频浅刺 3 ~5 次，点刺深约 0.1 ~0.2 寸；余穴以中粗火针，将针尖和针身烧至白亮，采用速刺法，点刺不留针，深度根据肌肉厚度而定，深约0.2～0.3寸。一周2～3次。

【其他疗法】

（1）耳穴疗法：神门、皮质下、肾上腺、内分泌、心、肝、肺等穴。操作：消毒穴位后，以毫针对准穴位快速刺入，深度1分左右，约至软骨组织，以不刺透对侧皮肤为度，捻转数秒钟后，留针20～30分钟，每日或隔日治疗1次。或用王不留行籽进行耳穴贴压，手法由轻到重，按至有热胀感和疼痛（以患者能耐受为度），每日按压4次以上，每次2分钟左右。两耳交替进行，3天换1次。可配合耳尖放血。

（2）皮肤针法：主穴：大椎、膀胱经线（大杼至白环俞段）。配穴：血海、风市、阿是穴。

（3）穴位注射法：取曲池、肺俞、心俞、脾俞、足三里、血海、大椎。用注射用水或丹参注射液、参麦注射液、维生素B_1或维生素B_{12}混合注射液，每穴注入0.3～0.5ml。每日或隔日1次，10次为1疗程。

（4）刺络拔罐法：主穴：大椎、肺俞、委阳。令患者取俯卧位，暴露后背上部和双腿。先以三棱针点刺肺俞，然后挤压穴区出血，即在其上拔罐。之后，再点刺委阳出血加罐。每穴留罐10～15分钟。隔日1次，3次为1疗程。

四、验案示例

火针治疗牛皮癣

佘某，女，82岁。反复双足背皮肤粗糙、瘙痒3年。双足背踝关节处皮肤干燥、角化、脱屑、增厚，呈苔藓样变，瘙痒剧，时好时坏，睡眠差，舌红，苔少，脉沉。诊断：牛皮癣（血虚风燥）。治疗：取阿是穴、皮损相应神经节段的夹脊穴（L_4～S_1）。以中粗火针局部点刺；夹脊穴以细火针局部浅刺。每周2～3次。第1次治疗后，患者瘙痒明显减轻，但缓解持续时间不长。3次治疗后，皮损变薄、颜色变浅，脱屑减少，瘙痒缓解持续时间延长。10次治疗后，皮损基本变平、消退，遗留少量色素沉着，瘙痒消失。

按 牛皮癣（神经性皮炎）或因外邪侵犯，或因痰、瘀、湿浊等郁闭，阻遏局部气血，肌肤失于濡养而见粗糙、增厚、瘙痒。局部火针一则刺激局部气血运行，二则去菀陈莝，因此治疗中可适当出血，以加强疗效。现代研究还表明神经性皮炎与自主神经功能失调有关，火针相应夹脊穴可激发阳气，起到扶正祛邪之用。

五、按语

（1）火针治疗本病有较好的止痒效果，同时可以改善局部血液循环，配合药物治疗，可以明显提高疗效。

（2）避免精神刺激，保持心情舒畅，情绪稳定。

（3）尽量避免局部刺激，不要用热水烫洗或涂擦不适当药物。

（4）勿食辛辣刺激性食物，勿饮使本病加重或复发的饮料，如酒、浓茶、咖啡等。

第十一节　粉　刺

粉刺多发于面部，以丘疹、脓疱、结节有时可挤出白色碎米样粉汁为特征的一种皮肤病。《医宗金鉴·外科心法要诀》指出："肺风粉刺，此证由肺经血热而生。"本病多发于青春发育期，皮疹易反复，常在饮食不节、月经前后加重。青春期过后，多数可自然减轻。

本病相当于西医学寻常性痤疮，是毛囊、皮脂腺的慢性炎症。

一、病因病机

病因：素体阳盛，感受风邪，饮食不节。

病机：肺胃郁热，痰湿内蕴，熏蒸皮肤。

病位：肌肤，与肺、脾、胃密切相关。

病性：初起以实证为主，病久多虚实夹杂。

二、辨证

		肺经风热	湿热蕴结	痰湿瘀滞
症状	主症	丘疹色红，或有痒痛	皮疹红肿疼痛，或有脓疱	皮疹颜色暗红，以结节、脓肿、囊肿、瘢痕为主
	兼症	口渴喜饮，大便秘结，小便短赤	口臭，便秘，尿黄	纳呆，腹胀，便溏
	舌脉	舌红，苔薄黄，脉弦滑	舌红，苔黄腻，脉滑数	舌淡暗红，苔黄腻，脉弦滑

续 表

		肺经风热	湿热蕴结	痰湿瘀滞
治法	治法	疏风清肺	清热除湿解毒	除湿化痰，活血散结
	取经	督脉		
		手太阴肺经，足太阳膀胱经	足太阴脾经，足阳明胃经	足太阳膀胱经，足太阴脾经，足阳明胃经

三、治疗

【取穴】

主穴	配穴	
	分型	取穴
阿是穴、面点、印堂、大椎、身柱	肺经风热	少商、尺泽、风门
	湿热蕴结	足三里、三阴交、阴陵泉
	痰湿瘀滞	脾俞、阴陵泉、丰隆

【方法】

首先应触摸痤疮局部，以知病灶深浅，火针针刺深度宜控制在0.03~0.05寸。未成脓者，选用细火针频频浅刺；脓已成，以中粗火针中速刺脓头，有落空感即出针，并在入针后稍稍转动针体，拔出脓液及瘀血，可用棉签挤压脓头周边，使脓血排尽，以见到鲜血为度，若脓头较多，可选择较大的3~5个先治疗，余下分批治疗；脓已溃破，选中粗火针或细火针速刺阿是穴，深达病灶基底部。大椎、少商可用三棱针点刺放血；余穴以中粗火针，将针尖和针身烧红透亮，采用速刺法，点刺不留针，深度根据肌肉厚度而定，深约0.2~0.3寸。

【其他疗法】

(1) 耳穴疗法：取肺、大肠、脾、内分泌、交感、面颊、额区等穴，月经不调加子宫、肝。操作：消毒穴位后，以毫针对准穴位快速刺入，深度1分左右，约至软骨组织，以不刺透对侧皮肤为度，捻转数秒钟后，留针20~30分钟，每日或隔日治疗1次。或用王不留行籽进行耳穴贴压，手法由轻到重，按至有热胀感和疼痛（以患者能耐受为度），每日按压4次以上，每次2分钟左右。两耳交替进行，3天换1次。

（2）刺络拔罐法：取穴第一组：肺俞、膈俞；第二组：心俞、肝俞。每次取一组穴位，用三棱针点刺加拔罐，令出血 5～8ml，隔日 1 次，治疗 2 次后两组交替，4 次为一疗程。

（3）自血疗法：抽取患者静脉血 4ml，每穴位 2ml 注射双曲池，与双肺俞、双血海交替，每周 2 次，1 个月为一疗程。

（4）穴位埋线法：选合谷、曲池、大椎、足三里，肺经风热证加肺俞，湿热蕴结证加脾俞、胃俞、丰隆，痰湿瘀滞证加膈俞、血海、丰隆。每周 1 次，1 个月为一疗程。

四、验案示例

（1）患者，男，20 岁。于 2007 年 11 月 27 日就诊。面部反复丘疹、结节、囊肿 2 年，就诊时见面部有密不可数的脓疱、结节、囊肿，甚至融合成片，皮损处压痛明显。治疗以火针点刺局部皮损，清除皮疹上的黑头粉刺或脓性分泌物、脓栓、脓血，排出囊肿的囊内物，同时配合肺俞、脾俞火针点刺。治疗 3 次后大部分结节变软、囊肿变平，有少许新发皮损，继续遵原法治疗 8 次后丘疹、脓疱、结节、囊肿消失，随访至今未复发。

按 火针的烧针和针刺深浅至关重要，《针灸大成·火针》："刺针切忌太深，恐伤经络；太浅不能去痛，惟消息取中耳。"《针灸大成·火针》："灯上烧，令通红，用方有功。若不红，不能去病，反损于人。"因此，须在酒精灯外焰上烧针至发白，温度越高，针的穿透力越强，患者痛感越小。其作用在于对局部直接杀菌消炎祛腐，祛腐方能生新。另一方面高温可以直接破坏增生肥大的皮脂腺细胞，使皮脂分泌减少，改变了毛囊内微生物的生存环境，从而有效地控制病灶的复发。针后伤口要严格消毒，禁洗浴以控制感染。（上海针灸杂志 2009 年第 3 期）

（2）王某，因面部反复丘疹、囊肿、结节 3 年，于 2009 年 3 月 29 日初诊。症见：患者面部丘疹、脓瘢、囊肿、结节密布，尤以双下颌部为明显，其结节囊肿已融合。当即火针点刺局部阿是穴和肺俞、肝俞、脾俞，火针点刺下颌部皮损后引流出较多脓血。次日结痂，5 天痂壳掉后大部分结节囊肿变软、变平，继续守原法治疗 4 次而愈，愈后无瘢痕及色素沉着。随访半年未复发。

按 该患者病程日久，以结节、囊肿为主，邪热与痰瘀互结，已形成正虚邪实，所以经久不愈，常规药物难以奏效，临床治疗棘手。火针具有毫针、艾灸的双重功效，点刺局部皮损具有良好的排脓、消肿散结作用，脓去则新肉生，不但能促进皮损快速消退，而且愈后无瘢痕及色素沉着；再通过点刺肺俞、脾俞、肝俞以及配合饮食、睡眠等良好的生活习惯，起到整体调理的作用，避免和减少了复发。（中医外治杂志 2010 年第 3 期）

五、按语

（1）火针治疗本病简单易行，疗效较好。本病多发生于面颊部，火针操作时需严格掌握进针深度，避免瘢疤。

（2）要嘱咐患者保证充足的睡眠，适量运动，节制饮食，忌吃生冷煎炸肥甘厚腻之品。减少化妆品的使用，特别是油性或含有粉质的化妆品。

（3）经常用硫黄肥皂温水洗涤颜面。禁用手挤压皮疹，防止感染。

第十二节 酒渣鼻

酒渣鼻是发生在鼻准头及鼻两侧，以皮肤潮红、丘疹、脓疱，甚则鼻头增大变厚为特征的一种皮肤病。陈无择《三因方》：“肺热，鼻发赤瘰，俗名酒渣”。

一、病因病机

病因：饮食不节，感受风邪。

病机：肺胃积热上蒸，复遇风寒外袭，血瘀凝结；或嗜酒之人，酒气熏蒸，复遇风寒，交阻于肌肤所致。

病位：肌肤，与肺、胃密切相关。

病性：病性有虚实之分。一般来说，起病急、病程短者以实证多见；起病缓慢、病程较长者以虚证为多见。

二、辨证

		肺胃热盛	热毒蕴肤	气滞血瘀
症状	主症	可见鼻尖或两翼出现红斑，压之褪色		

续 表

		肺胃热盛	热毒蕴肤	气滞血瘀
症状	兼症	常嗜酒，便秘，饮食不节，口干口渴。多见于红斑期	在红斑上出现痤疮样丘疹、脓疱。毛细血管扩张明显，局部灼热，口干，便秘。多见于丘疹期	鼻部组织增生，呈结节状，毛孔扩大。多见于鼻赘期
	舌脉	舌质红，苔薄黄，脉弦滑	舌质红绛，苔黄	舌质略红，脉沉缓
治法	治法	清泄肺胃积热	清热凉血解毒	活血化瘀散结
	取经	督脉，手阳明大肠经		
		手太阴肺经，足阳明胃经	手太阴肺经	足厥阴肝经，足太阴脾经

三、治疗

【取穴】

主穴	配穴	
	分型	取穴
阿是点、面点、印堂、素髎、大椎、合谷	肺胃热盛	尺泽、曲池、内庭
	热毒蕴肤	尺泽、少商、商阳
	气滞血瘀	合谷、太冲、血海

【方法】

阿是穴，对于红斑型的患者，可在红斑处以细号火针快速点刺，深度宜浅，不可达到真皮层，在血络明显处，可适当点刺放血。对于丘疹型的患者，可于丘疹顶部以火针点刺，若有脓头则点刺时针身稍作旋转，并将脓液排出。对于鼻赘期的患者，可在局部以中粗火针点刺，深度以到达结节状组织底部为宜。素髎穴以细火针快针点刺，深约0.03～0.05寸，以少量出血为宜。少商、商阳、面点、印堂以细火针频频浅刺3～5次，点刺深约0.01～0.03寸；余穴以中粗火针，将针尖和针身烧红透亮，采用速刺法，点刺不留针，深度根据肌肉厚度而定，深约0.2～0.3寸。

【其他疗法】

（1）皮肤针法：在局部施行轻叩、密刺手法，待叩刺患处以轻微出血为度。每日施术1次。

（2）放血疗法：可在大椎、肺俞、大肠俞、膈俞以三棱针点刺出血后，在穴位处以闪火法拔罐，留罐 10 分钟。每周 2 次。

四、验案示例

火针配合放血治疗酒渣鼻

米某，女，20 岁，于 2000 年 7 月 12 日初诊。主诉：鼻头起红斑丘疹 2 月余，时好时坏，近日加重。查：鼻头皮肤颜色潮红，有少量毛细血管扩张和 2 个丘疹。曾外用 1% 氢化可的松霜，效果不显，前来就诊。诊断：酒渣鼻。取穴：阿是穴、肺俞、膈俞为主。方法：①放血：局部阿是穴放血，用 1 寸毫针点刺红斑部位，如伴有毛细血管扩张，则在毛细血管上点刺出血，一次点刺 10 ~ 20 针。背部放血取肺俞、膈俞，以三棱针点刺，每穴 3 ~ 4 针后拔火罐 10 分钟，以增加出血量。每周 2 次，10 次为 1 疗程，休息 7 天，续行第 2 疗程。②火针：以局部皮损为主。红斑期伴有明显毛细血管扩张，则以细火针在毛细血管上点刺 2 ~ 3 针；丘疹脓疱期和鼻赘期则以粗火针在丘疹、脓疱而后鼻部结缔组织增生部位点刺，根据皮损大小点刺 1 ~ 3 针。每周 1 次，5 次为 1 疗程，休息 7 天后，续行第 2 疗程。上述方法治疗 5 次后，症状明显好转，丘疹消失，红斑颜色变浅。又经放血治疗 5 次后，症状全部消失，皮损恢复正常。嘱其调理饮食、起居，以防复发。

按　古代医家认为，脏腑功能紊乱和经络功能失调所产生的症状，根本原因不是“气”发生改变，就是“血”发生改变。“放血疗法”就是通过治血调气，从而通达经络、活血化瘀，使脏腑和谐，阴阳平衡。酒渣鼻红斑期一般放血 2 次后就有明显效果，如果毛细血管扩张不明显，1 个疗程后可基本痊愈。丘疹脓疱期和鼻赘期以火针治疗为主，火针能温通经络、行气活血、消肿散结、祛腐排脓。一般 1 ~ 2 次火针治疗后，丘疹脓疱就会变小甚至消失，鼻部结缔组织增生则恢复较慢。治疗期间患者禁食烟酒、辛辣食物。（朱江．火针刺法入门．2008）

五、按语

（1）本病应尽早治疗，红斑期和丘疹期治愈率较高，鼻赘期治愈率相对较低。面部使用火针时点刺宜浅，深度不宜超过真皮层，以免留下瘢痕。

（2）避免过冷、过热刺激及精神紧张，忌食辛辣、酒类等刺激性食物。经常保持大便通畅。

（3）面部施行火针后要注意创面的保护，防止感染。

第十三节 油　　风

油风是一种以突然头发成片脱落为临床表现的慢性皮肤病。《医宗金鉴·外科心法要诀》云：“油风乃血虚不能随气荣养肌肤，故毛发根空，脱落成片，皮肤光亮，痒如虫行，此皆风热乘虚攻注而然。”本病可发生于任何年龄，但多见于青年，男女均可发病，劳累、精神刺激多为诱因。

本病相当于西医学斑秃。

一、病因病机

病因：饮食不节，情志抑郁，跌扑损伤，久病体虚。

病机：血热生风，瘀血阻络，精血不足，毛发失养。

病位：毛发，与肝、脾、肾密切相关。

病性：虚实夹杂。

二、辨证

		血热风燥	气滞血瘀	气血两虚	肝肾不足
症状	主症	头部毛发突然成片迅速脱落，脱发区皮肤光滑，边缘头发松动易拔出			
	兼症	偶有头皮瘙痒，或伴头部烘热；心烦易怒，急躁不安	病程较长，头发脱落前后有头痛或胸胁疼痛等；伴夜多恶梦，烦热难眠	多在病后或产后发病，并渐进性加重，范围由小而大，毛发稀疏枯槁，触摸易脱；伴唇白，心悸，气短懒言，倦怠乏力	病程日久，平素头发焦黄或花白，发病时呈大片均匀脱落，甚至全身毛发脱落；伴头晕，耳鸣目眩，腰膝酸软
	舌脉	舌红，苔薄，脉弦	舌有瘀点、瘀斑，脉沉细	舌淡，苔薄，脉细弱	舌淡，苔薄，脉细
治法	治法	凉血熄风，养阴护发	通窍活血	益气养血	滋补肝肾
	取经	根据脱发部位循经特点定经，足太阳膀胱经			
		手太阴肺经、足太阴脾经	足厥阴肝经、足太阴脾经、足阳明胃经	足太阴脾经、足阳明胃经	足少阴肾经

三、治疗

【取穴】

主穴	配穴	
	分型	取穴
阿是穴、夹脊穴	血热风燥	尺泽、风门、血海
	气滞血瘀	膈俞、太冲、隐白、厉兑
	气血两虚	脾俞、足三里、三阴交
	肝肾不足	肝俞、肾俞、太溪

【方法】

阿是穴（脱发区中央及四周）、夹脊穴、隐白、厉兑以细火针快速频频浅刺3～5次，点刺深约0.05寸；三阴交、太溪、太冲点刺深约0.1～0.2寸；余穴以中粗火针，速刺法，点刺不留针，深度根据肌肉厚度而定，深度0.2～0.3寸。

【其他疗法】

（1）电梅花针：可在脱发区和沿头皮足太阳膀胱经循行部位用电梅花针密刺，各椎体中间横刺3下，以皮肤发红为度，每次10～15分钟，每天1次。

（2）耳穴疗法：取神门、心、肝、肾、交感、肾上腺。操作：消毒穴位后，以毫针对准穴位快速刺入，深度1分左右，约至软骨组织，以不刺透对侧皮肤为度，捻转数秒钟后，留针20～30分钟，每日或隔日治疗1次。或用王不留行籽进行耳穴贴压，手法由轻到重，按至有热胀感和疼痛（以患者能耐受为度），每日按压4次以上，每次2分钟左右。两耳交替进行，3天换1次。

（3）灸法：以艾条回旋灸脱发局部，以局部潮红灼热为度，每天1次，7日为1疗程。

（4）外治法：鲜毛姜（或生姜）切片，烤热后涂擦脱发区，每天数次；或用5%～10%斑蝥酊、10%补骨脂酊、10%辣椒酊外搽，每天数次。

（5）穴位注射法：用黄芪注射液各4ml交替穴注肾俞、足三里、血海、三阴交，每穴注2ml，每次注2穴，隔天1次，10次为1疗程。

（6）蜂针疗法：先以75%酒精消毒斑秃部位，然后将螯针从蜜蜂尾部拔出，轻快准确地沿斑秃部位散刺。根据病变部位的大小，每次用蜂1~2只，每日治疗1次，10天为1个疗程，每个疗程之间不间断，同时配合内服中药。

四、验案示例

火针治疗斑秃

男，28岁，2009年8月5日就诊。症见：斑秃4个月余，近期加重，睡眠不佳。查头部左后侧见一脱发区，面积3cm×3cm。患者4个月前左后脑头发脱落，面积1cm×1cm，1个月前脱发面积突然增大，伴寐差，多梦，入睡易惊醒，平时注意力难以集中。来诊后以多头火针速刺疾退法从脱发区边缘向脱发区中心密刺。每次选取2~3处。然后用单头火针点刺肺俞、心俞、膈俞、肝俞、脾俞、肾俞，若出血，待血自止。每周治疗2次，使用火针1~2次之后便可长出毳毛。针后2天内勿洗患处，同时忌烟酒及辛辣、鱼腥食品。配合中药：以当归、何首乌活血养血，以二至丸合白芍、黄精等补益肝肾、滋阴止血。佐以安神清心之品如莲子心、夜交藤等改善睡眠，使以桔梗、枳壳宣肺理气。第1次复诊，患处出现黑色毛点，第2次复诊，患处长出灰白色细软毳毛，至6次复诊，患处面积缩小至1cm×1cm，新发长出0.5~1cm，色黑同周围头发，较细软。第8次复诊患区全部长出毳毛，新发牢固，色黑，密度、粗细同健发。（山东中医杂志2010年第2期）

五、按语

（1）火针治疗本病简单易行，配合其他方法使用，效果更佳。斑秃皮肤血流量变化的研究证实，斑秃皮损处血流量明显低于健康对照组，也证实其脱落是发失所养而致。针灸治疗可快速缓解血管痉挛，改善局部血液循环，提高局部血流量，调和气血，活血化瘀。

（2）注意劳逸结合，保持心情舒畅；避免烦躁、悲观、忧愁、动怒等情志因素。加强营养，注意摄入富含维生素的饮食，纠正偏食的不良习惯。头发已生，应加强头发护理，不用碱性强的肥皂洗发，少用电吹风吹烫头发。

（3）斑秃较之其他几种类型脱发易于治疗，而重症全秃效果则较差。另外治疗效果的好坏与患者体质情况有关，对于虚证脱发较实证难愈。对于难治性的斑秃，可内外合治，综合治疗。

第十四节　白驳风

白驳风是以皮肤变白，形状不一，并不痒痛为特征的一种原发性的、局限性或泛发性的皮肤色素脱失症。又称“白癜”“白驳”“斑白”“斑驳”等。其发病率为1%～2%。肤色越深，发病率越高。男女发病情况相当，好发于青少年，约一半以上的患者在20岁以前发病。近年来，白驳风的发病率有上升趋势，发病年龄也在提前。

本病相当于西医学白癜风。

一、病因病机

病因：情志内伤，复受风邪；先天禀赋不足或后天失养；外伤跌仆。

病机：气血失和，脉络瘀阻，肌肤失养。

病位：肌肤，与肺、肝、肾密切相关。

病性：虚实夹杂，以虚为主。

二、辨证

<table>
<tr><th colspan="2"></th><th>肝郁气滞</th><th>肝肾不足</th><th>气血瘀滞</th></tr>
<tr><td rowspan="3">症状</td><td>主症</td><td>白斑散在渐起，数目不定</td><td>多见于体虚或有家族史的患者，病史较长，白斑局限或泛发</td><td>多有外伤，病史缠绵，白斑局限或泛发，边界清楚，局部可有刺痛</td></tr>
<tr><td>兼症</td><td>心烦易怒，胸胁胀痛，夜眠不安，月经不调</td><td>头晕耳鸣，失眠健忘，腰膝酸软</td><td></td></tr>
<tr><td>舌脉</td><td>舌质正常或淡红，苔薄，脉弦</td><td>舌红少苔，脉细弱</td><td>舌质紫暗，有瘀斑、瘀点，苔薄白，脉涩</td></tr>
<tr><td rowspan="3">治法</td><td>治法</td><td>疏肝理气，活血祛风</td><td>滋补肝肾，养血祛风</td><td>活血化瘀，通经活络</td></tr>
<tr><td rowspan="2">取经</td><td colspan="3">足少阳胆经，督脉，足太阳膀胱经，手太阴肺经，手阳明大肠经，足太阴脾经</td></tr>
<tr><td>足厥阴肝经，任脉</td><td>足少阴肾经</td><td>足厥阴肝经</td></tr>
</table>

三、治疗

【取穴】

主穴	配穴	
	分型	取穴
风池、大椎、肺俞、侠白、曲池、血海、白癜风穴（掌侧中指末节指横纹中点与中冲穴连线的中下1/3交界处）、阿是穴	肝郁气滞证	太冲、期门、膻中
	肝肾不足证	肾俞、肝俞、照海
	气血瘀滞证	膈俞、合谷、太冲

【方法】

根据白斑面积大小，选用中粗火针、细火针浅刺或火鍉针烙熨阿是穴，以不透皮为度。大椎、白癜风穴、太冲、期门、照海、合谷以细火针频频浅刺3～5次，点刺深约0.1～0.2寸。余穴采用中粗火针，将针尖和针身烧至白亮，采用速刺法，点刺不留针，深度根据肌肉厚度而定，深约0.2～0.3寸。一周2～3次。

【其他疗法】

（1）放血配合艾灸疗法：选取侠白、白癜风穴用三棱针点刺放血（侠白穴可配合拔罐），使少量出血，两侧交替，一周2次。另用艾条悬灸白斑处，围绕白斑，由外向内，逐渐缩小，以白斑呈粉红色为度。待肤色与恢复正常后再灸3～5次，以巩固疗效。

（2）埋线疗法：曲池、阳陵泉、首发部位、肺俞、膈俞、脾俞、胃俞、肾俞、膻中、关元、三阴交等穴，每次选4～6穴，交替进行，1～3周1次，3次为1个疗程。

（3）梅花针疗法：局部叩刺，可配合外用药涂擦，每日1次。

（4）耳穴疗法：肺、肾、内分泌、肾上腺等穴。操作：消毒穴位后，以毫针对准穴位快速刺入，深度1分左右，约至软骨组织，以不刺透对侧皮肤为度，捻转数秒钟后，留针20～30分钟，每日或隔日治疗1次。或用王不留行籽进行耳穴贴压，手法由轻到重，按至有热胀感和疼痛（以患者能耐受为度），每日按压4次以上，每次2分钟左右。两耳交替进行，3天换1次。

（5）自血疗法：抽取患者静脉血后，立即注射到白斑下，至局部出现青紫为止，每周2次，10次为1个疗程。

（6）30%补骨脂酊外用：配合日光照射5～10分钟，或紫外线照射2~3分钟，每日1次。

四、验案示例

火针治疗白癜风

付某，女，27岁，因右肩白斑数月就诊。于数月前发现右侧肩部皮肤白斑，面积约3cm×2cm，局部无任何不适，曾涂以药物治疗未效。舌淡苔白腻，脉滑。辨证为体内蕴湿，气血失和，肌肤失养。治以调气和血，荣养肌肤。取阿是穴（白斑处），以细火针速刺。每周治疗2次，治疗5次后，白斑消失。

按 据患者舌脉症，辨证为体内蕴湿，气血失和，肌肤失养。湿为阴邪，火针助阳，“温通法”之火针疗法具有温经通络，行气活血的功能，经络通，气血行，闭阻于经络的湿邪则松动，易被正气驱除于外。（中国针灸2003年第9期）

五、按语

（1）白驳风易诊难治，疗程较长，应嘱患者坚持治疗。

（2）白驳风患者应忌食辛辣刺激、煎炸油腻、荤腥发物、动风之物，宜清淡饮食。

（3）体质因素及情志因素在白驳风的发病中占有很大作用，应适量运动，增强体质。家属或医生要加强心理辅导，消除紧张、抑郁等不利因素，保持心情舒畅，增强康复的信心。

第十五节　黧黑斑

黧黑斑是发生在面部的黄褐色或灰黑色斑片，不高出皮肤，常见于鼻背两侧。本病常呈对称分布，多发于孕妇或经血不调的妇女，男子或未婚女性亦可罹患。皮损日晒后多可加重，部分患者可伴有其他慢性病。

本病相当于西医学黄褐斑。

一、病因病机

病因：情志内伤，饮食劳倦，房劳过度。

病机：气机不畅，气血瘀滞，颜面失养。

病位：肌肤，与肝、脾、肾密切相关。

病性：虚实夹杂，以虚证为主。

二、辨证

		肝郁气滞	肝肾不足	脾虚湿蕴	气滞血瘀
症状	主症	面部黄褐色或灰黑色斑片，不高出皮肤			
	兼症	皮损浅褐至深褐色，对称分布于目周、颜面，伴胁胀胸痞，烦躁易怒，纳谷不馨，女子月经不调，经前斑色加深，两乳胀痛	皮损褐黑，多以鼻为中心，对称分布于颜面，伴目眩耳鸣，腰膝酸软，五心烦热，怠倦无力，身体羸瘦	皮损灰黑色，对称分布于鼻翼、前额、口周，自边缘向中央逐渐加深，伴短气乏力、腹胀纳差，或宿有痰饮内停	皮色灰褐或黑褐，伴有慢性肝病，或月经色黯有血块，或痛经
	舌脉	舌淡红，苔薄白，脉弦滑	舌红，苔少，脉沉细	舌淡胖，苔腻，脉弦滑	舌质暗红有瘀斑，脉涩
治法	治则	疏肝理气	补益肝肾	健脾祛湿	理气活血
	取经	足厥阴肝经，手太阳小肠经，足太阳膀胱经，足太阴脾经，根据皮疹所在部位定经			
		手少阳三焦经，足少阳胆经，任脉	手厥阴心包经，足少阴肾经	手阳明大肠经，足阳明胃经、任脉	任脉，足阳明胃经，手少阳三焦经

三、治疗

【取穴】

主穴	配穴	
	分型	取穴
阿是穴、面点、太冲、养老、肺俞、膈俞、肝俞	肝郁气滞	期门、支沟、阳陵泉、膻中
	肝肾不足	内关、太溪、肾俞、次髎
	脾虚湿蕴	合谷、足三里、阴陵泉、中脘
	气滞血瘀	地机、蠡沟、期门、支沟

【方法】

根据患者年龄及体型，选用中或细火针，速刺法，点刺不留针。面部局部的黧黑斑处，选用中或细火针，速刺法，点刺不留针，先在边缘点刺，然后在中间密刺，注意面部点刺需浅，深约 0.01 ~ 0.03 寸，不可过深。黧黑斑较多者可先选择色斑较大的进行火针治疗，分2~3次进行治疗。期门、蠡沟、内关、太溪以细火针频频浅刺3~5次，点刺深约0.1~0.2寸；余穴采用细火针，将针尖和针身烧红透亮，采用速刺法，点刺不留针，深度根据肌肉厚度而定，深约0.2~0.3寸。一周2~3次。

【其他疗法】

（1）耳穴疗法：取耳穴肾、肝、脾和内分泌为主，根据病变部位配合相应耳穴。操作：消毒穴位后，以毫针对准穴位快速刺入，深度1分左右，约至软骨组织，以不刺透对侧皮肤为度，捻转数秒钟后，留针20~30分钟，每日或隔日治疗1次。或用王不留行籽进行耳穴贴压，手法由轻到重，按至有热胀感和疼痛（以患者能耐受为度），每日按压4次以上，每次2分钟左右。两耳交替进行，3天换1次。

（2）穴位注射：取穴肝俞、肺俞、肾俞、足三里、脾俞、膈俞等，根据病情，选用当归注射液、黄芪注射液或丹参注射液，常规消毒后用5ml注射器，5号针头抽取注射液4ml，迅速刺入穴位，回抽无血后注射到穴位中，每穴2ml，两穴交替，隔日1次，10次为1疗程。

四、验案示例

火针治疗黧黑斑

党某，女，38岁，公务员。颜面皮肤出现褐色斑10年。患者颜面两颧可见约0.5cm×0.5cm大小褐色斑，触之粗糙，稍高出皮面，情绪不好，日照后及经前斑片颜色加深，面色晦暗，伴心烦易怒，失眠多梦，月经量少。诊断：黧黑斑（肝郁气滞）。治疗：①取阿是穴、太冲、养老；②肺俞、膈俞、期门、支沟，两组交替。阿是穴用细火针浅刺，余穴位用中粗火针点刺。每周2~3次。2次治疗后，患者斑片色泽变淡。7次治疗后，患者面色较前明亮有光泽，斑片基本消退，睡眠改善。

按 黧黑斑（黄褐斑）的形成与肝密切相关。通过调肝、疏肝、养肝，使内和而外治。本案中，患者以肝郁气滞为主，通过太冲、期门、支沟疏肝理气，肺俞、膈俞调理气血从而达到治疗目的。同时阿是穴可激发局部气血，养老为美容之要穴，全方可起到疏肝理气，调养气血之功。

五、按语

（1）面部治疗后注意保护创面的清洁和干燥。

（2）本病治疗后需嘱咐患者尽量避免日光，勿使用刺激性强的化妆品；保持良好情绪，注意合理饮食，以促进本病向愈。

（3）认真检查原发病灶，对继发于慢性肝病、甲状腺功能亢进、结核、胃肠道息肉等疾病者，应积极治疗原发病。

第十六节 粉 瘤

粉瘤是以皮肤间出现圆形质软的肿块，溃破后可见粉渣样物溢出为主要表现的瘤病。好发于头面部、胸背部、臀部等处。肿块位于皮肤浅层内，呈半球状隆起，小者如豆粒，大者如柑橘，边界清楚，质地坚实，或有囊性感，张力较大，与皮肤粘连，不易分开，可以推动。在肿块表面皮肤常可见针头大开口，略带黑色，挤之有白色分泌物溢出，且有臭气。肿块生长缓慢，一般无自觉症状。但继发感染时则红、肿、热、痛，甚或形成脓肿，破溃后可自愈或形成瘘管。

本病相当于西医学皮脂腺囊肿。

一、病因病机

病因：思虑过度，郁怒伤肝，饮食不节。

病机：津液滞聚，痰湿凝结。

病位：肌肤，与肝、脾密切相关。

病性：以实证为主。

二、辨证

		痰凝气结	湿毒积聚
症状	主症	可见高于皮面的圆形瘤体，质软而色泽正常，破后有豆渣样物，常发于头面颈部	
	兼症	病程漫长，瘤体色白而肿，不痛不痒	瘤体红肿疼痛，破溃流脓
	舌脉	舌淡红，苔腻，脉弦滑	舌红，苔腻，脉滑数

续 表

		痰凝气结	湿毒积聚
治法	治法	行气化痰	清热解毒，行气利湿
	取经	足阳明胃经，手少阳三焦经	足阳明胃经，手阳明大肠经

三、治疗

【取穴】

主穴	配穴	
阿是穴、外劳宫、后溪、申脉	分型	取穴
	痰凝气结证	支沟、足三里
	湿毒积聚证	大椎、丰隆

【方法】

一手固定瘤体，以粗火针先于瘤体中心速刺一针，在瘤体旁刺2～4针，以求刺破包膜，有落空感即拔出火针，用消毒棉球挤压令白色分泌物出尽，取出露出的包膜，并放置无菌纱布垫压，弹力绷带加压固定3天。瘤体较大者，术后分泌物可能较多，需及时换药排尽。余穴采用细火针，将针尖和针身烧红透亮，采用速刺法，点刺不留针，深度根据肌肉厚度而定，深约0.2～0.3寸。

【其他疗法】

外治法：将白降丹与熟石膏按3∶17的比例研散，切开粉瘤处皮肤，排挤出渣液后，用棉球蘸散剂纳入囊腔，待囊腔脱落后，改用回阳玉龙散换药，每日1次，直至病愈。

四、验案示例

火针治疗粉瘤

田某，男，37岁，工人。于1988年8月6日就诊。主诉：左耳垂一肿物10余年并逐渐增大。查：左耳垂可见一个约1.5cm×1.5cm×1.0cm大小的囊肿，病变部位皮肤呈褐色，无红肿，皮肤完整，触之柔软，边缘清楚，推之可移，无明显压痛。诊断：左耳垂皮脂腺囊肿。常规消毒，采用直径1.5～2.0mm的三棱针，在酒精灯上烧红，快速刺入粉瘤中点，深度以刺透囊壁为度。以双手拇、示指夹持两块无菌纱布，在针眼周围轻轻均匀地挤压，直至皮脂腺完全被挤出，包膜露出，然后用无菌止血钳慢慢取出包膜。局部稍重按压 2 ~ 3 分钟，然后再一次清洁创口，以无菌纱布敷盖创口并加以固定。按上法施治后，次日检创，见创口已无渗出，更换敷料固定。10 天后痂落病愈，经随访至今未复发。

按 本病是由皮脂腺囊管口闭塞或狭窄所引起的皮脂腺郁积形成的，其囊壁由上皮细胞构成，囊外为纤维结缔组织，不论使用什么治疗方法，只要能将囊壁取出。就可以彻底治愈本病，否则就可能复发。笔者采用火针疗法治疗本病，成功地取出囊壁，具有创面小、痛苦轻、方法简便易掌握等特点，只要选准适应证，治疗方法正确，治愈率极高。(中国针灸 1995 年第 6 期)

五、按语

（1）火针治疗本病疗效较好，治疗后注意保护疮面的清洁和干燥。

（2）饮食方面应忌食辛辣及肥甘厚腻、鱼腥发物。

第五章 >>>
妇科疾病

第一节 痛　　经

凡在经期或经行前后，出现周期性小腹疼痛，或痛引腰骶，甚至剧痛晕厥者，称为“痛经”，又称“经行腹痛”。有关痛经的记载，最早见于《金匮要略·妇人杂病脉证并治》：“带下，经水不利，少腹满痛，经一月再见。”本病以月经初期后2~3年的青年为多见。

西医学将其分为原发性和继发性痛经两种。

一、病因病机

病因：抑郁或恚怒，感受寒邪或湿热之邪，过食生冷，禀赋不足，房劳多产。

病机：以“不通则痛”或“不荣则痛”为主要病机。

病位：胞宫、冲任，与肝、肾关系密切。

病性：有虚实之分，且多虚实相兼。

二、辨证

		寒湿凝滞	气滞血瘀	肝郁湿热	气血不足
症状	主症	经前或经期小腹冷痛，得热则舒，经血量少，行而不爽，色黯有血块	经前或经期小腹胀痛拒按，胸胁、乳房胀痛，经行不畅，经色紫黯，有血块	经前或经期小腹疼痛或胀痛不适，有灼热感，或痛连腰骶，经血量多或经期长，色鲜或紫，质稠或夹较多黏液	经期或经后，小腹隐痛或空坠痛，喜按，经量少，色淡质稀
	兼症	形寒肢冷，小便清长	情志抑郁，易怒，喜嗳气叹息	时乳胁疼痛，常带下量多，色黄稠有臭味，或伴有低热起伏，小便黄赤	神疲乏力，头晕心悸，失眠多梦，面色苍白

续 表

		寒湿凝滞	气滞血瘀	肝郁湿热	气血不足
症状	舌脉	舌紫暗，苔白腻，脉沉紧	舌质暗或有瘀点，苔薄白，脉沉弦	舌质红，苔黄腻，脉滑数或弦数	舌淡苔薄，脉细弱
治法	治则	散寒祛湿，温经止痛	活血化瘀，行气止痛	清热除湿，行滞止痛	补气养血，和营止痛
	取经	足太阴脾经，足太阳膀胱经			
		督脉，足阳明胃经，足少阴肾经	足厥阴肝经，足少阴肾经，任脉	任脉，足阳明胃经	足厥阴肝经，足少阳胆经

三、治疗

【取穴】

主穴	配穴	
	分型	取穴
次髎、地机、三阴交	寒湿凝滞证	阳关、命门、水道、四满
	气滞血瘀证	膻中、石关、血海、太冲
	气血不足证	章门、气海、血海、足三里
	肝郁湿热证	曲泉、行间、期门、阳陵泉

【方法】

穴位常规消毒后，选细火针，置于酒精灯上烧至白亮后，快针法点刺，腹部穴位深度约0.3～0.5寸；期门用细火针，频频浅刺3次，深约0.05寸；行间针刺深约0.1寸；余穴深0.2～0.3寸。

【其他疗法】

（1）皮肤针：叩刺腰骶部督脉、膀胱经和下腹部任脉、肾经、脾经等。中度刺激，以皮肤潮红为度，隔日1次。

（2）耳穴疗法：取内分泌、内生殖器、肝、肾、皮质下、神门。操作：消毒穴位后，以毫针对准穴位快速刺入，深度1分左右，约至软骨组织，以不刺透对侧皮肤为度，捻转数秒钟后，留针20～30分钟，每日或隔日治疗1次。或用王不留行籽进行耳穴贴压，手法由轻到重，按至有热胀感和疼痛（以患者能耐受为度），每日按压4次以上，每次2分钟左右。两耳交替进行，3天换1次。

四、验案示例

火针治疗痛经

祝某，女，27 岁。痛经 5 年余。患者于 5 年前因生气后出现痛经，且症状逐渐加重，曾经多方治疗，病情时好时坏。现症：经行腹痛，为绞痛，不能自持，痛甚则晕厥，月经量较少，色黑，夹有血块，下腹及腰骶有空坠感，喜暖怕凉，伴有头晕，头痛，乳房胀痛，善太息，舌淡红苔白微腻，脉弦滑。辨证：痛经，气滞血瘀，寒湿凝滞。治疗毫针火针并用。毫针取穴：列缺、内关、公孙、太冲、三阴交、血海。火针选用中号火针速刺中极、关元、次髎。治疗一次后腹痛即消失。连治一个疗程，以后每于经前治疗 5 次，连续治疗 3 月，诸症消失，临床治愈。

按 痛经是一种常见的临床病证，各种治疗方法均有一定疗效。火针以其具有针刺，艾灸的双重优势，行温通、温补之功，故能收到很好的效果。而且火针具有操作简便易于收效的特点。（刘保延．火针．北京：中医古籍出版社．1994：160）

五、按语

（1）火针对原发性痛经有较好疗效。治疗时间，以经前 3～5 天开始至月经末为宜，连续治疗 3 个月经周期。

（2）痛经发作时，次髎穴宜深刺 0.5～1 寸，并稍留针后出针，能较好地缓解疼痛。

（3）治疗的同时，应注意预防与调摄。注重经期、产后卫生；经期保暖，避免受寒；保持精神愉快，气机畅达；不可过用寒凉或滋腻之品。

（4）对于痛经属器质性病为者，病程缠绵，辨证施治，也可取得较好减轻疼痛的作用。

附：子宫内膜异位症

子宫内膜异位症，是指具有生长功能的子宫内膜生长在子宫腔被覆黏膜以外的身体其他部位。因其大多数病变出现在盆腔内生殖器和其领近器官的腹膜面，故临床常称盆腔子宫内膜异位症。本病为常见妇科病，是不孕症、子宫异常出血及痛经的重要病因。多发生于生育年龄 30～40 岁妇女，我国发病率约为 10%，近年来有逐年增高的趋势。

根据其症状及体征可归属于中医学“痛经”、“癥瘕”、“不孕症”、“月经不调”等范畴辨证论治。

一、病因病机

病因：抑郁或恚怒，感受寒热之邪，禀赋不足或房劳多产，素体脾虚或饮食劳倦。

病机：瘀血阻滞胞宫、冲任。

病位：胞宫，与肝、肾、脾关系密切。

病性：有虚实之分，且多虚实相兼。

二、辨证

		实证		虚证
		气滞血瘀	痰瘀互结	肾虚血瘀
症状	主症	继发性、渐进性痛经、月经不调，性交痛，肛门坠痛，或伴不孕，部分患者也可无症状		
	兼症	经行下腹胀痛逐渐加剧，经色紫黑有块，排出不畅。婚久不孕，腹中拘急结块	经来腹痛，下腹部包块伴胀痛，婚久不孕，带下量多质黏，胸脘满闷	少腹冷痛或刺痛或坠痛，痛连腰骶，痛位不移，腰膝酸软，头晕耳鸣
	舌脉	舌质紫黯，或有瘀斑，脉细弦或涩	舌质紫黯，舌苔厚腻，脉细滑	舌体略胖，舌质紫黯或有瘀斑，苔薄白。脉沉细涩
治法	治则	行气破瘀，软坚消癥	豁痰除湿，活血化瘀	补肾温阳，化瘀消癥
	取经	任脉，足阳明胃经，足太阴脾经，足太阳膀胱经		
		足厥阴肝经，足少阴肾经	督脉	

三、治疗

【取穴】

主穴	配穴	
	分型	取穴
关元、归来、痞根、次髎、三阴交	气滞血瘀证	石关、膻中、太冲、血海
	痰瘀互结证	中脘、丰隆、血海、膈俞
	肾虚血瘀证	腰阳关、下髎、膈俞、肾俞

【方法】

穴位常规消毒后，选细火针，置于酒精灯上烧至白亮后，快针法点刺，腹部穴位深度约0.3～0.5寸；膻中，用细火针，频频浅刺3次，深约0.05寸；余穴深0.2～0.3寸。

【其他疗法】

（1）耳穴疗法：取膈、肝、肾、子宫、内分泌、卵巢、脾。操作：消毒穴位后，以毫针对准穴位快速刺入，深度1分左右，约至软骨组织，以不刺透对侧皮肤为度，捻转数秒钟后，留针20～30分钟，每日或隔日治疗1次。或用王不留行籽进行耳穴贴压，手法由轻到重，按至有热胀感和疼痛（以患者能耐受为度），每日按压4次以上，每次2分钟左右。两耳交替进行，3天换1次。

（2）外治法可用麝香痛经膏外敷三阴交，经前3天或经期腹痛时敷用。

四、按语

（1）火针治疗妇科子宫内膜异位症，方法简便，患者痛苦小，疗效肯定。

（2）嘱患者月经期减少剧烈运动，经期严禁性生活；妊娠可延缓此病的发生，对已属婚龄或婚后患痛经的妇女，宜及时婚育。

（3）对于宫颈管狭窄或闭锁、宫颈粘连、阴道横膈、子宫极度前后曲等应行妇科相关手术纠正。

第二节　月经不调

月经不调是以月经周期异常为主症的月经病，临床有月经先期、月经后期和月经先后无定期几种情况。月经先期又称“经早”或“经期超前”。月经后期又称“经迟”或“经期错后”。月经先后无定期又称“经乱”。

西医学的排卵型功能失调性子宫出血、生殖器炎症或肿瘤引起的阴道异常出血等疾病可参考本病。

一、病因病机

病因：外感寒邪，饮食不节，情志急躁或抑郁，思虑过度，冒雨涉水，久病多产，形体肥胖，劳倦过度等。

病机：冲任失调是本病的主要病机。虚者多由脉道空虚，气失统摄；实者多由经脉气机受阻，经血迟滞，或邪热内扰，血海不宁所致。

病位：在冲任，与肝、脾、肾关系密切。

病性：有虚实之分，且多虚实相兼。

二、辨证

		气虚证	血虚证	肾虚证	气郁证	血热证	血寒证
症状	主症	月经周期提前或推迟7天以上，甚至10余天一行；月经或提前或错后，经量或多或少，连续2个月经周期以上					
	兼症	经期多提前，月经量少、色淡、质稀，神疲肢倦，小腹空坠，纳少便溏	经期多错后，月经量少、色淡质稀，小腹隐痛，头晕眼花，心悸少寐，面色苍白或萎黄	经期或前或后，月经量少、头晕耳鸣，腰骶酸痛	经行不畅，经期或前或后，经量或多或少，色紫红，有血块，胸胁、乳房及少腹胀痛，喜叹息	经期提前，经量增多，色深红或紫红，经质黏稠，心胸烦热，面赤口干，大便秘结；经期提前，月经量少，色红质黏，潮热盗汗，手足心热	经期错后，月经量少，色黯红，有血块，小腹冷痛，得热痛减，畏寒肢冷
	舌脉	舌红，少苔，脉沉弱或细涩	舌苔少，脉细弱	舌淡，苔薄，脉沉细	舌红，苔薄白或薄黄，脉弦	舌红，苔黄，脉滑数为实热证；舌红苔少，脉细弱为虚热证	舌淡苔薄，脉细弱
治法	治则	基本大法为调理冲任，虚者（气虚、血虚、肾虚）：益气养血、补肾调经；实者：血寒：温经散寒、调理冲任；气郁、血热：疏肝理气、清热调经					
	取经	足阳明胃经，足太阴脾经					
		足阳明胃经	足阳明胃经，足太阳膀胱经	足少阴肾经，足太阳膀胱经	足厥阴肝经，足少阳胆经	足厥阴肝经，足少阳胆经、足少阴肾经	督脉，足太阳膀胱经

三、治疗

【取穴】

主穴	配穴	
	分型	取穴
关元、归来、血海、地机	气虚证	足三里、脾俞、气海
	血虚证	足三里、天枢、气冲

续表

主穴	配穴	
	分型	取穴
关元、归来、血海、地机	肾虚证	肾俞、太溪、水泉
	气郁证	太冲、期门、丘墟
	血热证	行间、带脉、然谷
	血寒证	命门、次髎、天枢

【方法】

穴位常规消毒后，选细火针，置于酒精灯上烧至白亮后，快针法点刺，腹部穴位深度约0.3～0.5寸；期门用细火针，频频浅刺3次，深约0.05寸；行间、然谷，用细火针，频频浅刺3次，深约0.1寸；余穴深0.2～0.3寸。

【其他疗法】

（1）梅花针：叩刺选背腰骶部夹脊穴或背俞穴，下腹部任脉、肾经、脾胃经，下肢足三阴经。叩至局部皮肤潮红，隔日1次。

（2）耳穴疗法：皮质下、内分泌、子宫、肾、肝、脾。操作：消毒穴位后，以毫针对准穴位快速刺入，深度1分左右，约至软骨组织，以不刺透对侧皮肤为度，捻转数秒钟后，留针20～30分钟，每日或隔日治疗1次。或用王不留行籽进行耳穴贴压，手法由轻到重，按至有热胀感和疼痛（以患者能耐受为度），每日按压4次以上，每次2分钟左右。两耳交替进行，3天换1次。

四、验案示例

火针治疗月经失调

谢某，25岁，已婚，2001年10月10日初诊。主诉：左少腹胀痛伴月经后期5个月。病史：近5个月来月经时感左侧少腹闷胀不适，以经前3天为甚，月经周期为40～45天。曾经某院妇科诊断为“左侧卵巢囊肿、月经失调”，经中西医结合治疗，效不佳。今复来我科求治。查：左少腹轻度压痛，按之不舒，舌质略淡暗，双脉沉弦紧。B超示：左侧附件区见一约6.4cm×4.2cm液性暗区，边界清。诊断：①左侧卵巢囊肿；②月经后期。用火针疗法，取左侧水道、归来二穴，针刺深度约2.8～3.1cm。经治疗3个疗程后少腹胀痛感消失。于2001年12月1日B超检查，示：双侧附件未见明显异常。随访2个月后月经周期恢复正常，1年未复发。

按 卵巢囊肿是西医病名，属中医学“瘕”“肠蕈”范畴。《灵枢·水胀》中记载：“肠蕈何如？岐伯曰：寒气客于肠外，与卫气相搏，气不得荣，因有所系，癖而内著，恶气乃起，肉乃生。其始生也，大如鸡卵，稍以益大，至其成如怀子之状，久者离岁，按之则坚，推之则移，月事以时下，此其候也。……皆生于女子，可导而下。”该论述中的“肠蕈”即与“卵巢囊肿”相类似。文中指出其病因与寒邪内袭有关，根据“寒者热之”的治疗原则，以火针温通经络，导而下之，可谓正治。正如《针灸聚英》所云：“凡块结积之病，甚宜火针。此非万效之功，火针甚妙，于结块之上，须停针慢出，仍转动其针。以发出污滞。”卵巢囊肿当属“块结积之病”，故治以火针甚为相宜。（中国针灸2004年第7期）

五、按语

（1）火针对月经不调有较好的疗效。如是生殖系统器质性病变引起者应采用综合治疗措施。

（2）把握治疗时机有助于提高疗效。一般多在月经来潮前5～7天开始治疗，行经期间停针。

（3）平时注意生活调养和经期卫生，如畅达情志、调节寒温、适当休息、忌食生冷和辛辣食物等。

第三节 闭 经

女子年逾16岁，月经尚未来潮，或月经周期建立后，在正常绝经年龄前，又中断6个月以上者，或月经稀发者，按自身原来月经周期计算，停经3个周期以上者即为“闭经”。

西医学将前者称“原发性闭经”，后者称“继发性闭经”。至于青春期前、妊娠期、哺乳期以及绝经期没有月经属生理现象，不作病论。

一、病因病机

病因：禀赋不足，房劳多产，久病大病，素体脾虚，饮食劳倦，忧思不节，大病久病，经产虫积。

病机：虚者因肝肾不足，气血虚弱，血海空虚，无血可下；实者由气滞血瘀，寒气凝结，阻隔冲任，经血不通。

病位：在胞宫，与肝、脾、肾关系密切。

病性：有虚实之分，且多虚实相兼。

二、辨证

		肝肾虚损	气血亏虚	阴虚血燥	气滞血瘀	痰湿阻滞
症状	主症	月经超龄未至，或由月经后期、量少逐渐至闭经	月经周期逐渐后延，经量少而色淡，继而闭经	月经由量少渐至停闭不行	月经数月不行	月经由稀发量少，渐至停闭不行
	兼症	头晕耳鸣，腰膝酸软	面色无华，头晕目眩，心悸气短，神疲肢倦，食欲不振	面颈烘热，五心烦热，颧红唇干，劳热骨蒸，咳唾痰血	小腹胀痛拒按，精神抑郁，烦躁易怒，胸胁胀痛	形体肥胖，胸胁满闷，神疲倦怠，嗜睡懒言，面目虚浮
	舌脉	舌红，少苔，脉沉弱或细涩	舌质淡，苔薄白，脉沉缓或细而无力	舌瘦红，少苔，脉细数	舌紫黯或有瘀点，脉沉弦或涩而有力	舌淡苔薄，脉细弱
治法	治法	虚者补而通之，实者泻而通之，虚实夹杂者当补中有通，攻中有养				
		补肾益气，调理冲任	益气养血调经	养阴清热调经	理气活血，祛瘀通经	健脾燥湿化痰，活血调经
	取经	任脉，足少阴肾经，足阳明胃经，足太阴脾经				
		足太阳膀胱经		足厥阴肝经	足厥阴肝经	

三、治疗

【取穴】

主穴	配穴	
	分型	取穴
天枢、水泉、三阴交、中极	肝肾虚损	肝俞、肾俞、次髎
	气血亏虚	气海、足三里、关元、血海
	阴虚血燥	血海、太溪、照海、然谷
	气滞血瘀	血海、气海、太冲、归来
	痰湿阻滞	膻中、中脘、气海、丰隆、阴陵泉

【方法】

穴位常规消毒后，选细火针，置于酒精灯上烧至白亮后，快针法点刺，腹部穴位深度约0.3～0.5寸，余穴深0.2～0.3寸。

【其他疗法】

（1）梅花针：叩刺腰骶部夹脊和下腹部相关腧穴。中度刺激，以皮肤潮红为度。

（2）耳穴疗法：取子宫、卵巢、肝、肾、内生殖器、内分泌、皮质下。操作：消毒穴位后，以毫针对准穴位快速刺入，深度1分左右，约至软骨组织，以不刺透对侧皮肤为度，捻转数秒钟后，留针20～30分钟，每日或隔日治疗1次。或用王不留行籽进行耳穴贴压，手法由轻到重，按至有热胀感和疼痛（以患者能耐受为度），每日按压4次以上，每次2分钟左右。两耳交替进行，3天换1次。

四、验案示例

火针治疗闭经

李某，女，32岁，2010年7月13日就诊。患者产后停经3个月。14岁月经初潮，周期为30天，经期3～5天，量可。既往无结核、肝炎病史。B超检查提示子宫、附件正常，测内分泌孕酮量正常。妇科检查未见异常。症见：患者神清，容易疲倦，时有头晕；纳可，眠差多梦，二便调。舌淡苔白，脉细。西医诊断：继发性闭经；中医诊断：闭经（肝肾不足）。治法：补益肝肾。选穴天枢、水泉、归来、交信。用细火针浅刺。经治疗2个周期后月经来潮，色暗，有血块，量可，无腹痛。

按 《百症赋》曰："月潮违限，天枢、水泉细详。"天枢属于足阳明胃经，是足少阴肾经及冲脉的会穴，也是大肠的募穴，主治下焦部分、肾与膀胱及前后阴属虚属实的疾患，尤其在调和气血方面有卓越疗效；水泉有益气固血，行瘀通经的作用，和天枢配合起来，利用郄穴和募穴的特殊功效，来消除由于各种原因所引起的经期失常的病变。

五、按语

（1）火针对本症有较好疗效，特别是痰湿阻滞证、气滞血瘀证、肝肾虚损证疗效较好，为巩固疗效，在经血复通后仍应坚持治疗1～

2个月经周期。

(2) 应注意平素调适，采取避孕措施，避免多次人流对子宫造不可逆的伤害；饮食适宜，少食辛辣、油炸、油腻之品，以保养脾胃，增强体质；经行之际，避免冒雨涉水，忌食生冷；避免长期服用影响月经的药物。

(3) 闭经的预后与转归取决于病因、病位、体质、环境等，要注意查明病因，有原发病者应针对原发病治疗。

第四节　绝经前后诸证

妇女在绝经期前后的一段时期内，围绕月经紊乱或绝经出现烘热汗出、烦躁易怒、潮热面红、眩晕耳鸣，心悸失眠、腰背酸楚、目浮肢肿、皮肤蚁走样感、情志不宁等症状，称为“绝经前后诸证”，亦称“更年期综合征”。这些证候往往三三两两，轻重不一，参差出现，持续时间或长或短，短者仅数月，长者迁延数年。历代文献对本病的论述散见于“脏躁”、“百合病”、“年老血崩”等病证中。更年期是卵巢功能逐渐衰退到最后消失的一个过渡时期，绝经的年龄因先天禀赋和后天生活、工作条件及环境而有差异，一般在45~55岁之间，约35%左右的妇女在绝经期前后伴发各种不适症状，多数症状较轻，通过自行调节可逐渐消失。约25%左右症状较重，影响工作和生活。其病程长短不一，短者1~2年，长者数年至10余年，需要系统治疗。

西医学的围绝经期综合征，或双侧卵巢切除或放射治疗后，或早发卵巢功能衰竭而致的诸症，可参照本病治疗。

一、病因病机

病因：肾气渐衰，天癸将竭，七情内伤。

病机：肾气虚，阴阳失调，脏腑气血不相协调。

病位：主要在肾，与心、肝、脾也有关联。

病性：以肾虚为本，阴虚居多。

二、辨证

		心肾不交	肝肾阴虚	脾肾阳虚
症状	主症	经断前后，腰膝酸软，头晕耳鸣	头目晕眩耳鸣，头部面颊阵发性烘热，汗出，五心烦热，腰膝酸痛	面色晦暗，精神萎靡，形寒肢冷。腰膝酸冷，或经行量多，色淡或黯
	兼症	心悸、心烦不宁，失眠多梦，甚至情志异常	月经先期或先后不定，经色鲜红，量或多或少，或皮肤干燥，瘙痒	夜尿多或尿频失禁，或带下清稀
	舌脉	舌质红或薄苔	舌质红少苔	舌淡、或胖嫩，边有齿印，苔少
治法	治法	滋肾宁心安神	滋养肾阴	温肾扶阳
	取经	任脉，足少阴肾经，足厥阴肝经，足太阳膀胱经，足太阴脾经		

三、治疗

【取穴】

主穴	配穴	
	分型	取穴
百会、膻中、关元、肾俞、太冲、三阴交	心肾不交	心俞、志室
	肝肾阴虚	肝俞、魂门、然谷、行间
	脾肾阳虚	意舍、命门、次髎

【方法】

以细火针，速刺法，点刺不留针，下腹部穴位深度0.3～0.5分；然谷、次髎、膻中、太冲，选用细火针，快针刺法，深0.05～0.1寸；余穴深度0.2～0.3寸。

【其他疗法】

耳穴疗法：取皮质下、内分泌、内生殖器、肝、神门、交感。操作：消毒穴位后，以毫针对准穴位快速刺入，深度1分左右，约至软骨组织，以不刺透对侧皮肤为度，捻转数秒钟后，留针20～30分钟，每日或隔日治疗1次。或用王不留行籽进行耳穴贴压，手法由轻到重，按至有热胀感和疼痛（以患者能耐受为度），每日按压4次以上，每次2分钟左右。两耳交替进行，3天换1次。

四、验案示例

火针治疗更年期综合征

倪某，女，48 岁，2000 年 7 月 10 日就诊。主诉月经周期紊乱半年多。色淡，量忽多忽少，面色晦暗，头晕痛，夜寐不安，记忆力欠佳，腰疼阴坠，四肢厥冷，纳呆心悸，烦躁欲哭，胸中阻窒不舒，乏力，大便溏薄，尿失禁，舌淡苔薄，脉虚无力。曾服用阿米替林、黛安神、更年康、妇复春等药，并口服中药半年多，效果不佳。证属肾阳虚衰，脾阳不振。先用平补平泻法针刺百会、神门、足三里、三阴交，温针灸关元及气海，再配以火针刺肾俞、脾俞、心俞、命门，共治 3 个疗程，临床痊愈，半年后随访无复发。

按 更年期综合征是妇女在自然绝经前后，或因其他原因丧失卵巢功能以后所出现的一系列内分泌失调和自主神经紊乱的症候群。属中医学“绝经前后诸症”的范畴，本病与肝、脾、肾、心关系密切。尤与肾气渐衰，精血不足，冲任亏虚相关。盖因肾受五脏六腑之精而藏之，肾精不足，影响其他内脏，致体内阴阳关系失调，新的阴阳平衡不能很快建立，从而导致脏腑功能失常。故肾虚是致病之本。火针治疗能使衰弱之功能旺盛，对虚寒者能补，郁结者能散，故在五脏腧穴火针刺，以加强机体免疫力，调节自主神经功能，调节肾上腺皮质功能，促进性腺功能，调整能量代谢，促使糖代谢合成加强等，这些与西药推行激素替代疗法（HRT）是不谋而合的，但无增加乳腺肿瘤的危险性，尤其适用于合并有高血压、心脏病、糖尿病患者。所以，通过针刺加火针治疗，能调整脏腑气血功能，建立并适应新的阴阳平衡关系，有效地改善生活质量，使更年期患者尽快适应更年期的变化，顺利度过更年期。（针灸临床杂志 2005 年 21 卷第 2 期）

五、按语

（1）火针对本病疗效较好。

（2）妇女在更年期易患心血管病、生殖器肿瘤，注意鉴别。

（3）本病发生的根本原因为肾虚，平时饮食上可注重补肾。

第五节 带下病

带下病系指女性阴道内白带明显增多，并见色、质、气味异常的一种病证。又称“带下证”、“下白物”。《傅青主女科》中说：“夫带下俱是湿症。”《妇人大全良方》中指出：“人有带脉，横于腰间，如束带之状，病生于此，故名为带。”

常见于西医学的阴道炎、子宫颈或盆腔炎症、内分泌失调、宫颈及宫体肿瘤等疾病引起的白带增多症。

一、病因病机

病因：饮食不节、七情内伤、久居湿地，冒雨涉水，不洁性交，感受湿邪

病机：任脉不固，带脉失约。

病位：任、带脉，与肝、肾、脾关系密切。

病性：有虚实之分，且多虚实相兼。

二、辨证

		虚证			实证
		脾虚湿困	肾阴亏虚	肾阳不足	湿热下注
症状	主症	带下量多，色白或淡黄，质稀薄，无臭气，绵绵不断	带下量多，色黄或赤白相兼，质稠或有臭气，阴部干涩不适或有灼热感	带下量多，淋漓不断，色白清冷，稀薄如水	带下量多，色黄或呈脓性，质稠，有臭秽，或带下色白，呈豆渣样
	兼症	神疲倦怠，四肢不温，纳少便溏、肢肿	腰膝酸软，头晕耳鸣，颧赤唇红，五心烦热，失眠梦多	头晕耳鸣，腰痛如折，畏寒肢冷，小腹冷感，小便频数，夜间尤甚，大便溏薄	外阴瘙痒，胸闷心烦，口苦咽干，纳差，少腹或小腹作痛，小便短赤
	舌脉	舌淡、苔白或腻，脉缓弱	舌红，苔少或黄腻，脉细数	舌质淡，苔薄白，脉沉细而迟	舌红，苔黄腻，脉濡数
治法	治则	健脾益气，升阳除湿	滋阴益肾，清热除湿	温肾补阳，收涩止带	清热利湿止带
	取经	带脉，任脉，足太阴脾经，足太阳膀胱经			
		足少阳胆经，足阳明胃经	足少阴肾经	督脉	足厥阴肝经，足阳明胃经

三、治疗

【取穴】

主穴	配穴	
	分型	取穴
带脉、关元、三阴交、白环俞	脾虚湿困	脾俞、足三里、阳陵泉
	肾阴亏虚	太溪、然谷、肾俞
	肾阳不足	肾俞、命门、次髎
	湿热下注	气冲、下髎、行间

【方法】

以细火针，速刺法，点刺不留针，下腹部穴位深度0.3～0.5寸；三阴交、太溪，选用细火针，快针刺法，深0.1～0.2寸；余穴深度0.2～0.3寸。

【其他疗法】

(1) 刺络拔罐：用三棱针在十七椎、腰眼和骶骨孔周围的络脉点刺出血，然后拔罐5～10分钟，出血量约3～5ml，最多可达60ml，每3～5天复治1次。用于湿热下注型。

(2) 耳穴疗法：取肾上腺、内分泌、内生殖器、肝、脾、肾、三焦。操作：消毒穴位后，以毫针对准穴位快速刺入，深度1分左右，约至软骨组织，以不刺透对侧皮肤为度，捻转数秒钟后，留针20～30分钟，每日或隔日治疗1次。或用王不留行籽进行耳穴贴压，手法由轻到重，按至有热胀感和疼痛（以患者能耐受为度），每日按压4次以上，每次2分钟左右。两耳交替进行，3天换1次。

四、验案示例

火针治疗带下病

陈某，女，30岁，2009年4月1日初诊。主诉：小腹坠痛5月余。以右侧为重，得热则舒，带下量多，色白质清，月经后期，伴腰酸乏力。妇检：外阴发育正常，阴道通畅，宫颈略肥大，宫体正常大小、压痛、活动度差，双侧附件区有条索状物并压痛，以右侧为重。查体：舌质淡、苔白、脉沉。西医诊断：慢性盆腔炎。中医诊断：带下病。辨证：肾阳不足，寒凝气滞。治疗：火针点刺关元、中极、水道、归来、足临泣、次髎、肾俞。治疗毕，患者感腹痛减轻，6 次一疗程。1 个疗程后症状明显好转，续治 3 个疗程后症状体征消失。8 个月后随访未见复发。

按 中医学认为，慢性盆腔炎多属于“带下”范畴，辨证多属寒凝气滞或湿热瘀阻，治疗应温肾助阳、行气活血、清热利湿、化瘀通络。关元、中极为足三阴经与任脉之交会穴，通于胞宫，联系冲任，针之可通调冲任，补肾助阳、散寒逐瘀，水道、归来为足阳明胃经穴，胃者，与脾同属后天之本，共生精微，针之可调补脾胃，又因两穴位居腹部邻近胞宫，其穴善治妇科诸疾。足临泣为足少阳胆经与带脉交会穴，可通调带脉，为妇科之要穴。次髎属足太阳膀胱经，位于腰骶部，是泌尿生殖系统之分野，与肾、膀胱、督脉关系密切，既能清利湿热、理气调经，又可强腰壮肾、调补冲任。火针诸穴能扶正助阳、温通经络，并能祛邪引热、理气活血，可促进盆腔局部血液循环，改善组织营养状态，提高新陈代谢，以利炎症的吸收和消退。

五、按语

（1）火针治疗带下有较好的疗效，病情较重者可配合药物内服及外阴部药物洗浴、坐盆等法，以增强疗效。

（2）养成良好的卫生习惯，勤洗勤换内裤，注意经期卫生及孕产期调护，经常保持会阴部清洁卫生。

附：慢性盆腔炎

盆腔炎是西医病名，是指女性内生殖器及其周围结缔组织、盆腔腹膜的炎症，包括子宫体、卵巢、输卵管炎症，范围较广，可局限于某一部分，也可几个部分同时发生，是育龄期妇女常见疾病。临床以腹痛或腹痛伴有发热为其特征。疾病的发生有急性、慢性二类，病情可轻可重，本节主要讨论“慢性盆腔炎”。

中医学对本病临床特征的描述散见于“热入血室”、“腹痛”、“带下病”、“产后发热”、“癥瘕”、“不孕”等病证中。

一、病因病机

病因：素体虚弱，生活所伤，感染外邪，急性盆腔炎治疗不彻底演变而成。

病机：湿瘀之邪蕴于子宫，胞络，致冲任带脉功能失调而致。

病位：胞宫，与肝、肾、脾关系密切。

病性：有虚实之分，且多虚实相兼。

二、辨证

		实证		虚证
		气滞血瘀	寒凝湿滞	脾虚湿浊
症状	主症	下腹一侧或双侧疼痛、或腹痛伴有发热		
	兼症	刺痛、胀痛或坠胀，劳累后或经期加重，经期延长，有血块，块下痛减	疼痛冷感，遇热痛减，带下增多，色白质稀。月经后期，量少色黯有块	面色无华，精神疲倦，四肢乏力，食欲不振，食后脘满腹胀
	舌脉	舌质黯，苔薄。脉细弦	舌质淡或有瘀点，苔白腻。脉沉迟	舌质胖、淡黯，或舌边有齿印，苔薄白，脉细缓或弦缓
治法	治则	活血化瘀，理气止痛	温经化湿，理气化瘀	健脾化浊，祛瘀通络
	取经	带脉，足太阴脾经，足太阳膀胱经		
		足少阳胆经，足厥阴肝经	任脉	足厥阴肝经

三、治疗

【取穴】

主穴	配穴	
	分型	取穴
带脉、次髎、白环俞、三阴交、子宫	气滞血瘀	膈俞、肝俞、足临泣
	寒凝湿滞	关元、太白、次髎
	脾虚湿浊	脾俞、阴陵泉、蠡沟

【方法】

以细火针，速刺法，点刺不留针，下腹部穴位深度 0.3～0.5 寸；蠡沟、太冲，选用细火针，快针刺法，深 0.1～0.2 寸；余穴深度 0.2～0.3 寸。

【其他疗法】

（1）梅花针：叩刺腰骶部足太阳经、夹脊穴和下腹部相关腧穴、侧腹部足少阳经腧穴，中度刺激，以皮肤潮红为度。

（2）耳穴疗法：取子宫、内分泌、卵巢、盆腔、内生殖器、皮质下。操作：消毒穴位后，以毫针对准穴位快速刺入，深度1分左右，约至软骨组织，以不刺透对侧皮肤为度，捻转数秒钟后，留针20～30分钟，每日或隔日治疗1次。或用王不留行籽进行耳穴贴压，手法由轻到重，按至有热胀感和疼痛（以患者能耐受为度），每日按压4次以上，每次2分钟左右。两耳交替进行，3天换1次。

（3）激光照射：取子宫、气海、中极、水道、归来、维道、次髎、白环俞。每次选用4穴行激光照射，输出功率3～5mW，光斑直径0.2～0.3cm，照射距离2～5cm，每次照射5分钟。

四、按语

（1）火针治疗慢性盆腔炎疗效好，可针药并治，缩短病程。

（2）注意个人卫生，保持外阴清洁，尤其是经期、孕期和产褥期卫生。

（3）加强锻炼，增强体质防止盆腔炎的发生和促进盆腔炎的吸收。

第六节 不孕症

女子婚后，夫妇同居2年以上，配偶生殖功能正常，未避孕而未受孕者；或曾孕育过，未避孕又两年以上未再受孕者，称为“不孕症”。前者称为“原发性不孕症”，《山海经》称：“无子”，《备急千金要方》称：“全不产”。后者称为“继发性不孕症”，《备急千金要方》称：“断绪”。夫妇一方先天或后天解剖生理方面的缺陷，无法纠正而不能妊娠者称绝对不孕；夫妇一方因某种因素阻碍受孕，导致暂时不孕，一旦得到纠正仍能受孕者称相对不孕。绝对性不孕和古人谓之“五不女”的螺、纹、鼓、角、脉五种，大多属于女子先天性解剖生理缺陷，非药物所能取效，不属本节讨论范畴。

一、病因病机

病因：情怀不畅、房事不节、先天肾中真阳不足、经期摄生不慎、涉水感寒、房劳多产、素体肥胖、嗜食肥甘厚腻等。

病机：虚证多因肾阴阳气血不足，实证多责之于肝气郁结或痰瘀为患致不能养精育胎或不能摄精成孕。

病位：在胞宫，与冲任，肾、肝、脾关系密切。

病性：有虚实之分，且多虚实相兼。

二、辨证

		虚证		实证	
		肾虚胞寒	冲任血虚	气滞血瘀	痰湿阻滞
症状	主症	婚久不孕，月经不调，量少、色淡，或闭经	婚久不孕，月经推后，量少、色淡，或闭经	婚久不孕，月经推后或先后不定期，量少，色紫有血块	婚久不孕，月经推后，量少，色淡，白带量多、质稠
症状	兼症	面色晦暗，腰膝冷痛，性欲淡漠，小便清长，大便不实	面黄体弱，疲倦乏力，头晕心悸	经前乳房及胸胁胀痛，腰膝疼痛拒按	形体肥胖，面色㿠白，口腻纳呆，大便不爽或稀溏
症状	舌脉	舌质淡，苔白，脉沉细或沉迟	舌质淡，少苔，脉沉细	舌紫黯或有瘀斑，脉弦涩	舌胖色淡、舌边有齿痕，苔白腻，脉滑
治法	治则	补肾暖宫，养血温冲	补气养血，调和冲任	行气活血，化瘀通经	燥湿化痰，理气调中
治法	取经	冲脉，任脉，足少阴肾经，足太阴脾经，足太阳膀胱经			
治法	取经	督脉	足阳明胃经	足厥阴肝经	足阳明胃经

三、治疗

【取穴】

主穴	配穴	
	分型	取穴
关元、大赫、三阴交、次髎、秩边	肾虚胞寒证	肾俞、命门、气海
	冲任血虚证	气海、章门、公孙
	气滞血瘀证	太冲、膈俞、期门
	痰湿阻滞证	丰隆、阴陵泉、四满

【方法】

穴位常规消毒后，选细火针，置于酒精灯上烧至白亮后，快针法点刺，腹部穴位深度约0.3~0.5寸；余穴深0.2~0.3寸。

【其他疗法】

（1）隔药灸法：选用温肾助阳、行气化瘀类中药方剂，共研细末，填于神阙穴，上置生姜片以大艾炷灸之（随年壮）。每日1次。

（2）耳穴疗法：取内分泌、内生殖器、肝、肾、皮质下。每次选3~5次。操作：消毒穴位后，以毫针对准穴位快速刺入，深度1分左右，约至软骨组织，以不刺透对侧皮肤为度，捻转数秒钟后，留针20~30分钟，每日或隔日治疗1次。或用王不留行籽进行耳穴贴压，手法由轻到重，按至有热胀感和疼痛（以患者能耐受为度），每日按压4次以上，每次2分钟左右。两耳交替进行，3天换1次。

四、验案示例

火针治疗不孕症

王某，女，28岁，自结婚后流产，至今3年未孕，月经量少，面色晦暗，肢冷畏寒，小腹冷感，舌淡苔薄，脉弦细，指甲不荣。火针点刺肾俞、关元、气海、命门等穴，配合温灸，诉以上症状多改善，第二年发现怀孕，三月份顺利产下一健康女婴。

按 该患者为肾阳不足的继发性不孕症，本来是因过敏性鼻炎前来我处就诊，在观其指甲后，问其月经情况，知其久婚不孕，后来采用火针疗法予以治疗取效。（针灸临床杂志2005年第6期）

五、按语

（1）火针治疗不孕症有一定的疗效，但治疗前必须排除男方或自身生理因素造成的不孕，必要时做有关辅助检查，以便针对原因选择不同的治疗方法。

（2）对不孕症患者应重点了解性生活史、月经、流产、分娩、产褥、是否避孕、是否长期哺乳、有无过度肥胖和第二性征发育不良以及其他疾病（如结核病）等情况。

第七节 癥　瘕

妇女下腹有结块，伴有或痛、或胀、或满，甚或出血者，称为癥瘕。癥与瘕，按其病变性质临床表现有所不同。癥者，坚硬成块，固定不移，推揉不散。痛有定处，病属血分；瘕者，痞满无形，时聚时散，推之可移，痛无定处，病属气分。但其临床所见，每有先因气聚，日久则血瘀成癥，因此不能把他们截然分开，故前人多以癥瘕并称。癥瘕之名，首见于《素问·骨空论》：“任脉为病，男子内结七疝，女子带下癥瘕。”

西医学的子宫肌瘤，可按本病论治。

一、病因病机

病因：七情内伤，肝气郁结，房事不节，暴怒伤肝，忧思伤脾等。

病机：内伤七情或素体禀赋不足气血虚弱，经产后感受外邪，致使瘀血内蓄子宫，日久形成癥块。

病位：胞宫，与肝、肾、脾关系密切。

病性：有虚实之分，且多虚实相兼。

二、辨证

		虚证		实证
		气虚血瘀	肾虚血瘀	气滞血瘀
症状	主症	小腹有包块，积块坚硬，固定不移，月经正常或月经多、经期延长，或淋漓不断，或经间期出血		
	兼症	经色淡，质稀夹血块，面色㿠白，倦怠乏力	经色淡黯，质稀，腰酸膝软，头晕耳鸣，眼眶黧黑，婚久不孕	经色紫黯，有血块，面色晦暗，肌肤乏润，口干不欲饮
	舌脉	舌淡黯或边有瘀点，脉沉细涩	舌紫黯或边有瘀点，脉沉细涩	舌紫黯或边有瘀点，脉沉涩
治法	治则	益气活血，化瘀消癥	补肾活血，化瘀消癥	行气活血，破瘀消癥
	取经	任脉，带脉，足少阴肾经，足太阴脾经，足阳明胃经，足太阳膀胱经		
		手阳明大肠经	足厥阴肝经	手阳明大肠经

三、治疗

【取穴】

主穴	配穴	
	分型	取穴
章门、关元、天枢、子宫、次髎、痞根	气虚血瘀证	曲池、照海、足三里、肾俞
	肾虚血瘀证	太溪、太冲、气海
	气滞血瘀证	曲池、合谷、照海

【方法】

主穴前后两组穴位交替使用。以细火针，速刺法，点刺不留针，下腹部穴位深度0.3～0.5寸；照海、太溪、太冲，选用细火针，快针刺法，深0.1～0.2寸；余穴深度0.2～0.3寸。

【其他疗法】

耳穴疗法：取皮质下、膈点、子宫、内分泌、肝、肾。操作：消毒穴位后，以毫针对准穴位快速刺入，深度1分左右，约至软骨组织，以不刺透对侧皮肤为度，捻转数秒钟后，留针20～30分钟，每日或隔日治疗1次。或用王不留行籽进行耳穴贴压，手法由轻到重，按至有热胀感和疼痛（以患者能耐受为度），每日按压4次以上，每次2分钟左右。两耳交替进行，3天换1次。

四、验案示例

1. 火针治疗子宫肌瘤

齐某，女，30岁。主诉：体检时发现子宫肌瘤。病史：上月体检时发现小腹部肿块，B超证实为"子宫肌瘤"，建议手术治疗，妇科检查时诊断"右侧附件炎性包快，性质待定"，建议进一步观察。患者于1988年曾经做人流，术后月经前后不定期，量少，色黑，小腹冷痛，服中药效果不明显。现症见：周身乏力，性情急躁，小腹时有疼痛，纳可，眠差，二便调。舌质淡，舌苔白，脉沉细弦。辨证为：肝郁气滞，气血郁结。治则：调气和血，化瘀通络。取穴：关元、气冲、大赫。刺法：中等火针速刺。上方加减治疗2个月后，B超证实回声正常，肌瘤消失。

按 如《素问·骨空论》载："任脉为病……女子带下瘕聚。"说明本病的病变部位主要在任脉，可以取该经的关元、中极穴治疗。穴取气冲、大赫以温通经脉，益肾活血。（佘靖．中国现代百名中医临床家丛书—贺普仁．2007：163）

2. 火针治疗癥瘕

曲某，女，32岁。月经量多，持续不断2年。患者于2年前因劳累后出现月经过多，淋漓不断，经用西药止血方能控制。后在某医院妇产科检查，B超提示：子宫前壁可见一约5.6cm×6.3cm×4.7cm的肿物，要求其手术治疗，患者拒绝。后在天津、石家庄等地医院经用中药、离子导入及气功治疗，未得改善。来诊时，月经已持续24天，量不多，有血块，色暗红，自觉乏力，气短，腰酸下坠，小腹有凉感坠痛，纳差便干眠可，面色㿠白，气息低微，舌淡苔薄黄，行气血，清热邪，化瘀结。取穴：肾俞、次髎、痞根（第一腰椎棘突下旁开3寸）、行间、隐白、中极、关元、子宫穴。刺法：用中粗火针行点刺法，痞根、隐白配用灸法，肾俞、次髎、行间配用毫针刺法，余穴用中等火针行速刺法，进针5分深。疗效：经治二次，月经停止，以后每3天治疗一次，去隐白、痞根，余法治法同前。经治10次，月经间隔23天而来，经量明显减少，B超提示：子宫前壁可见0.8cm×0.5cm×1cm的肿物，现仍在治疗之中。

按 子宫肌瘤、卵巢囊肿、盆腔良性肿物等发病率较高，且呈上升趋势，是妇女目前较为常见病之一。过去用传统中医、针灸疗法，效果不甚理想，而西医之手术治疗创伤过大，且易造成术后人工内分泌失调，手术亦有指标和适应证，这使部分患者失去治疗机会。应用火针治疗，方法简便，创伤痛苦小，临床症状改善明显，B超证实肿物实质亦有缩小，因此成为广大妇女患者乐于接受的治疗手段，尤其是那些手术不能治疗的患者，此法更显示出独特的优势。笔者实践中发现，火针治疗石瘕（良性肿物）的近期效果和改善、控制临床症状效果较为理想，远期效果有待于进一步的观察。就从目前所掌握的材料来看，前景甚为乐观，可作为一种有效的治疗手段进行推广和进一步研究。（刘保延．火针．北京：中医古籍出版社．1994：163－165）

五、按语

（1）火针治疗妇科癥瘕，方法简便，患者痛苦小，疗效肯定，胜于普通毫针治疗。

（2）癥瘕的治疗，应注意在3～6个月内复查1次，动态观察疗效。如癥瘕没有增大或缩小，可继续治疗，预后多佳；如癥瘕增大者，必须及时采取有效治疗措施，否则预后不良。

（3）癥瘕患者应定期复查，包括妇科检查、B超等，一旦出现腹痛、腹胀及月经的变化，应注意是否有癌变的可能。

第八节　外阴白色病变

外阴白色病变是指女阴皮肤、黏膜营养障碍而致的组织变性及色素改变的疾病。临床上又分为增生型营养不良、硬化苔藓型营养不良和混合型营养不良。中医学无此病的明确记载，但类似于“阴蚀”、“阴痒”等范畴。严重者可蔓延至会阴及肛门周围。因其有1% ~5%的恶变率，西医多采用手术治疗，但其复发率高达50%。

一、病因病机

病因：久居湿地或感受外湿，肝肾不足，肝郁气滞。

病机：湿蕴化热加之肝郁化火，湿热合流下焦，阻碍阴部充养亦或肝肾不足，精血亏虚，生风化燥，阴部肌肤失养均可见本病。

病位：会阴部，与肝、肾、脾关系密切。

病性：有虚实之分，且多虚实相兼。

二、辨证

		实证		虚证
		湿热下注	肝郁化火	肝肾阴虚
症状	主症	外阴皮肤干燥、变白、皲裂、增厚或萎缩。皮肤瘙痒。病变组织缺乏弹性。需结合病理检查进行诊断		
	兼症	带下色黄腥臭，伴胸闷不适，纳少，心烦不寐	带下量多色黄，心烦易怒，小便黄赤，大便秘结	经色紫黯，有血块，面色晦暗，肌肤乏润，口干不欲饮
	舌脉	舌质红，苔黄腻，脉滑数或弦数	舌红色黄，脉弦	舌紫黯或边有瘀点，脉沉涩
治法	治则	清热利湿	疏肝泻火	补益肝肾
	取经	任脉，足厥阴肝经，足太阴脾经		
		足太阳膀胱经，足阳明胃经	足阳明胃经，手阳明大肠经，足少阳胆经	足少阴肾经，足太阳膀胱经

三、治疗

【取穴】

主穴	配穴	
	分型	取穴
阿是穴、阴廉、曲泉、会阴、三阴交、蠡沟、大敦	湿热下注	气冲、足三里、上巨虚
	肝郁化火	太冲、合谷、曲池、期门、行间、侠溪
	肝肾阴虚	然谷、肾俞、肝俞

【方法】

以细火针，速刺法，点刺不留针，下腹部穴位深度0.3~0.5寸；阿是穴、阴廉以细火针频频浅刺；蠡沟、太冲、大敦、期门、然谷，选用细火针，快针刺法，深0.1~0.2寸；行间、侠溪用细火针点刺，出少量血为宜；会阴选用细火针，快针频刺法，深0.05寸；余穴深度0.2~0.3寸。血海、至阴穴有较好的止痒作用，瘙痒者可酌情使用。

【其他疗法】

（1）灸法：在外阴部，用艾条回旋直接灸，每日1次，每次20~30分钟，7次为1疗程。

（2）耳穴疗法：取皮神门、肝、肾、外生殖器、皮质下、内分泌。操作：消毒穴位后，以毫针对准穴位快速刺入，深度1分左右，约至软骨组织，以不刺透对侧皮肤为度，捻转数秒钟后，留针20~30分钟，每日或隔日治疗1次。或用王不留行籽进行耳穴贴压，手法由轻到重，按至有热胀感和疼痛（以患者能耐受为度），每日按压4次以上，每次2分钟左右。两耳交替进行，3天换1次。

（3）激光疗法：取穴：曲骨、会阴、血海、太冲、三阴交。用GZ-2型激光仪，以波长6328Å，功率3~5mW，光斑直径2mm左右，照射距离2~5cm，每穴照射5分钟，每日1次，12次为1疗程。

四、验案示例

火针治疗外阴白色病

来某，女，57岁。2年前，发现右侧外阴有一如枣大小的肿物，疼痛、瘙痒，有时右侧大腿内侧也疼痛，走路较多后疼痛加重。经某肿瘤医院活检确诊“恶性肿瘤”。望诊：外阴白色斑块，右侧有1cm×2cm的肿物，呈紫褐色。面黄少华、体瘦，舌质淡苔薄白。脉沉细。辨证：肝郁气滞、情志不遂所致。治则：温通经脉、疏肝解郁、调和气血。取穴：阿是穴。刺法：以粗火针，用速刺法，点刺局部6~7针。每周1次。一次火针治疗后，大腿内侧疼痛明显减轻，肿物未见缩小。二次治疗后，肿物渐小，但瘙痒仍未明显减轻。三诊后，局部已无痛感，周围仍瘙痒。10次火针治疗后，肿物缩小4/5，体重增加，面色较前有光泽。

按 前阴为足厥阴肝经循行之处，肝为风木之脏，赖精血柔养，才能疏泄畅达，若精血不足，足厥阴肝经经气不能达前阴，局部气血不足则可见色白，阴痒诸症。以粗火针，用速刺法点刺局部隆起处。（贺普仁．针具针法．北京：科学技术文献出版社，2003，2007：292－293）

五、按语

（1）据实验研究表明，火针可提高女性患者免疫球蛋白 IgA、IgG、IgM 以及 E－玫瑰花环形成率，治疗前后有明显差异。通过病理检查可以了解火针对外阴白斑组织有明显的改善作用。用艾条回旋直接灸治疗外阴白色病变以及外阴瘙痒疗效显著，且可一次止痒。

（2）由于本病有一定的癌变率，所以应注意观察，随时检查治疗效果和发展情况，病变严重时应配合其他方法。

第六章 >>>
男科疾病

第一节 阳 痿

阳痿又称“阴痿”，是指成年男子性交时，由于阴茎痿软不举，或举而不坚，或坚而不久，无法进行正常性生活的病证。但对发热、过度劳累、情绪反常等因素造成的一时性阴茎勃起障碍，不能视为病态。阳痿病证首载于《内经》，《灵枢·邪气脏腑病形》篇称阳痿为“阴痿”，《素问·痿论》中又称“宗筋弛纵”和“筋萎”。

常见于西医学的男子性功能障碍及某些慢性疾病之中。

一、病因病机

病因：劳伤久病，饮食不节，七情所伤，外邪侵袭。

病机：肝、脾受损，经脉空虚，或经络阻滞，导致宗筋失养而发为阳痿。

病位：宗筋，与肝、肾、心、脾关系密切。

病性：有虚实之分，且多虚实相兼。

二、辨证

		虚证			实证
		命门火衰	心脾亏虚	惊恐伤肾	湿热下注
症状	主症	成年男子性交时，阴茎痿而不举，或举而不坚，或坚而不久，无法进行正常性生活			
	兼症	精薄清冷，神疲倦怠，畏寒肢冷，面色㿠白，头晕耳鸣，腰膝酸软，夜尿清长	心悸，失眠多梦，神疲乏力，面色萎黄，食少纳呆，腹胀便溏	心悸易惊，胆怯多疑，夜多噩梦，常有被惊吓史	阴囊潮湿，瘙痒腥臭，睾丸坠胀作痛，小便赤涩灼痛，胁胀腹闷，肢体困倦，泛恶口苦

续 表

		虚证			实证
		命门火衰	心脾亏虚	惊恐伤肾	湿热下注
症状	舌脉	舌淡胖，苔薄白，脉沉细	舌淡，苔薄白，脉细弱	苔薄白，脉弦细	舌红苔黄腻，脉滑数
治法	治则	温肾壮阳	补益心脾	益肾宁神	清利湿热
	取经	任脉，足厥阴肝经，足太阴脾经，足太阳膀胱经，足少阴肾经			
		督脉	足阳明胃经	督脉	足阳明胃经

三、治疗

【取穴】

主穴	配穴	
	分型	取穴
关元、中极、次髎、肾俞、太溪	命门火衰	命门、志室、腰阳关
	心脾亏虚	心俞、脾俞、足三里
	惊恐伤肾	命门、百会、谚语
	湿热下注	阴陵泉透阳陵泉、曲骨

【方法】

以细火针，速刺法，点刺不留针，下腹部穴位深度0.3～0.5寸；百会选用细火针，快针频刺法，深0.05寸；气冲用中粗火针点刺，深度约0.3～0.5寸，点刺后拔罐出血；余穴深度0.2～0.3寸。

【其他疗法】

（1）穴位埋线法：取肾俞、关元、中极、三阴交。每次选1～3穴，埋入0～3号医用羊肠线。每月1～2次。

（2）耳穴疗法：取外生殖器、内生殖器、内分泌、肾、神门。操作：消毒穴位后，以毫针对准穴位快速刺入，深度1分左右，约至软骨组织，以不刺透对侧皮肤为度，捻转数秒钟后，留针20～30分钟，每日或隔日治疗1次。或用王不留行籽进行耳穴贴压，手法由轻到重，按至有热胀感和疼痛（以患者能耐受为度），每日按压4次以上，每次2分钟左右。两耳交替进行，3天换1次。

四、验案示例

火针治疗阳痿

杨某，25岁，男。1978年6月16日初诊。婚后2月发现阳物不举，偶尔勃起，但性生活不能成功，精神忧郁，睡眠欠佳，头晕头痛，纳食尚可，二便如常。素有手淫。由于阳痿与妻离婚。查舌质较淡，边有瘀点，舌苔薄白，脉沉而涩。治疗取穴：肾俞、三焦俞、气海、关元、会阳、足三里。用平顶火针点灸，每周1次，4次为一疗程。7月18日，4次之后夜能勃起，睡眠较好。8月20日针8次之后，性生活已正常，与前妻复婚。（黑龙江中医药，1989年第3期）

五、按语

（1）火针治疗阳痿有较好的疗效，具有即刻疗效，在一定程度上可缩短病程。

（2）对阳痿患者，应解除其忧虑及紧张心理、清心寡欲、劳逸结合。

（3）阳痿在西医学上有精神性与器质性之别，常规检查尿常规、前列腺液、血脂外，还可做夜间阴茎勃起试验，以鉴别精神性与器质性疾病。如属后者应查血糖、睾酮、促性腺激素等，检查有无内分泌疾病。还需做多普勒超声、阴茎动脉测压等，确定有否阴茎血流障碍。排除上述病证后，酌情可查肌电图、脑电图以了解是否属神经性疾患。

第二节　遗　　精

遗精是指不因性生活而精液频繁遗泄的病证，又称“失精”。有梦而遗者名为“梦遗”；无梦而遗，甚至清醒时精液自行滑出者为“滑精”。

常见于西医学的成年健康男子性功能障碍、前列腺炎、神经衰弱、精囊炎、睾丸炎、包皮过长、包茎及尿道炎等疾病。

一、病因病机

病因：先天禀赋不足，情志失调、饮食不节、劳心太过、房劳过度、手淫斫丧等。

病机：精关不固或精室受扰，导致精液外泄为主要病机。

病位：在肾，与心、肝、脾关系密切。

病性：有虚实之分，且多虚实相兼。

二、辨证

		肾虚不固	心脾两虚	阴虚火旺	湿热下注
症状	主症	频繁遗精，或梦遗，或滑精，每周两次以上			
	兼症	面色少华，头晕目眩，耳鸣，健忘，腰膝酸软，畏寒肢冷，或夜尿多	遗精常因思虑过多或劳倦而作，心悸怔忡，失眠健忘，面色萎黄，四肢困倦，食少便溏	少寐多梦，夜寐不宁，梦中遗精，心中烦热，心悸易惊，善恐健忘，头晕，耳鸣目眩，神疲乏力，口干，尿少色黄	梦中遗精频作，或尿时有少量精液外流，小便热涩浑浊，或尿涩不爽，口苦烦渴，心烦少寐，口舌生疮，或见脘腹痞闷
	舌脉	舌紫暗。苔白腻，脉沉紧	舌淡，苔薄，脉细弱	舌红，苔少，脉细数	舌红，苔黄腻，脉濡数
治法	治则	补肾固本，摄精止遗	补益心脾，益气养血	育阴潜阳，固肾摄精	清热利湿，调气固肾
	取经	足太阴脾经，足太阳膀胱经			
		督脉，足少阴肾经	手少阴心经，足阳明胃经	手少阴心经，足少阴肾经	任脉，足阳明胃经

三、治疗

【取穴】

主穴	配穴	
	分型	取穴
肾俞、次髎、三阴交	肾虚不固	命门、志室、太溪
	心脾两虚	心俞、脾俞、大陵、太白
	阴虚火旺	太溪、少府、巨阙
	湿热下注	中极、阳陵泉、上巨虚

【方法】

穴位常规消毒后，选细火针，置于酒精灯上烧至白亮后，快针法点刺，腹部穴位深度约0.3～0.5寸；太溪、少府、太白，选用细火针，快针刺法，深0.1～0.2寸；余穴深度0.2～0.3寸。

【其他疗法】

（1）皮肤针疗法：取关元、中极、三阴交、太溪、心俞、肾俞、志室或腰骶两侧夹脊穴及足三阴经膝关节以下腧穴，用皮肤针叩刺至皮肤轻度红晕。每晚1次。

（2）耳穴疗法：取内生殖器、内分泌、神门、心、肾。操作：消毒穴位后，以毫针对准穴位快速刺入，深度1分左右，约至软骨组织，以不刺透对侧皮肤为度，捻转数秒钟后，留针20～30分钟，每日或隔日治疗1次。或用王不留行籽进行耳穴贴压，手法由轻到重，按至有热胀感和疼痛（以患者能耐受为度），每日按压4次以上，每次2分钟左右。两耳交替进行，3天换1次。

四、验案示例

火针治疗遗精

李某，31岁，2007年9月初诊。遗精1年余。患者近两年由于工作压力大，常常熬夜，睡眠不佳，1年多前开始出现梦中遗精，失眠，烦躁易怒，精神倦怠，精神不能集中，时有耳鸣。舌暗红少苔，脉沉细数。取穴：肾俞、志室、天柱、三阴交。刺法：天柱穴火针刺入0.2～0.3寸，不留针，余腧穴火针频频浅刺3～5次。每周1次，两个月后，患者精神状态恢复，失眠改善，遗精次数明显减少。

按 遗精的主要病机为肾阴不足，相火妄动，心肾不交，肾失封藏，精关不固所致，辨为阴虚火旺证，治当以养阴泻热，固肾摄精为法。“独肾泄者治其肾”，林国华教授从补肾阴、泻相火，滋阴潜阳，固肾摄精而治。肾俞、志室、三阴交补养肾阴，镇潜肾阳，采用司徒铃教授经验穴天柱泻相火，使得肾之阴阳平衡，精液得以固摄而不妄泻。

五、按语

（1）火针对遗精有较好的疗效。

（2）遗精患者心理上切勿增加精神负担，成人未婚或婚后久别1～2周出现一次遗精，属于正常生理现象。晚上睡觉前尽量避免色情书画、录像、电影、电视等。

（3）适当参加体育活动、体力劳动和文娱活动，增强体质，陶冶情操。

第三节 早 泄

早泄是指阴茎插入阴道不到1分钟甚至刚触及阴道便发生射精，不能进行正常性交的病证。

本病相当于西医学的男子性功能障碍。

一、病因病机

病因：房事不节，手淫过度，饮食不节，情志异常或久病体虚。

病机：以“肾气亏虚，固摄无权”为主要病机。

病位：精室、肾，与心、肝、脾关系密切。

病性：多为虚证，也有实证。

二、辨证

		肾虚不固	心脾两虚	阴虚火旺	肝郁湿热	肝郁气滞
症状	主症	性交之始即行排精，甚至性交前即泄精，不能进行正常性生活				
	兼症	泄后疲乏，腰膝酸软，性欲减退，形寒肢冷，小便频数，小便清长	肢体倦怠，面色少华，失眠多梦、心悸气短	遗精，阴茎易举，腰膝酸软、五心烦热，潮热盗汗	阴部潮湿，口苦纳呆，少腹胀痛，小便黄赤	精神抑郁，焦躁不安，胸闷叹息，少寐多梦，少腹不舒，牵引睾丸
	舌脉	舌淡，苔薄，脉弱	舌淡，少苔，脉细无力	舌红，少苔，脉细数	舌红，苔黄腻，脉弦数	舌边红，苔薄白，脉弦
治法	治法	补肾固精	补益心脾	养阴清热	清热利湿	疏肝解郁
	取经	带脉，任脉、督脉，足少阳胆经				
		足少阴肾经	足太阳膀胱经	足少阴肾经	足厥阴肝经，足太阴脾经	足厥阴肝经

三、治疗

【取穴】

主穴	配穴	
	分型	取穴
关元、维道、精宫	肾虚不固	命门、太溪
	心脾两虚	心俞、脾俞

续 表

主穴	配穴	
	分型	取穴
关元、维道、精宫	阴虚火旺	然谷
	肝经湿热	阴陵泉、行间
	肝郁气滞	期门、行间

【方法】

穴位常规消毒后，选细火针，置于酒精灯上烧至白亮后，快针法点刺，腹部穴位深度约0.3～0.5寸；太溪、照海、太冲、行间，选用细火针，快针刺法，深0.1～0.2寸；余穴深度0.2～0.3寸。

【其他疗法】

（1）皮肤针疗法：重点叩刺颈项及腰骶部夹脊穴，配合刺激下腹部、腹股沟和阴茎根部。一般用轻度刺激或中等度刺激（阴茎根部可用重度刺激），以局部皮肤出现红晕为度。

（2）耳穴疗法：取内生殖器、外生殖器、神门、内分泌、心。操作：消毒穴位后，以毫针对准穴位快速刺入，深度1分左右，约至软骨组织，以不刺透对侧皮肤为度，捻转数秒钟后，留针20～30分钟，每日或隔日治疗1次。或用王不留行籽进行耳穴贴压，手法由轻到重，按至有热胀感和疼痛（以患者能耐受为度），每日按压4次以上，每次2分钟左右。两耳交替进行，3天换1次。

（3）取露蜂房、白芷各10g，研末，醋调成饼，临睡前敷神阙穴，胶布固定，次晨取下。每日1次。

四、验案示例

火针治疗早泄

史某，36岁，公司经理，2006年7月26日初诊。诉近半年性生活时间短，甚至无法进行性生活，即性生活刚开始出现射精，且精神不佳，畏寒怕冷，腰膝酸软不适，夜尿频多，小便清。取穴：肾俞、关元、气海、精宫、太溪。刺法：用火针频频浅刺，每穴3～5次，不留针。每周2次，1个月后性生活可延长至3分钟以上。

按 本病辨证为肾虚不固，治以温阳补肾，固肾摄精。肾俞、精宫、关元、气海前后配穴，加之火针的温阳补虚的作用，配合肾精原穴太溪，达到温阳补肾，益气固精之效。但本病与先天禀赋及长期劳累等因素相关，治疗时间较长，且保持良好的生活习惯，缓解心理压力较为重要。

五、按语

（1）火针对虚证早泄有显著疗效，以火热之力达到温补之功效。

（2）把握一些性解剖及性生活知识，了解和把握正常的性交方法和性反应过程，不宜过度节制性生活，因性生活次数太少，不利于雄激素的释放。

第四节 不育症

凡育龄夫妇同居2年以上，性生活正常又未采用任何避孕措施，由于男方原因使女方不能受孕者成为“男性不育症”。又称“无子”、“无嗣”。

本病相当于西医学的精子减少症、无精子症、死精子症、精液不化症、不射精症、逆行射精症等。

一、病因病机

病因：先天肾中真阳不足，房事不节，七情内伤，素体肥胖，嗜食辛辣肥甘厚腻等。

病机：肾精亏虚、气血不足、肝郁血瘀和湿热下注导致精少、精弱、精寒、精薄、精瘀等。

病位：在肾，与心、脾、肝关系密切。

病性：有虚实之分，且多虚实相兼。

二、辨证

		肾精亏损	肾阳不足	气血虚弱	气滞血瘀	湿热下注
症状	主症	男子婚后2年以上有正常性生活而未避孕情况下不能使女方怀孕				
	兼症	精液量少，或精液黏稠不化，精神疲惫，腰膝酸软，头晕耳鸣	精冷、腰酸，畏寒肢冷，面色无华	面色萎黄、少气懒言、体倦乏力、心悸失眠、头晕目眩、纳呆便溏	睾丸坠胀、精索曲张，胸闷不舒	或伴遗精、小便短少、尿后滴白、口苦咽干

续 表

		肾精亏损	肾阳不足	气血虚弱	气滞血瘀	湿热下注
症状	舌脉	舌淡，少苔，脉沉细	舌淡，苔白，脉沉细	舌淡无华，脉沉细弱	舌质暗、脉沉弦	舌红，苔黄腻，脉滑数
治法	治法	补肾填精	温肾补阳	益气养血	行气化瘀	清热利湿
	取经	任脉，足少阴肾经				
		足厥阴肝经，足太阳膀胱经	督脉，足太阳膀胱经	足太阴脾经，足阳明胃经	足厥阴肝经，足阳明胃经	足太阴脾经，足厥阴肝经

三、治疗

【取穴】

主穴	配穴	
	分型	取穴
章门、关元、足三里；肾俞、次髎、精宫、秩边	肾精亏损证	太溪、气海
	肾阳不足证	志室、命门
	气血虚弱证	脾俞、胃俞
	气滞血瘀证	太冲、膈俞
	湿热下注证	阴陵泉、中极

【方法】

主穴两组穴位前后交替使用。穴位常规消毒后，选细火针，置于酒精灯上烧至白亮后，快针法点刺，腹部穴位深度约 0.3～0.5 寸；太溪、太冲，选用细火针，快针刺法，深 0.1～0.2 寸；余穴深度 0.2～0.3 寸。

【其他疗法】

（1）皮内针：取关元、三阴交。用图钉型揿针垂直刺入，胶布固定。每 2～3 日 1 次。

（2）耳穴疗法：取肾、外生殖器、内生殖器、肝、肾、内分泌。操作：消毒穴位后，以毫针对准穴位快速刺入，深度 1 分左右，约至软骨组织，以不刺透对侧皮肤为度，捻转数秒钟后，留针 20～30 分钟，每日或隔日治疗 1 次。或用王不留行籽进行耳穴贴压，手法由轻到重，按至有热胀感和疼痛（以患者能耐受为度），每日按压 4 次以上，每次 2 分钟左右。两耳交替进行，3 天换 1 次。

四、验案示例

火针治疗不育症

叶某，男，33岁，2002年3月26日诊。婚后3年余正常性生活而未育，妻子多次检查未发现问题。患者平素工作繁忙，思虑过多，精神疲惫，头晕目眩，腰腿酸软，曾多处求治，无明显效果。自述有遗精史一年余，近半年来性欲减退，阴茎不举，或发生不射精。舌质淡，苔薄白，脉沉细无力。精液常规检查：量1ml，活动力25%，畸形精子28%，精子死亡率11%。取穴：关元、肾俞、次髎、精宫、足三里。操作：各穴以细火针频频点刺3~5次，每周1次。嘱夫妻治疗期间分居。5月6日复诊，性欲强烈，效不更方，仍禁房事。5月28日三诊，症状减轻，解除房禁，并做性生活指导，4个月后妻子怀孕。

按 精亏者理当添精，阳衰者则应扶阳。精子减少原因乃先天禀赋不足，后天化源不足，阴血暗耗，使肾精气不足，精子减少而不育。根据“肾为水火之宅”，身为元阴元阳之府的理论，以关元、肾俞、次髎前后配穴，补益肾阴、肾阳，加之精宫为肾之精微所化之出处，补益肾精与扶阳共用，达到扶阳益阴之效。

五、按语

（1）火针治疗本病有一定的效果。治疗前须了解夫妻双方的情况。

（2）戒烟戒酒。避免有害因素的影响，如放射性物质、毒品、高温环境等。

（3）心理治疗是本病治疗中不应忽视的方法，因此治疗时医生必须态度诚恳，和蔼耐心，取得患者信任，争取患者配合治疗。

第七章 >>>

儿科疾病

第一节 小儿咳嗽

咳嗽是小儿常见的一种肺系病证。有声无痰为嗽，有痰无声为嗽，有声有痰谓之咳嗽。一年四季均可发生，以冬春二季发病率高。任何年龄小儿皆可发病，以婴幼儿为多见。小儿咳嗽有外感和内伤之分，临床上小儿的外感咳嗽多于内伤咳嗽。在小儿时期，许多外感、内伤疾病及传染病都可兼见咳嗽症状，若咳嗽不是其突出主证时，则不属于本病证。

本病相当于西医学之气管炎、支气管炎。

一、病因病机

病因：外感时邪，饮食不节，素体禀赋不耐。

病机：邪犯于肺，肺失宣降，肺气上逆。

病位：在肺，与脾、胃、肾关系密切。

病性：有虚实之分，且多虚实夹杂。

二、辨证

		外感咳嗽		内伤咳嗽		
		风寒束肺	风热犯肺	痰湿阻肺	肺肾阴虚	脾肾阳虚
症状	主症	咳嗽频作，声重，咽痒，痰白清稀，鼻流清涕	咳嗽不爽，痰黄黏稠，不易咯出，口渴咽痛，鼻流浊涕	咳嗽重浊，痰多壅盛，色白而稀，喉间痰鸣	干咳无痰，或痰少而黏，不易咯出，或痰中带血，口渴咽干，咽痒	咳嗽气喘，动则尤甚，痰液清稀
	兼症	恶寒无汗，发热头痛，全身酸痛	发热恶风，头痛，微汗出	胸闷纳呆，神乏困倦	声音嘶哑，午后潮热或手足心热	面色淡白，形寒肢冷。或肢体浮肿

续 表

		外感咳嗽		内伤咳嗽		
		风寒束肺	风热犯肺	痰湿阻肺	肺肾阴虚	脾肾阳虚
症状	舌脉	舌淡，苔薄白，脉浮紧或指纹浮红	舌质红，苔薄黄，脉浮数或指纹浮紫	舌淡红，苔白腻，脉滑	舌红，少苔，脉细数	舌淡，苔薄白微腻，脉沉细
治法	治则	疏风散寒，宣肺止咳	清热润肺，化痰平喘	培土生金，扶正固本	滋阴润肺，平喘降逆	健脾补肾，止咳平喘
	取经	任脉、督脉、手太阴肺经				
		足太阳膀胱经，手少阳三焦经	手阳明大肠经	足阳明胃经	足少阴肾经，足太阳膀胱经	足太阴脾经，足太阳膀胱经

三、治疗

【取穴】

主穴	配穴	
	分型	取穴
天突、云门、身柱、列缺、太渊	风寒束肺	风门、外关
	风热犯肺	大椎、曲池、尺泽
	痰湿阻肺	脾俞、足三里、中脘
	肺肾阴虚	照海、经渠、肺俞
	脾肾阳虚	脾俞、肾俞、太白、关元

【方法】

穴位常规消毒后，选细火针，置于酒精灯上烧至白亮后，快针法点刺，太白、照海、经渠、大椎、关元，针刺深度约0.01～0.03寸；余穴0.05～0.1寸。

【其他疗法】

（1）穴位敷贴：取肺俞、膏肓、膻中、大椎、大杼、身柱、定喘、天突、中府、百劳、风门、膻中、脾俞、肾俞等穴，用白芥子、细辛、甘遂、肉桂、天南星等药制成膏药，每次贴敷3～4穴，3日换药1次。适用于内伤咳嗽者。

（2）皮肤针：取项后、背部第1胸椎至第2腰椎两侧足太阳膀胱经、颈前喉结两侧足阳明胃经。外感咳嗽者叩至皮肤隐隐出血，每日1~2次；内伤咳嗽者叩至皮肤潮红，每日或隔日1次。

（3）耳穴疗法：取肺、脾、肾、气管、神门、肾上腺、皮质下。操作：消毒穴位后，以王不留行籽进行耳穴贴压，手法由轻到重，按至有热胀感和疼痛（以患者能耐受为度），每日按压4次以上，每次2分钟左右。两耳交替进行，3天换1次。

四、验案示例

火针治疗小儿咳嗽

薄某，男，6岁，1982年2月10日来诊。因感冒引起咳喘，呼吸急促，喉间有哮鸣声，痰黏不爽，苔黄，脉浮数。经儿科胸透化验诊为喘型肺炎。随用火针点刺大椎、止喘、肺俞、心俞，约5分钟，呼吸平隐。虽有微咳但不喘，至第三天复查痊愈。（针灸临床杂志1987年第1卷）

五、按语

（1）内伤咳嗽病程较长，易反复发作，应坚持长期治疗。急性发作时宜标本兼顾；缓解期须从调整肺、脾、肾三脏功能入手，重在治本。

（2）感冒流行期间应减少外出，避免因感冒诱发本病。咳嗽发作时应注意休息，多饮开水。

（3）改善居住环境，保持室内空气流通，避免煤气、尘烟、油气等刺激，注意气候变化，防止复感外邪。

（4）外感咳嗽初起，禁食生冷酸甜食品，以防加重咳嗽。勿食辛辣食品，以防燥伤肺阴。

第二节　哮　　喘

哮喘是小儿时期的常见肺系疾病。哮指声响言，喘指气息者，哮必兼喘，故通称哮喘。临床以发作时喘促气急，喉间痰吼哮鸣，呼气延长，严重者不能平卧，呼吸困难，张口抬肩，唇口青紫为特征。常在清晨或夜间发作或加剧。本病发作有较明显的季节性，冬季及气候多变时易于发作。我国古代医籍对哮喘记载甚多。《幼科发挥·喘嗽》说："或有喘疾，遭寒冷而发，发则连绵不已，发过如常，有时复发，此为宿疾，不可除也。"已认识到本病有反复发作、难以根治的临床特征。

本病包括了西医学所称的喘息性支气管炎、支气管哮喘。

一、病因病机

病因：素有痰饮，感受外邪，接触异气，饮食不节。

病机：痰气交阻，气机升降不利。

病位：在肺，与脾、肾关系密切。

病性：有虚实之分，且多虚实夹杂。

二、辨证

		寒邪伏肺	痰热壅肺	肺脾气虚	肺肾阴虚	心肾阳虚
症状	主症	常突然发作，发作之前，多有喷嚏、咳嗽等先兆症状，发作时喘促，气急，喉间痰鸣，咳嗽阵作，甚者不能平卧，烦躁不安，口唇青紫。症状反复发作				
	兼症	遇寒触发、胸膈满闷、喉中痰鸣，咯痰稀白，初起多兼恶寒发热，头痛无汗	喘急胸闷，喉中哮鸣，声高息涌，痰黄质稠，咯吐不爽，发热口渴	咳喘气短，动则加剧，咳声低怯，痰液清稀，畏风自汗，神疲倦怠，食少便溏	短气而喘，咳嗽痰少，头晕耳鸣，腰膝酸软，潮热盗汗	喘促短气，呼多吸少，气不得续，畏寒肢冷，尿少浮肿，甚则喘急烦躁，心悸神昧，冷汗淋漓，唇甲青紫
	舌脉	舌淡，苔白腻，脉浮紧	舌质红，苔黄腻，脉滑数	舌淡，苔薄白，脉濡细	舌红，少苔，脉细数	舌质紫暗或有瘀点，瘀斑，苔薄白，脉沉细或微弱而结代
治法	治法	温肺散寒，止哮平喘	清热润肺，化痰平喘	培土生金，扶正固本	滋阴润肺，平喘降逆	补益心肾，温阳平喘
	取经	任脉，足太阳膀胱经，手太阴肺经，足阳明胃经				
		足太阳膀胱经，足阳明胃经，督脉	手阳明大肠经，足阳明胃经，督脉	足阳明胃经，足太阴脾经	足少阴肾经，任脉	督脉，足少阴肾经，手少阴心经

三、治疗

【取穴】

主穴	配穴	
	分型	取穴
定喘、肺俞、天突、中府、孔最、丰隆	寒邪伏肺	风门、太渊、大椎、身柱
	痰热壅肺	大椎、膻中、鱼际

续 表

主穴	配穴	
	分型	取穴
定喘、肺俞、天突、中府、孔最、丰隆	肺脾气虚	膏肓、脾俞、太白
	肺肾阴虚	肾俞、膏肓、太溪
	心肾阳虚	心俞、肾俞、气海、关元

【方法】

穴位常规消毒后，选细火针，置于酒精灯上烧至白亮后，快针法点刺，风门、太渊、中府、天突、膻中、鱼际、太白、太溪，针刺深度约0.01~0.03寸；余穴0.05~0.1寸。

【其他疗法】

(1) 穴位敷贴：取肺俞、膏肓、膻中、脾俞、肾俞、身柱、定喘、百劳、风门等穴，用白芥子、细辛、甘遂、肉桂、天南星等药制成膏药，在“三伏”期间贴敷。适用于缓解期。

(2) 皮肤针：取双桥弓穴、第7颈椎至第2腰椎旁开1.5寸足太阳膀胱经、鱼际至尺泽穴手太阴肺经。每部位循序叩刺，以皮肤潮红或微渗血为度。适用于发作期。

(3) 耳穴疗法：取对屏尖、肾上腺、气管、肺、皮质下、交感。操作：消毒穴位后，以王不留行籽进行耳穴贴压，手法由轻到重，按至有热胀感和疼痛（以患者能耐受为度），每日按压4次以上，每次2分钟左右。两耳交替进行，3天换1次。

四、验案示例

火针治疗哮喘

谷某，女，13岁。年幼时即患气管炎，7岁以后开始哮喘，经肌内注射或静脉滴注氨茶碱后，症状缓解，病情才能控制。夏季较重，近6年来，一年四季都要发作，以夜间发作为主，咳喘难忍。食欲尚可，二便调。面黄，体瘦，舌质红、苔薄白，脉滑数。辨证：证属先天不足、脾不健运，肺气虚弱。治以扶正定喘。取大杼、风门、肺俞，火针点刺。治疗当日明显减轻，隔日治疗1次，10次治疗后，哮喘未再发作。

按 大杼、风门、肺俞均属足太阳膀胱经穴位，“太阳主表”，且肺俞是肺脏经期输注之所，风门为风之门户，诸穴共济卫外固表，利肺平喘之功。以火针治疗更可增强温阳散寒，宣肺平喘之功。

五、按语

（1）火针治疗哮喘有较好的效果。在急性发作期以控制症状为主；缓解期以扶助正气、提高抗病能力、控制或延缓急性发作为主。小儿哮喘尤应注意缓解期的治疗，以防复发。一般2年内患儿不复发，可完全治愈。

（2）重视预防复发，避免各种诱发因素。防寒保暖，力戒烟酒，不吃或少吃肥甘厚腻之品及海腥发物。适当进行体格锻炼，增强体质，提高抗病能力。发病季节，防止活动过度和情绪激动，以免诱发哮喘。

（3）如哮喘发作持续24小时以上仍未能控制者，易导致严重缺氧、酸碱平衡破坏及电解质紊乱，出现呼吸、循环衰竭，宜采取综合治疗措施。

第三节　积　滞

积滞是指小儿内伤乳食，停聚中焦，积而不化，气滞不行所形成的一种胃肠疾患。以不思乳食，食而不化，脘腹胀满，嗳气酸腐，大便溏薄或秘结酸臭为特征。本病既可单独出现，也可夹杂于其他疾病中。本病一般预后良好，少数患儿可因积滞日久，而转化为疳证，故前人有“积为疳之母，有积不治，乃成疳证”之说。

一、病因病机

病因：先天禀赋不足，乳食不节等。

病机：乳食停聚中脘，积而不化，气滞不行。

病位：在脾胃，与肝、肾、大肠关系密切。

病性：以虚实夹杂为主。

二、辨证

		乳食内积	脾虚夹积
症状	主症	不思乳食，嗳腐酸馊或呕吐食物、乳片，脘腹胀满疼痛，大便酸臭	不思乳食，食则胀饱，腹满喜按，大便稀溏酸臭，夹有乳片或不消化食物残渣
	兼症	烦躁啼哭，夜眠不安，手足心热	面色萎黄，形体消瘦，神疲肢倦

续表

		乳食内积	脾虚夹积
症状	舌脉	舌质红，苔白厚或黄厚腻，脉象弦滑，指纹紫滞	舌质淡，苔白腻，脉细滑，指纹淡滞
治法	治则	消乳化食，和中导滞	健脾助运，消食化滞
	取经	任脉，足阳明胃经	
		足太阳膀胱经	足太阴脾经

三、治疗

【取穴】

主穴	配穴	
	分型	取穴
中脘、四缝、足三里	乳食内积证	大肠俞、天枢
	脾虚夹积证	太白、内庭

【方法】

穴位常规消毒后，选细火针，置于酒精灯上烧至白亮后，快针法点刺，太白、四缝穴，针刺深度约 0.01 ~ 0.03 寸；余穴 0.05 ~ 0.1 寸。

【其他疗法】

（1）推拿疗法：清胃经、揉板门，运内八卦，推四横纹。揉按中脘、足三里，推下七节骨，分腹阴阳。用于乳食内积证。以上取穴，加清天河水、清大肠。烦躁不安者加清心平肝，揉曲池。用于食积化热证。或补脾经，运内八卦，摩中脘，清补大肠，揉按足三里。用于脾虚夹积证。

（2）耳穴疗法：取脾、胃、大肠、小肠、神门、皮质下。操作：消毒穴位后，以王不留行籽进行耳穴贴压，手法由轻到重，按至有热胀感和疼痛（以患者能耐受为度），每日按压 4 次以上，每次 2 分钟左右。两耳交替进行，3 天换 1 次。

四、验案示例

火针治疗小儿食积

周某，男，8 个月。2003 年 5 月 16 日初诊。患儿反复腹泻半月余，其母诉患儿母乳喂养至6个半月，近两个月添加辅食及奶粉混合喂养，近半个月纳差，体重减轻2斤。患儿大便呈泡沫样，酸臭，日行十余次，不思乳食，脘腹胀满疼痛，伴形体瘦弱，夜卧不宁，舌红，苔白厚腻，指纹紫滞。取穴：中脘、四缝、大肠俞、天枢。刺法：用细火针点刺，深度约为0.2寸，不留针。5月25日复诊，患儿腹胀明显改善，大便软，约3次/天，纳乳好转。3次治疗后，患儿无腹泻腹胀，体重增加。

按 积滞是由于饮食不节，喂养不当，脾胃损伤，食积不化而出现不思乳食，腹部胀满，大便不调，形体瘦弱。该患儿系近期开始用人工喂养，辅食添加不当，加之小儿脾胃健运不全，运化力弱，而致食多积伤，所以健运脾胃，消食导滞是关键，脾气运则食积消。

五、按语

（1）火针治疗小儿积滞效果较好。但应当积极寻找引起积滞的病因，并采取相应的措施才是根本的办法。

（2）调节饮食，合理喂养，乳食宜定时定量，富含营养，易于消化，忌暴饮暴食，过食肥甘煎炸之品、生冷瓜果，偏食零食及妄加滋补。

第四节 疳 证

疳证是由于喂养不当，或多种疾病影响，导致脾胃功能受损，气液耗伤而形成的慢性病证。以形体消瘦，面黄发枯，精神萎靡或烦躁，饮食异常为特征。“疳”有两种含义：其一，是指小儿恣食肥甘厚腻，损伤脾胃，形成疳证；其二，“疳者，干也”，是指气液干涸，形体羸瘦。前者言其病因，后者述其病机和症状。疳证发病无明显季节性，5岁以下小儿多见，起病缓慢，病程缠绵，迁延难愈，影响小儿生长发育。

本病相当于西医学的小儿营养不良及部分寄生虫病。多见于5岁以下的婴幼儿。

一、病因病机

病因：饮食不节（洁），虫积，疾病影响，先天禀赋不足。

病机：脾胃受损，气血生化乏源。

病位：在脾胃，与肝、肾关系密切。

病性：有虚实之分，且多虚实相兼。

二、辨证

		疳气	疳积	干疳
症状	主症	面黄肌瘦，头大颈细、头发稀疏、精神不振，饮食异常，腹胀如鼓或腹凹如舟、青筋暴露		
	兼症	食欲不振或食多便多，大便干稀不调，形体略见消瘦，面色稍显萎黄，精神不振，好发脾气	食欲减退或善食易饥，或嗜食生米、泥土等异物，大便下虫，面色萎黄，毛发稀疏易落，脘腹胀大，或喜揉眉挖鼻，吮指磨牙	精神萎靡，极度消瘦，皮包骨头，皮肤干枯有皱纹，呈老人貌，啼哭无力，腹凹如舟，或见肢体浮肿，或有紫癜
	舌脉	苔腻，脉细滑	舌淡，苔淡黄而腻，脉滑细而滑	舌淡或光红少津，脉弱
治法	治则	健运脾胃	消积导滞	调养气血，驱虫消积
	取经	任脉，足阳明胃经		
		足太阴脾经，足太阳膀胱经	足太阳膀胱经	任脉，督脉，足太阳膀胱经

三、治疗

【取穴】

主穴	配穴	
	分型	取穴
四缝、中脘、足三里、脾俞	疳气	章门、胃俞
	疳积	天枢、大肠俞
	干疳	百会、膈俞、百虫窝

【方法】

穴位常规消毒后，选细火针，置于酒精灯上烧至白亮后，快针法点刺，四缝穴针刺深度约 0.01 ~0.03 寸；余穴 0.05 ~0.1 寸。

【其他疗法】

（1）皮肤针疗法：叩刺脊柱正中督脉及其两旁的华佗夹脊、足太阳经穴，以皮肤微红为度。隔日 1 次。

（2）捏脊疗法：沿患儿背部脊柱两侧由下而上用拇指、示指捏华佗夹脊3~5遍。

（3）小儿推拿疗法：标实者可清脾土、大肠、揉板门、摩腹，推下七节等；虚证明显者可补脾土、推三关、摩腹，揉板门。

（4）割治疗法：于大小鱼际处割治，也可于第2、3指距、指蹼处0.2~0.5cm处割治，挤出皮下脂肪并剪去。用绷带包扎5天。

四、验案示例

火针治疗疳证

李某，女，2岁，2010年8月5日初诊。患儿1月前因上吐下泻，导致失水，经某医院静脉滴注治疗2天后，诸症消除。尔后食欲不振，口渴喜饮，烦躁不安，日趋加剧，并出现低热、手足心热，睡眠不宁，易惊，舌红、无苔，脉细数。证属脾阴受损，津液乏竭。治宜滋养脾阴，生津润燥。取穴：中脘、下脘、商曲（双）、肓俞（双）。火针浅点刺。隔2日治疗1次，5次为1个疗程。后症状消失，大便正常。

按 《保婴摘要·食积寒热》：“小儿食积者，因脾胃虚寒，乳食不化，久而成积。”明确指出了小儿疳积的发生原因。中脘，为胃的募穴，八会穴之一（腑会），任脉与手太阳、手少阳、足阳明经交会穴，主治胃痛、呕吐、腹胀、吞酸、泄泻。下脘，足太阳与任脉之会，主治胃痛、腹胀、呕吐、反胃、肠鸣、泄泻以及消化不良等。火针可改善小儿的消化、吸收及排泄功能，因而使病证得以治愈。

五、按语

（1）火针对疳气、疳积疗效较好。如感染虫疾还应配合药物治疗。

（2）婴儿应尽可能以母乳喂养，不要过早断乳，逐渐添加辅食，给予易消化而富有营养的食物。不让小儿养成挑食的习惯。

（3）小儿疳证是防重于治：合理喂养、定时、定量、定质、适时配合消食导滞；适时添加辅食，适时断奶；掌握先稀后干，先素后荤，先少后多原则；纠正偏食，吃零食以及饥饱不均的不良饮食习惯。

第五节 腹 痛

腹痛，是指胃脘以下、脐之两旁以及耻骨以上部位发生的疼痛。腹痛为小儿常见的证候，可见于任何年龄与季节，婴幼儿不能言语，腹痛多表现为啼哭，如《古今医统·腹痛》说："小儿腹痛之病，诚为急切。凡初生二三个月及一周之内，多有腹痛之患。无故啼哭不已或夜间啼哭之甚，多是腹痛之故。大都不外寒热二因。"

本病相当于西医学的功能性腹痛。

一、病因病机

病因：外感寒邪，饮食不节。

病机：气机阻滞，不通则痛。

病位：在大小肠，与脾、胃、肝、肾关系密切。

病性：有虚实之分，以实证为主。

二、辨证

		乳食停滞	气滞血瘀	腹部中寒	脾胃虚寒	胃肠结热
症状	主症	胃脘以下，脐之四旁以及耻骨以上部位发生的疼痛				
	兼症	疼痛拒按，不思饮食，嗳腐吞酸，或伴腹泻，泻后痛减，时有呕吐，吐物酸馊	经久不愈，痛有定处，腹中癥块拒按，肚腹硬胀，青筋暴露	痛处喜暖，得温则舒，遇寒痛甚，肠鸣辘辘，面色苍白，痛甚者额冷汗出，肢冷，或兼吐泻	腹痛绵绵，时作时止，痛处喜温喜按，面色少华，精神倦怠，手足清冷，乳食减少，食后腹胀，大便稀溏	胀满，疼痛拒按，大便秘结，烦躁不安，潮热口渴，手足心热
	舌脉	舌淡红，苔厚腻，脉沉滑，指纹紫滞	舌紫暗或有瘀点，脉涩，指纹紫滞	舌淡红，苔白腻，脉沉弦紧，指纹红	唇舌淡白，脉沉缓，指纹淡红	唇舌鲜红，苔黄燥，脉滑数或沉实，指纹紫滞
治法	治则	消食导滞，行气止痛	活血化瘀，行气止痛	温中散寒，理气止痛	温中理脾，缓急止痛	通腑泄热，行气止痛
	取经	任脉，足阳明胃经				
		手阳明大肠经	足厥阴肝经，手太阴肺经	足太阴脾经	足太阴脾经，足太阳膀胱经	手阳明大肠经

三、治疗

【取穴】

主穴	配穴	
	分型	取穴
中脘、天枢、足三里、关元	乳食停滞证	天枢、内庭
	气滞血瘀证	中府、太冲
	腹部中寒证	建里、关元
	脾胃虚寒证	脾俞、章门
	胃肠结热证	曲池、内庭

【方法】

穴位常规消毒后，选细火针，置于酒精灯上烧至白亮后，快针法点刺，内庭、太冲、气海、天枢、关元针刺深度约0.01～0.03寸；余穴0.05～0.1寸。

【其他疗法】

（1）小儿推拿疗法：揉一窝风，揉外劳宫，用于腹部中寒证。清脾胃，顺运八卦，推四横纹，清板门，清大肠，用于乳食积滞证。顺运八卦，清胃，推六腑，推四横纹，用于胃肠积热证。揉外劳宫，清补脾，顺运八卦，用于脾胃虚寒证。

（2）药熨疗法：取麦麸50g、葱白（切碎）、生姜（切碎）各30g，食盐15g，白酒30ml，食醋15ml。混匀，放铁锅内炒热，布包，趁热熨疼痛处。药凉后再炒热再熨。适用于虚寒腹痛。

（3）耳穴疗法：取腹、大肠、小肠、神门、肝、脾、交感。操作：消毒穴位后，以王不留行籽进行耳穴贴压，手法由轻到重，按至有热胀感和疼痛（以患者能耐受为度），每日按压4次以上，每次2分钟左右。两耳交替进行，3天换1次。

四、验案示例

火针治疗小儿寒性腹痛

程某，男，2岁，2004年11月15日初诊。其母代诉：患儿三餐前均阵发性腹痛半月余，患儿半月前过食冷饮及冰冻水果后，出现腹痛，哭闹不止，泄泻一次，大便稀溏，之后腹痛缓解。第二天，患儿早上又哭诉腹痛，到某医院儿科治疗，服药后症状可缓解，但患儿腹痛反复发作，呈阵发性，餐前发作较多，给予腹部按揉片刻后疼痛可消失。多次医院就诊不见效，遂来就诊。患儿体形略瘦，面色稍萎黄，诉腹痛以脐中为主，腹软无块，精神可，饮食欠佳，大便软，舌淡苔薄白，指纹色淡红。取穴：中脘、天枢、脾俞、上巨虚。刺法：用细火针，于各穴快针法点刺，深度约 0.01 ~ 0.03 寸。嘱家属每天给患儿摩腹 15 分钟。3 天后复诊，其母诉患儿，腹痛减轻，时间缩短。予中脘、脾俞、足三里火针浅刺，3 次后患儿疼痛未再发。

按 患儿系过食生冷后，寒邪凝结腹中，脾胃运化失职，而出现腹痛。治疗当以温中散寒，理气止痛。本病病位在肠之腑，为实寒证，用腑会中脘，与大肠募穴天枢、大肠下合穴上巨虚温中散寒，用脾俞健运脾胃，配合摩腹理气，患儿泻下黏冻样大便后，寒邪随之而下，故腹痛好转。小儿“肝常有余，脾常不足”，腹痛好转后给予补胃健脾，故腹痛不再复发。

五、按语

（1）火针治疗小儿腹痛效果满意，但针刺止痛后应明确诊断，积极治疗原发病。

（2）寒性腹痛者应该温服或热服药液，热性腹痛者应冷服药液，伴呕吐者药液要少量多饮分服。

（3）导致腹痛的疾病很多。本节所讨论以功能性腹痛为主，其他类型的腹痛应在明确病因诊断，并给以相应治疗的基础上，参考本节内容辨证论治。

第六节 小儿遗尿

遗尿又称“尿床”、“夜尿症”。是指 3 岁以上的小儿睡眠中小便自遗、醒后方知的一种病证。3 岁以下的小儿由于脑髓未充，智力未健，正常的排尿习惯尚未养成，尿床不属病态。年长小儿因贪玩少睡、过度疲劳、睡前多饮等偶然尿床者也不作病论。若 3 岁以后夜间仍不能自主控制排尿而经常尿床，就是遗尿症。多见于 10 岁以下的儿童。早在《灵枢·本输》就有“三焦者……入络膀胱，约下焦。实则闭癃，虚则遗溺。遗溺则补之，闭癃则泻之”的记载。中医学认为，本病多因肾气不足、下元亏虚，或脾肺两虚、下焦湿热等导致膀胱约束无权而发生。

现代研究通过X线影像诊断，发现部分遗尿与隐性脊柱裂有关。西医学认为，本病因大脑皮层、皮层下中枢功能失调而引起。

一、病因病机

病因：先天不足，后天失养，喂养不当，养成不良习惯等。

病机：肾气不足，膀胱失约。

病位：胞宫、冲任，与肝、肾关系密切。

病性：有虚实之分。

二、辨证

<table>
<tr><th colspan="2"></th><th>肾气不足</th><th>肺脾气虚</th><th>下焦湿热</th></tr>
<tr><td rowspan="3">症状</td><td>主症</td><td colspan="3">睡中尿床，数夜或每夜1次，甚至一夜数次</td></tr>
<tr><td>兼症</td><td>面色淡白，精神不振，反应迟钝，白天小便亦多，甚至形寒肢冷，腰腿乏力</td><td>疲劳后尿床加重，面色无华，神疲乏力，大便溏薄</td><td>尿频量少，色黄腥臭，外阴瘙痒，夜梦纷纭，急躁易怒，面赤唇红口干</td></tr>
<tr><td>舌脉</td><td>舌淡，苔白，脉沉细无力</td><td>舌淡，苔白，脉细而无力</td><td>舌红，苔黄，脉多弦数</td></tr>
<tr><td rowspan="3">治法</td><td>治则</td><td>温补肾阳</td><td>补益肺脾</td><td>清热利湿，调理膀胱</td></tr>
<tr><td rowspan="2">取经</td><td colspan="3">任脉，督脉，手太阴肺经，足太阴脾经</td></tr>
<tr><td>足太阳膀胱经</td><td>足太阳膀胱经，足阳明胃经</td><td>足太阳膀胱经</td></tr>
</table>

三、治疗

【取穴】

<table>
<tr><th rowspan="2">主穴</th><th colspan="2">配穴</th></tr>
<tr><th>分型</th><th>取穴</th></tr>
<tr><td rowspan="3">百会、列缺、中极、三阴交</td><td>肾气不足证</td><td>命门、关元、肾俞</td></tr>
<tr><td>肺脾气虚证</td><td>肺俞、脾俞、足三里</td></tr>
<tr><td>湿热下注证</td><td>曲骨、阴陵泉、小肠俞</td></tr>
</table>

【方法】

穴位常规消毒后，选细火针，置于酒精灯上烧至白亮后，快针法点刺，中极、三阴交、曲骨、关元针刺深度约0.01～0.03寸；余穴0.05～0.1寸。

【其他疗法】

(1) 皮肤针疗法：叩刺 T_4 至 L_2 夹脊、关元、气海、曲骨、肾俞、三阴交。用皮肤针轻叩刺，以皮肤潮红为度，隔日1次。

(2) 耳穴疗法：取膀胱、肾、肝、皮质下、内分泌、尿道。操作：消毒穴位后，以王不留行籽进行耳穴贴压，手法由轻到重，按至有热胀感和疼痛（以患者能耐受为度），每日按压4次以上，每次2分钟左右。两耳交替进行，3天换1次。

(3) 激光疗法：取关元、中极、足三里、三阴交。用氦－氖激光治疗仪每穴照射2～5分钟。每日1次。

四、验案示例

火针治疗小儿遗尿

陈某，男，12岁，学生。初诊日期2001年3月12日，自幼尿床，每夜3～4次，均不能自醒，劳累后尤甚。查体见患儿精神倦怠，身体瘦弱，面色萎黄，舌苔白，脉细，诊断为先天肾气虚弱，下元不固。给予火针治疗5次后，自诉夜间无尿床发生，偶有醒来排尿1次；又治疗3次巩固疗效，停止治疗，随访半年无复发。

按 小儿遗尿多由肾气虚弱所致，多由先天不足，肾气不固，气化无权则不能自行控制而自遗。对此病的治疗原则是温补肾阳，气海、关元、中极均为任脉穴位，可补肾气，中极又为足太阳膀胱经之募穴，攻专助阳，利膀胱；肾俞补肾阳，采用火针点刺以温通助阳。其疗效较笔者毫针治疗疗效突出，且其操作简便不留针，方便省时，值得推广。（针灸临床杂志2002年第12期）

五、按语

(1) 火针治疗小儿遗尿疗效较好。

(2) 现代研究认为，小儿遗尿多与脑皮层功能失调有关，故取百会，以火针浅刺；小儿遗尿还与小儿肺气娇嫩有关，治疗上需注重补肺，因此使用列缺每每获效。

（3）治疗期间应培养患儿按时排尿的习惯，夜间定时叫醒患儿起床排尿。

（4）白天可饮水，晚餐不进稀饭、汤水，睡前尽量不喝水，中药汤剂也不要在晚间服。

第七节 五迟五软

五迟、五软是小儿生长发育障碍的证。五迟是指立迟、行迟、齿迟、发迟、语迟；五软则指头项软、口软、手软、足软、肌肉软。五迟、五软病证既可单独出现，也可同时存在。本病由于先天禀赋不足、后天调护失当引起。若症状较轻，治疗及时，由后天调护失当引起者，常可康复；若证候复杂，病程较长，属先天禀赋不足引起者，往往成为痼疾，预后不良。

五迟五软包括了西医学的佝偻病、脑发育不全、脑性瘫痪、智能低下等病证。

一、病因病机

病因：先天禀赋不足，后天失养。

病机：五脏不足，气血虚弱，精髓不充；痰瘀阻滞心经脑络，心脑神明失主。

病位：肾、肝、脾，与心、肺、任脉、督脉关系密切。

病性：有虚实之分，以虚证为主。

二、辨证

		虚证		实证
		肝肾亏虚	心脾两虚	痰瘀阻滞
症状	主症	立迟、行迟、齿迟、发迟、语迟、头项软、口软、手软、足软、肌肉软等		
	兼症	筋骨痿弱，天柱骨倒，头型方大，目无神采，反应迟钝，囟门宽大，易惊，夜卧不安	精神呆滞，发稀萎黄，口角流延，咀嚼无力，或见弄舌，纳食欠佳，大便秘结	失聪失语，反应迟钝，意识不清，动作不自主，或有吞咽困难，口流痰涎，喉间痰鸣
	舌脉	舌淡，苔白少，脉沉细无力、指纹淡	舌淡胖，苔少，脉细缓、指纹色淡	舌体胖有瘀斑瘀点，苔腻，脉沉涩或滑，指纹暗滞

续 表

		虚证		实证
		肝肾亏虚	心脾两虚	痰瘀阻滞
治法	治则	补肾填精，养肝强筋	健脾养心，补益气血	涤痰开窍，活血通络
	取经	任脉，督脉，手阳明大肠经，足少阳胆经，足太阳膀胱经，足厥阴肝经		
		足少阴肾经	足阳明胃经，手少阴心经	足阳明胃经

三、治疗

【取穴】

主穴	配穴	
	分型	取穴
身柱、百会、肾俞、风府、天柱、悬钟、曲池、合谷、太冲	肝肾亏虚证	肝俞、命门、长强、太溪
	心脾两虚证	心俞、脾俞、足三里、通里
	痰瘀阻滞证	中脘、丰隆、膈俞

【方法】

穴位常规消毒后，选细火针，浅刺多针，主穴选取4~6穴，交替进行。置于酒精灯上烧至白亮后，快针法点刺，风府、悬钟、太溪针刺深度约0.01~0.03寸；余穴0.05~0.1寸。

【其他疗法】

（1）头皮针疗法：取顶颞前斜线、顶旁1线、顶旁2线、颞前线、枕下旁线。用毫针刺激，留针1~4小时。可每日1次。

（2）耳穴疗法：取皮质下、交感、脑干、神门、肾上腺、心、肝、肾、小肠；上肢瘫加肩、肘、腕；下肢瘫者加髋、膝、踝。操作：消毒穴位后，以王不留行籽进行耳穴贴压，手法由轻到重，按至有热胀感和疼痛（以患者能耐受为度），每日按压4次以上，每次2分钟左右。两耳交替进行，3天换1次。

（3）综合康复疗法：脑性瘫痪功能训练包括躯体、技能、语音训练，运用矫形器。符合手术适应证者可手术治疗。

四、验案示例

火针配合靳三针治疗小儿脑瘫

陈某，男，5岁。就诊于2007年10月20日。其母代诉患儿出生时宫内窘迫，三岁半才开始说话，且少语，不能说长句，不喜与人交流。症见患儿较同龄人偏矮小，反应稍迟钝，头发浓密，舌淡，苔白少，脉沉细无力、指纹淡。诊断为小儿脑瘫（五迟五软）。辨证：肾精不足，髓海空虚。取穴：百会、风府、哑门、肾俞、悬钟。刺法：用细火针，在各穴上浅刺5～7次，不留针，配合针刺靳三针之四神针、脑三针、智三针、颞三针。每周1次，3个月一疗程。1个疗程后患儿言语较前流利，话语增多，能与小朋友共处玩耍。治疗2个疗程后，身高、体重等各项指标接近同龄小儿。

按 本病由患儿先天不足、精气未充，脏气虚弱，加之延误治疗或治疗欠佳等致髓海空虚，言语、身体均发育迟缓，小儿各项发育指标迟缓。"脑为髓海"，"肾主骨生髓"，治疗本病当补肾填精，益智生髓，取百会、风府穴填精益髓，肾俞养阴生精，为脑髓提供肾的精微，哑门开窍启智，配合靳三针，使患儿身心得健、言语智力好转、发育改善。

五、按语

（1）火针治疗五迟五软临床疗效确切，且年龄小、病程短者效果较好。

（2）大力宣传优生优育知识，禁止近亲结婚，婚前进行健康检查，以避免发生遗传性疾病。

（3）孕妇注意养胎、护胎，加强营养，不滥服药物。

（4）婴儿应以母乳喂养为主，人工喂养者应注意乳食的质量，并及时添加辅食，保证营养充足。积极治疗各种急、慢性疾病。

（5）注意户外活动，重视功能锻炼，加强智力训练。

第八章 >>>

五官科疾病

第一节 暴风客热

暴风客热是指外感风热，骤然起病，以白睛红赤、眵多黏稠、痒痛交作为主要特征的传染性、流行性眼病。又名暴风、暴风客热外障，俗称暴发火眼。《秘传眼科龙木论·暴风客热外障》对本病有详细记载：“此眼初患之时，忽然白睛胀起，都覆乌睛和瞳仁，或痒或痛，泪出难开。”。本病好发于春、夏、秋季，易在公共场所蔓延。

该病类似于西医学的急性卡他性结膜炎，属急性细菌性结膜炎。

一、病因病机

病因：外感风热。

病机：风热相搏，火郁不宣或素有脏腑积热，内外合邪，上犯白睛。

病位：白睛，与肝、胆、肺、大肠关系密切。

病性：多属实证。

二、辨证

		风重于热	热重于风	风热并重
症状	主症	痒涩刺痛，羞明流泪，眵多黏稠，白睛红赤，眼胞微肿	目痛较甚，怕热畏光，眵多黏稠，热泪如汤，眼胞红肿，白睛红赤浮肿	焮热疼痛，刺痒交作，怕热畏光，泪热眵结，白睛赤肿
	兼症	头痛，鼻塞，恶风	口渴，尿黄，便秘	头痛鼻塞，恶寒发热，口渴思饮，便秘溲赤
	舌脉	舌质红，苔薄白或微黄，脉浮数	舌红，苔黄，脉数	舌红，苔黄，脉数

续 表

		风重于热	热重于风	风热并重
治法	治则	疏风清热	清热泻火兼疏风	疏风泻火，表里双解
	取经	足太阳膀胱经，足少阳胆经，手太阳小肠经		
		足太阳膀胱经	手阳明大肠经，足厥阴肝经，督脉	足厥阴肝经，手阳明大肠经，督脉

三、治疗

【取穴】

主穴	配穴	
	分型	取穴
攒竹、瞳子髎、至阴、少泽、前谷	风重于热证	大椎、风门、风池
	热重于风证	风池、曲池、大椎、行间
	风热并重证	风池、太阳、大椎、曲池、侠溪、行间

【方法】

先用毫针刺攒竹、瞳子髎，行常规针刺，均可点刺出血，再用细火针快速点刺至阴、少泽、行间、侠溪、行间，深约0.05～0.1寸；大椎、太阳点刺后拔罐出血少许；余穴用细火针快速点刺深约0.2～0.3寸。配穴每次选2～3穴，隔日1次，3次为一疗程。

【其他疗法】

（1）刺血拔罐法：在太阳穴处点刺出血后拔罐，每日1次。

（2）耳穴疗法：取眼、目1、目2、肝。操作：消毒穴位后，以毫针对准穴位快速刺入，深度1分左右，约至软骨组织，以不刺透对侧皮肤为度，捻转数秒钟后，留针20～30分钟，每日或隔日治疗1次。或用王不留行籽进行耳穴贴压，手法由轻到重，按至有热胀感和疼痛（以患者能耐受为度），每日按压4次以上，每次2分钟左右。两耳交替进行，3天换1次。或耳尖、耳背小静脉点刺出血。

四、验案示例

火针治疗急性结膜炎

李某，男，20岁，2010年9月30日初诊。双眼痒痛2天，伴畏光干涩感，眵多干稠，口干，便秘，小便黄，舌红苔薄黄，脉数。

查体：双眼结膜充血明显。诊断为“急性结膜炎”，中医辨证为“热重于风证”，治法：疏风清热。取穴：太阳、大椎。持细火针快进快出太阳穴并拔罐出血，用中粗火针快进快出大椎穴并拔罐出血，每日1次，2次痊愈。

按 急性结膜炎以实证为主，用火针刺络放血引邪热外出，疗效肯定。

五、按语

（1）火针治疗暴风客热有疗效高、即刻疗效好、疗程短的优点。

（2）注意个人卫生，急性期患者的生活用品应注意消毒，如一眼患病，另一眼需防护，防止传染；禁止包扎患眼。

（3）患病期间应注意休息，睡眠要充足，减少视力活动；忌发怒；忌食辛辣食物；戒房劳。

第二节 针 眼

针眼是指胞睑边缘生疖，形如麦粒，红肿痒痛，易成脓溃破的眼病，又名土疳、土疡、偷针。本病与季节、气候、年龄、性别无关，可单眼或双眼发病。

相当于西医学的睑腺炎，又称麦粒肿。睫毛毛囊或附属的皮脂腺感染称外麦粒肿，睑板腺感染称内麦粒肿。

一、病因病机

病因：外感风热，饮食失调。

病机：热邪客于胞睑，热搏津液而生

病位：病位在胞睑，与肺、脾胃密切相关。

病性：一般急性发作以实为主，反复发作者往往虚实夹杂。

二、辨证

		风热客睑	热毒壅盛	脾虚夹实
症状	主症	初起胞睑局限性肿胀，痒甚，微红，可扪及硬结，压痛	胞睑局部红肿灼热，硬结渐大，疼痛拒按或白睛红赤肿胀嵌于睑裂	针眼反复发作，诸症不重

续 表

		风热客睑	热毒壅盛	脾虚夹实
症状	兼症		口渴喜饮，便秘溲赤	或见面色无华，神倦乏力
	舌脉	舌苔薄黄，脉浮数	舌红苔黄，脉数	舌淡苔薄白，脉细数
治法	治则	疏风清热，消肿散结	清热解毒，消肿止痛	健脾益气，扶正祛邪
	取经	眼区局部取穴、手阳明大肠经、足少阳胆经	眼区局部取穴、足阳明胃经、手阳明大肠经、足太阳膀胱经、手少阳三焦经	眼区局部取穴、足太阴脾经、足阳明胃经、足太阳小肠经

三、治疗

【取穴】

主穴	配穴	
	分型	取穴
阿是穴（麦粒肿），太阳，大椎	风热客睑证	风池、三间
	热毒壅盛证	曲池、前谷、液门
	脾虚夹实证	养老、足三里、公孙

【方法】

阿是穴即局部麦粒肿，常规消毒，用细火针在酒精灯上烧至白亮后，快速点刺，将麦粒肿全部点净，刺入麦粒肿基底部，不伤及正常组织；成脓者，点刺至根部轻转针身，以将脓带出；太阳、前谷、液门可点刺出血；大椎点刺后拔罐出血；三间、公孙用细火针快速点刺，刺入 0.05～0.1 寸，不留针；余穴火针针刺 0.2～0.3 寸。每日 1 次，3 次为 1 疗程。

【其他疗法】

（1）刺络拔罐法：取大椎穴，用三棱针点刺出血后拔罐。

（2）挑刺疗法：在肩胛区第 1～7 胸椎脊旁两侧查找淡红色丘疹或敏感点，用三棱针点刺，挤出黏液或血水；亦可挑断疹点处的皮下纤维组织。

（3）耳穴疗法：取眼、肝、脾、耳尖。操作：消毒穴位后，以毫针对准穴位快速刺入，深度 1 分左右，约至软骨组织，以不刺透对侧皮肤为度，捻转数秒钟后，留针 20～30 分钟，每日或隔日治疗

1次。或用王不留行籽进行耳穴贴压，手法由轻到重，按至有热胀感和疼痛（以患者能耐受为度），每日按压4次以上，每次2分钟左右。两耳交替进行，3天换1次。亦可在耳尖、耳背小静脉刺络出血。

四、验案示例

火针治疗针眼

杨某，男，15岁，2010年8月7日初诊。左下眼睑红肿痛2天。肿物如麦粒样，触痛，无流脓，口渴喜饮，便秘溲赤，舌红苔黄，脉数。诊断为针眼，辨证为热毒壅盛证。治以清热解毒，消肿止痛。取穴：阿是穴（针眼局部），大椎，太阳。常规消毒涂万花油后用细火针在酒精灯上烧至白亮后快速刺入麦粒肿基底部2~3下，以不伤及正常组织为度，然后持中粗火针快速点刺大椎、太阳穴，接着拔罐出血。每日1次，3次痊愈。

五、按语

（1）火针治疗本病初期疗效较好。

（2）平时注意眼部卫生，患病期间饮食宜清淡。

（3）麦粒肿初起至酿脓期间，切忌用手挤压患处，以免脓毒扩散，出现危重症。

第三节　流泪症

流泪症是指泪液不循常道而溢出睑弦的眼病。流泪症病名繁多，有迎风流泪、目泪不止、冷泪、热泪，其中热泪多为某些外障眼病的一个症。本病多见于冬季和春季，可单眼或双眼患病，常见于病后体虚的妇女、老年人。

类似于西医学的泪溢，多因泪点位置异常、泪道狭窄或阻塞及泪道排泄功能不全等引起。

一、病因病机

病因：风邪外袭，久病体虚等。

病机：泪窍不密，风邪外袭或正气亏虚不能固摄泪液。

病位：眼，与肝脾肾密切相关。

病性：本病以虚为主。

二、辨证

		肝血不足，复感风邪	气血不足，收摄失司	肝肾两虚，约束无权
症状	主症	患眼流泪，迎风更甚，隐涩不适，无红赤肿痛	无时泪下，泪液清冷稀薄，不耐久视	眼泪常流，拭之又生，或泪液清冷稀薄
	兼症	头晕目眩，面色少华	面色无华，神疲乏力，心悸健忘	头晕耳鸣，腰膝酸软
	舌脉	舌淡苔薄，脉细	舌淡苔薄，脉细	脉细弱
治法	治则	补养肝血，祛风散邪	益气养血，收摄止泪	补益肝肾，固摄止泪
	取经	眼区局部取穴，手阳明大肠经	眼区局部取穴，足阳明胃经，任脉	眼区局部取穴，足太阴肾经，足太阳膀胱经

三、治疗

【取穴】

主穴	配穴	
	分型	取穴
攒竹、三间、大小骨空、至阴	肝血不足，复感风邪证	风池、后溪、肝俞
	气血不足，收摄失司证	头维、血海、气海
	肝肾两虚，约束无权证	肝俞、肾俞、关元、太溪

【方法】

睛明用普通针刺法，常规消毒，用左手推眼球向外固定，右手持针，缓慢进针，不提插、捻转，刺入 0.5～0.8 寸，以出现酸麻胀感为度，留针 20 分钟，出针后用干棉球按压针孔处，以防出血。然后用细火针在酒精灯上烧至白亮后，快速点刺攒竹、头维、至阴，刺入 0.05 寸，不留针；三间、后溪火针针刺 0.1～0.2 寸；余穴火针针刺 0.2～0.3 寸。每日 1 次，5 次为 1 疗程。

【其他疗法】

耳穴疗法：取眼、肝、肾等穴。操作：消毒穴位后，以毫针对准穴位快速刺入，深度 1 分左右，约至软骨组织，以不刺透对侧皮肤为度，捻转数秒钟后，留针 20～30 分钟，每日或隔日治疗 1 次。或用王不留行籽进行耳穴贴压，手法由轻到重，按至有热胀感和疼痛（以患者能耐受为度），每日按压 4 次以上，每次 2 分钟左右。两耳交替进行，3 天换 1 次。亦可用王不留行籽贴压。

四、验案示例

火针治疗流泪症

张某，女，65 岁，流冷泪 10 年。10 年前开始流泪，曾被某医院眼科诊断为慢性泪囊炎。望诊：舌质淡红，苔薄白。眼睛无红肿及痛痒。切诊：脉细弱。纳可，大便调，小便清长。辨证：阳气不足。取穴：大椎，阿是穴。刺法：火针点刺，不留针。局部刺睛明穴附近 2～3 针，用细火针，进针勿深。治疗 10 次后，已很少流泪，基本恢复正常。

按 《诸病源候论》云：“夫五脏六腑皆有津液，痛于目者为泪，若脏气不足，则不能收制其液，故目自然泪出。”《审视瑶函》认为冷泪是因“津液耗伤，肝气渐弱，精膏枯涩，幽阴已甚”。大椎可以壮阳通督，阴阳互根互用，五脏水火得济，阴充阳固，配合局部火针点刺，则冷泪收。（中国现代百名中医临床家丛书．贺普仁．北京：中国中医药出版社．2007：112）

五、按语

（1）火针治疗流泪症疗效较好。

（2）户外工作者，可戴防护眼镜，减少风沙对眼部的刺激。

（3）增强体质，或作睛明穴按摩，有助于改善流泪症状。

第四节 风牵偏视

风牵偏视是以眼球突然偏斜，转动受限，视一为二为临床特征的眼病，又名目偏视、坠睛。

类似于西医学之麻痹性斜视，分先天性和后天性两类，前者由先天发育异常、产伤等引起，后者可由外伤、炎症、血管性疾病、肿瘤和代谢性疾病等引起。

一、病因病机

病因：风邪外袭，脾胃亏虚，热病之后，外伤，肿瘤压迫等。

病机：风、痰阻络，眼目筋脉受损。

病位：病位在眼，与肝脾肾密切相关。

病性：本病多虚实夹杂，外伤者早期以实为主，后期虚实夹杂。

二、辨证

		风邪中络	风痰阻络	脉络瘀阻
症状	主症	发病急骤，可见目偏斜，眼珠转动失灵，倾头瞻视，视物昏花，视一为二	目偏斜，眼珠转动失灵，倾头瞻视，视物昏花，视一为二	多系头部外伤、眼部直接受伤或中风后，出现目珠偏位，视一为二
	兼症	头晕目眩，步态不稳	胸闷呕恶，食欲不振，泛吐痰涎	
	舌脉	舌淡，脉浮数	舌苔白腻，脉弦滑	舌脉无特殊
治法	治则	祛风散邪，活血通络	祛风除湿，化痰通络	活血行气，化瘀通络
	取经	足少阳胆经，足太阳膀胱经，手太阳小肠经，足少阴肾经，手阳明大肠经		
		眼区局部取穴，督脉	眼区局部取穴，足阳明胃经，任脉	眼区局部取穴

三、治疗

【取穴】

主穴	配穴	
	分型	取穴
风池、攒竹、太阳、三间、后溪、照海、申脉	风邪中络证	风府、上星、膈俞
	风痰阻络证	头维、中脘、丰隆
	脉络瘀阻证	球后、支正、飞扬

【方法】

常规消毒，用细火针在酒精灯上烧至白亮后，快速点刺风池、太阳、攒竹，刺入0.05寸；三间、太溪，火针针刺01~0.2寸；余穴火针针刺0.2~0.3寸。

【其他疗法】

（1）皮肤针疗法：取眼眶周围腧穴及太阳、风池等，用中强度刺激，每日1次。

（2）电针法：以眼眶周围腧穴攒竹、四白、瞳子髎、太阳为主，配合四肢远端穴位如合谷、太冲、太溪、光明、足三里等，选用疏密波或断续波，强度以患者能耐受为度，每次20~30分钟，隔日1次。

四、验案示例

火针治疗风牵偏视

钟某，女，22岁，2009年11月4日初诊。右眼外斜视20天。患者因外伤后遗留右眼外肌受损，内收不能，伴复视，余无特殊不适，纳眠可，二便调，舌淡苔薄白，脉涩。查体：高级神经活动正常，双侧瞳孔等大等圆，直径约3mm，对光反射灵敏，右眼向鼻侧活动受限，辐辏反射消失，颅神经未见异常，四肢肌力及肌张力正常，生理反射存在，病理征未引出，脑膜刺激征阴性。诊断为风牵偏视，辨证为脉络瘀阻证。常规消毒涂万花油后，持细火针快速点刺至阴、百会，每日1次，30次治疗后症状好转。

按　本例风牵偏视病位在目，为太阳经筋所过，太阳经筋根在至阴，结在目，以标本根结为理论基础，同时配合百会调太阳之气，有一定疗效。

五、按语

（1）火针治疗斜视有一定疗效，对病程短者疗效较好，远期疗效稳定。保守治疗6个月无效时宜手术治疗。

（2）忌食肥甘厚腻，以免化生痰湿加重病情。

（3）避风寒，慎起居，以避免或减少本病的发生，或减轻症状。

第五节　耳鸣耳聋

耳鸣指患者自觉耳中鸣响而周围环境中并无相应的声源，耳鸣可发生于单侧，也可发生于双侧，有时患者自觉鸣声来自头颅内部，可称为“颅鸣”或“脑鸣”。耳聋指不同程度的听力减退，程度较轻者也称“重听”，重者则称为“耳聋”。耳鸣与耳聋常同时或先后出现，《杂病源流犀烛·卷二十三》载：“耳鸣者，耳聋之渐也，惟气闭而聋者则不鸣，其余诸般耳聋，未有不先耳鸣者。”二者的病因病机与中医辨证施治基本相似，既是多种耳科疾病乃至全身疾病的一种常见症状，也可单独成为一种疾病。

西医学的突发性聋、爆震性聋、传染病中毒性聋、噪声性聋、药物中毒性聋、老年性聋、耳硬化症以及原因不明的感音神经性聋、混合性聋及耳鸣等疾病可参照本节治疗。

一、病因病机

病因：风热侵袭，情志内伤，饮食失调，久病体虚，劳倦纵欲。

病机：邪气闭塞，耳窍不通或精气血不足，耳窍失养。

病位：耳，与肝、肾、脾密切相关。

病性：虚实之分，起病急、病程短者以实证多见；起病缓慢、病程较长者以虚证为多见。

二、辨证

		实证				虚证	
		风热侵袭	肝火上扰	痰火郁结	气滞血瘀	肾精亏虚	气血亏虚
症状	主症	突起耳鸣，如吹风样，昼夜不停，听力下降，或伴有耳胀闷感	耳鸣如闻潮声或风雷声，耳聋时轻时重，多在情志抑郁或恼怒之后耳鸣耳聋加重	耳鸣耳聋，耳中胀闷，头重头晕	耳鸣耳聋，病程可长可短，或有爆震史	耳鸣如蝉，昼夜不息，安静时尤甚，听力逐渐下降	耳鸣耳聋，每遇疲劳之后加重
	兼症	鼻塞、流涕、咳嗽、头痛、发热恶寒	口苦、咽干，面红或目赤，尿黄，便秘，夜寐不安，胸胁胀痛，头痛或眩晕	或头晕目眩，胸脘满闷，咳嗽痰多，口苦或淡而无味，二便不畅	全身可无明显其他症状	或头晕眼花，腰膝酸软，虚烦失眠，夜尿频多，发脱齿摇	或见疲倦乏力，声低气怯，面色无华，食欲不振，脘腹胀满，大便溏薄，心悸失眠
	舌脉	舌质红，苔薄黄，脉浮数	舌红苔黄，脉数有力	舌红苔黄腻，脉滑数	舌暗红或有瘀点，脉细涩	舌红少苔，脉细弱或细数	舌质淡红，苔薄白，脉细弱
治法	治则	疏风清热，宣肺通窍	清肝泻热，解郁通窍	化痰清热，散结通窍	活血化瘀，行气通窍	补肾填精，滋阴潜阳	健脾益气，养血通窍
	取经	手少阳三焦经，足少阳胆经，手太阳小肠经					
		手阳明大肠经，督脉	足厥阴肝经	手阳明大肠经，足阳明胃经	足太阳膀胱经，足太阴脾经	足太阳膀胱经，足少阴肾经，任脉，督脉	足阳明胃经、任脉，督脉

三、治疗

【取穴】

主穴	配穴	
	分型	取穴
听宫、听会、翳风、外关、关冲、足临泣、足窍阴	风热侵袭证	曲池、大椎、风池
	肝火上扰证	风池、行间、侠溪
	痰火郁结证	偏历、丰隆、内庭
	气滞血瘀证	支沟、膈俞、血海
	肾精亏虚证	肾俞、关元、命门、太溪
	气血亏虚证	百会、足三里、气海

【方法】

听宫、听会、耳门张口取穴，常规针刺耳门、听宫、听会、翳风，属外感者可取听宫配翳风为主，属肝火或痰火者耳门、听会配翳风为主，余证型可交替选取耳门、听宫、听会中1~2穴与翳风相配，采用普通针刺，用捻转提插法使酸麻胀感传至内耳，然后用细火针快速浅刺关冲、足窍阴，深约0.05寸。行间、侠溪、内庭用细火针浅刺深约0.1寸；余穴位用细火针针刺深约0.2~0.3寸。

【其他疗法】

(1) 耳穴疗法：取内耳、肾、肝、胆、三焦、颞、皮质下等穴。操作：常规消毒后，以毫针对准穴位快速刺入，深度1分左右，约至软骨组织，以不刺透对侧皮肤为度，捻转数秒钟后，留针20~30分钟，每日或隔日治疗1次。或用王不留行籽进行耳穴贴压，手法由轻到重，按至有热胀感和疼痛（以患者能耐受为度），每日按压4次以上，每次2分钟左右。两耳交替进行，3天换1次。

(2) 穴位注射：可取翳风、完骨、肾俞、阳陵泉等穴，药物可选当归注射液、丹参注射液、维生素 B_{12} 注射液等，每次每穴注入0.5~1ml。

(3) 穴位贴敷：用吴茱萸、乌头尖、大黄三味为末，温水调和，贴敷于涌泉穴，有引火下行的作用，适用于肝火、痰火、虚火上扰所致耳鸣耳聋。

四、验案示例

火针治疗耳鸣耳聋

杜某，男，19 岁。1984 年 5 月 4 日诊。17 年前患乙型脑炎，治愈后始现耳聋，经多方治疗无效。查：左耳听力丧失，右耳 1m 内能听见高声呼叫，伴右耳耳鸣。诊断为：耳聋耳鸣。治疗：持火针针尖沾少许动植物混合油和炼丹升化硫黄混合粉，在酒精灯上点燃后，迅速点刺常规消毒后的治疗穴位。取穴：主穴耳门、听宫、听会全部使用，配穴翳风、肾俞、外关、中渚、聋中、角孙、完骨、上关、瞳子髎、天窗、丝竹空等，将选用的主、配穴位分编为三组，每次使用一组穴位，每隔 2 天火针 1 次，间期每日单纯针刺同一组穴位 1 次。经本法治疗 1 次后右耳鸣停止，右耳 3m 内能听见高声问话，治疗 3 次后右耳听力基本恢复正常，左耳可闻击掌之声，治疗 5 次后左耳在 3m 内能听见高声问话，一疗程治愈，双耳分别能进行耳语交谈。随访至今双听力正常。（四川中医 1988 年第 45 期）

五、按语

（1）火针治疗耳鸣、耳聋有一定疗效，但对鼓膜损伤致听力完全丧失者疗效不佳。

（2）生活规律和精神调节对耳鸣、耳聋患者的健康有重要意义；应忌食辛辣，避免劳倦，节制房事，怡情养性，保持心情舒畅，保持外耳道清洁；晚上睡前用热水洗脚，有引火归元作用，有助于减轻耳鸣症状。

（3）避免使用耳毒性药物，若病情需要必须使用，应严密监测听力变化；避免噪声刺激。

（4）耳鸣耳聋有时是全身疾病的一个症状，诊治过程中应查明病因，必要时配合原发病治疗。

附：急性化脓性中耳炎

急性化脓性中耳炎为中耳黏膜的急性化脓性炎症，致病菌主要通过咽鼓管或外伤的鼓膜侵入中耳引起感染，病变主要位于鼓室，可累及中耳其他相关部位，属中医学“耳鸣耳聋”、“脓耳”范畴。临床表现为耳痛、流脓、听力减退及耳鸣，可伴有轻重不一的全身症状，检查可见鼓膜急性充血、穿孔等。

一、病因病机

病因：外感风热湿邪，情志失调。

病机：风湿火热之邪结聚耳窍，清窍失养。

病位：耳，与肝胆密切相关，与胃火关系更为密切。

病性：本病多为实证、热证，病程日久转为慢性则多为虚证或虚实夹杂。

二、辨证

		风热外侵	肝胆火盛
症状	主症	耳痛并呈进行性加重，听力下降，或有耳内流脓、耳鸣	耳痛甚剧，痛引腮脑，耳鸣耳聋，耳脓多而黄稠或带红色
	兼症	发热恶风寒，鼻塞流涕，周身不适	发热，口苦咽干，小便黄赤，大便干结
	舌脉	舌质偏红，苔薄白或薄黄，脉弦数	舌质红苔黄，脉弦数有力
治法	治则	疏风清热，解毒消肿	清肝泻火，解毒排脓
	取经	手少阳三焦经，足少阳胆经，手太阳小肠经，手阳明大肠经，足阳明胃经	
		督脉	足厥阴肝经

三、治疗

【取穴】

主穴	配穴	
	分型	取穴
听宫、上关、下关、关冲、足窍阴、偏历、丰隆	风热外侵	风池、曲池、大椎、合谷
	肝胆火盛	侠溪、行间、液门

【方法】

听宫张口取穴，采用毫针针刺约1.2～1.5寸，用捻转提插法使酸麻胀感传至内耳，然后用细火针快速上关、下关穴，深约0.2～0.3寸，浅刺关冲、足窍阴，深约0.05寸；行间、侠溪、液门用细火针浅刺深约0.1寸；余穴位用细火针针刺深约0.2～0.3寸。

【其他疗法】

穴位注射：可取翳风、完骨、阳陵泉等穴，药物可选当归注射液、丹参注射液、维生素 B_{12}注射液等，每次每穴注入0.5～1ml。

四、按语

（1）火针上关、下关对于减少脓性分泌物及镇痛有较好的作用。

（2）火针治疗急性化脓性中耳炎有一定疗效。在针刺过程中，应注意及时清除耳道中的脓液，保持耳道清洁，以利穿孔愈合。

（3）治疗期间应密切观察患者病情变化，尤其小儿和老人，若见剧烈耳痛、头痛、发热和神志异常，提示有变证的可能，要及时处理。

第六节 鼻 炎

鼻炎是指鼻腔黏膜的炎性病变，分为急性、慢性和过敏性。急性鼻炎是鼻腔黏膜的急性感染性炎症，隶属于中医学“伤风”、“感冒”范畴，临床以鼻塞、流涕、喷嚏、嗅觉减退为主要症状；慢性鼻炎包括单纯性鼻炎、肥厚性鼻炎和萎缩性鼻炎，为鼻黏膜和黏膜下的慢性炎性疾病，可由急性鼻炎日久不愈迁延而来，或由灰尘或化学物质长期刺激而致，属于中医学“鼻窒”、“鼻槁”范畴；过敏性鼻炎又名“变态反应性鼻炎”，是由多种特异性致敏原引起的鼻黏膜变态反应性疾病，属中医学“鼻鼽”范畴，临床表现为发作性鼻痒，流清涕，打喷嚏，可伴有其他变态反应性疾病病史。

一、病因病机

病因：外感六淫，正气亏虚。

病机：邪气壅滞，鼻窍不通或清阳不升，鼻窍失养。

病位：鼻，与肺、脾、肾密切相关。

病性：急性鼻炎以实证为主，慢性鼻炎及过敏性鼻炎以虚证或虚实夹杂为主。

二、辨证

		风邪外侵	气虚邪滞	气滞血瘀
症状	主症	外感风寒者鼻塞声重，喷嚏频作，流涕清稀；外感风热者鼻塞较重，鼻流黏稠黄涕，鼻痒气热，喷嚏时作；燥邪犯肺者鼻内干燥，灼热疼痛，涕痂带血	鼻塞时轻时重，或呈交替性，涕白而黏，遇寒冷时症状加重；或鼻干较甚，鼻出血，嗅觉减退；或鼻塞，鼻痒，喷嚏频频，清涕长流	鼻塞较甚或持续不减，鼻涕黏黄或黏白，嗅觉减退

续 表

		风邪外侵	气虚邪滞	气滞血瘀
症状	兼症	或头痛，恶寒发热；或头痛，发热微恶风，口渴咽痛，咳嗽痰黄；或咽痒干燥	疲倦乏力，少气懒言，恶风自汗，咳嗽痰稀，易患感冒，纳差便溏，头重头晕；或咽干燥，干咳少痰，或痰带血丝，腰膝酸软，手足心热；或面色苍白，形寒肢冷，腰膝酸软，神疲倦怠，小便清长，或见遗精早泄	语声重浊或有头胀头痛，耳闭重听
	舌脉	或舌淡红苔薄白，脉浮紧；或舌质红苔薄黄，脉浮数；或舌尖红，苔薄黄少津，脉细数	舌淡苔白，脉浮无力或缓弱；或舌红少苔，脉细数；或舌质淡，苔白，脉沉细无力	舌质暗红或有瘀点，脉弦或弦涩
治法	治则	宣肺散邪通窍	补益肺脾肾通窍	行气活血通窍
	取经	手阳明大肠经，督脉，足太阳膀胱经，足阳明胃经		
		足少阳胆经	任脉	足太阴脾经，足厥阴肝经

三、治疗

【取穴】

主穴	配穴	
	分型	取穴
迎香、上迎香、印堂、上星、通天、厉兑、商阳	风邪外侵证	风池、风门、风府、曲池、合谷
	气虚邪滞证	肺俞、脾俞、肾俞、气海、关元、足三里
	气滞血瘀证	膈俞、血海、太冲、合谷

【方法】

迎香、印堂用普通毫针向鼻部浅刺；使酸麻胀感传至鼻部，然后用细火针快速点刺上星、通天、商阳、厉兑，火针刺入深约0.05～0.1寸，不留针；余配穴每次选2～3穴，火针针刺深约0.2～0.3寸。急性鼻炎每日1次，3次为1疗程，慢性鼻炎及过敏性鼻炎，隔日1次，10次为一疗程。

【其他疗法】

(1) 穴位注射法：可取迎香、天柱等穴，可选用维生素B_{12}注射液、当归注射液，每次每穴注入0.2～0.5ml，隔日1次。

(2) 耳穴疗法：取内鼻、外鼻、肾上腺、肺、大肠、脾、肾。

操作：常规消毒后，以毫针对准穴位快速刺入，深度1分左右，约至软骨组织，以不刺透对侧皮肤为度，捻转数秒钟后，留针20~30分钟，每日或隔日治疗1次。或用王不留行籽进行耳穴贴压，手法由轻到重，按至有热胀感和疼痛（以患者能耐受为度），每日按压4次以上，每次2分钟左右。两耳交替进行，3天换1次。

（3）穴位贴敷法：取大椎、百劳、肺俞、膏肓、肾俞等穴，用白芥子30g、延胡索、甘遂、细辛、丁香、白芷各10g，研成粉末，用生姜汁调糊，涂纱布上，撒上适量麝香，贴敷上穴，成人保留4小时内，儿童保留30分钟左右，于三伏天隔10天1次，共贴3次，连续贴3年。

四、验案示例

火针治疗过敏性鼻炎

张某，男，42岁。鼻塞鼻痒流涕2年。2年来，出现鼻流清涕，鼻塞鼻痒，喷嚏，纳差，腰膝酸软。外院诊断为过敏性鼻炎。望诊：舌质淡，苔薄白。切诊：脉细。辨证：肺气不足，脾肾阳虚，复感风寒。治法：温阳益气，祛风散寒。取穴：百会，上星，印堂，迎香，合谷，大椎，风门，肺俞，脾俞，肾俞，关元。刺法：关元用灸法，余穴火针点刺。治疗3个疗程后痊愈。之后，每月灸1次，连灸1年以巩固疗效。随访3年未复发。

按 与传统艾灸相比，火针热力不易散失，深入集中而透达，应用火针点刺，可振奋人体阳气，鼓舞正气，固护肌表，提高人体免疫功能。大椎、百会、上星属督脉穴，通调阳气，风门祛风散邪，背腧穴补益脏腑。印堂通利鼻窍，手阳明经行于合谷，止于迎香，合谷善治头面诸疾，迎香为鼻病必用。（中国现代百名中医临床家丛书·贺普仁．北京：中国中医药出版社．2007：8）

五、按语

（1）针灸治疗本病有较好的效果，急性鼻炎一般针治2~3次即可获得较好效果，尤其对改善鼻道通气功能较为迅速。慢性鼻炎疗程较长，对慢性单纯性鼻炎的疗效较肥厚性鼻炎为好。

（2）急性期应适当休息，食易消化高营养之品，多饮热水，保持大便通畅。忌辛辣燥热之物，戒除烟酒，加强体育锻炼，增强抵抗力。

（3）过敏性鼻炎应积极查找过敏原，避免接触过敏原。

第七节 鼻窦炎

鼻窦炎是指鼻窦黏膜的化脓性炎症，是一种常见病，分急性和慢性两种。急性鼻窦炎多继发于急性鼻炎，主要是鼻窦黏膜的急性卡他性炎症和化脓性炎症，严重者可累及骨质，并可引起周围组织和邻近器官的并发症，致病菌多为化脓性球菌；慢性鼻窦炎多因急性鼻窦炎反复发作未彻底治愈迁延而致，双侧发病或多窦发病极为常见，可分为水肿浸润型、浸润型和浸润纤维型，病因和致病菌与急性化脓性鼻窦炎相似，特异性体质与本病关系甚为密切。

本病归属于中医学“鼻渊”范畴，且以慢性居多。临床以鼻流浊涕、量多不止为主要特征，常伴有头痛、鼻塞、嗅觉减退等症状，严重者可引起眼眶内感染及颅内感染等并发症。

一、病因病机

病因：外感风热，内伤情志，饮食失调，久病体虚。

病机：邪气壅滞鼻道，蒸灼津液或正气亏虚，不能固摄。

病位：鼻，与肺、胆、脾胃密切相关。

病性：有虚实之分，实证起病急，病程短；虚证病程长，缠绵难愈。

二、辨证

		实证			虚证	
		肺经风热	胆腑郁热	脾胃湿热	肺气虚寒	脾气虚弱
症状	主症	鼻塞，鼻涕量多而白黏或黄稠，嗅觉减退，头痛	鼻涕浓浊，量多色黄或黄绿，或有腥臭味，鼻塞，嗅觉减退，头痛剧烈	鼻塞重而持续，鼻涕黄浊而量多，嗅觉减退，头昏闷或头重胀	鼻塞或重或轻，鼻涕黏白，稍遇风寒则鼻塞加重，鼻涕增多，喷嚏时作，嗅觉减退，头晕头胀	鼻涕白黏或黄稠，量多，嗅觉减退，鼻塞较重，头昏重或闷胀

续 表

		实证			虚证	
		肺经风热	胆腑郁热	脾胃湿热	肺气虚寒	脾气虚弱
症状	兼症	风热恶风，汗出或咳嗽，痰多	烦躁易怒，口苦咽干，耳鸣耳聋，寐少梦多，小便黄赤	倦怠乏力，胸脘痞闷，纳呆食少，小便黄赤	气短乏力，语声低微，面色苍白，自汗、畏风寒，咳嗽痰多	食少纳呆，腹胀便溏，脘腹胀满，肢困乏力，面色萎黄
	舌脉	舌质红，苔薄白，脉浮数	舌质红，苔黄或腻，脉弦数	舌质红，苔黄腻，脉滑数	舌质淡，苔薄白，脉缓弱	舌质淡胖，苔薄白，脉细弱
治法	治法	宣通鼻窍				
		疏风散热宣肺	清泻胆热利湿	清热利湿化浊	温补肺脏散寒	健脾益气化湿
	取经	手阳明大肠经，足少阳胆经，足阳明胃经，足太阳膀胱经				
		手太阴肺经	手少阳三焦经	足太阴脾经	手太阴肺经	任脉

三、治疗

【取穴】

主穴	配穴	
	分型	取穴
迎香、阳白、四白、上星、通天、商阳、厉兑	肺经风热证	风池、风门、尺泽、合谷
	胆腑郁热证	侠溪、行间、脑空、中渚
	脾胃湿热证	丰隆、阴陵泉、内庭
	肺气虚寒证	太渊、肺俞、风门、百劳
	脾气虚弱证	脾俞、胃俞、足三里、气海

【方法】

迎香、上迎香、印堂用普通毫针针向鼻部，使酸麻胀感传至鼻部，然后用细火针快速点刺上星、通天、商阳、厉兑，火针刺入深约0.05寸，不留针；内庭、侠溪、脑空等穴，火针刺入深约0.1～0.2寸，不留针；余配穴每次选2～3穴，火针针刺深约0.2～0.3寸。

【其他疗法】

（1）穴位注射：可取迎香、肺俞、丰隆等穴，可选用维生素B_{12}注射液、香丹注射液，每次每穴注入0.2～1.0ml。

（2）穴位按摩：选取迎香、合谷，自我按摩，每次5～10分钟，每日1～2次。或用大鱼际沿两侧迎香上下按摩至发热，每日数次。

（3）耳穴疗法：取内鼻、肺、胆、脾、胃、神经、耳尖、下屏尖等。操作：消毒穴位后，以毫针对准穴位快速刺入，深度0.01寸左右，约至软骨组织，以不刺透对侧皮肤为度，捻转数秒钟后，留针20～30分钟，每日或隔日治疗1次。或用王不留行籽进行耳穴贴压，手法由轻到重，按至有热胀感和疼痛（以患者能耐受为度），每日按压4次以上，每次2分钟左右。两耳交替进行，3天换1次。

四、验案示例

火针治疗鼻窦炎

钟某，男，20岁，2009年11月5日初诊。反复鼻塞流涕3年。鼻塞或重或轻，鼻涕黏白，稍遇风寒则鼻塞加重，鼻涕增多，喷嚏时作，嗅觉减退，头晕头胀，平素怕风易感冒，胃纳一般，眠可，二便调，舌淡，苔薄白，脉缓弱。诊断为：鼻窦炎，辨证为肺气虚寒证，治以温肺散寒。取穴：上星，通天，商阳，厉兑。常规消毒涂万花油后持细火针快速点刺上穴，每日1次，10次治疗后症状改善，30次治疗后症状明显好转。

五、按语

（1）火针治疗鼻窦炎有一定疗效，但鼻窦中脓液阻塞严重者，应及时引流排脓。

（2）禁食辛辣刺激食物，戒除烟酒；锻炼身体，增强体质，提高机体免疫力。

（3）极少数鼻窦炎可引起脑内感染，或听力、视力下降，应引起重视。

第八节　乳　　蛾

乳蛾是指以咽痛或异物感不适，喉核红肿，表面可有黄白脓点为主要特征的咽部疾病，是临床常见病、多见病之一，以儿童及青年为多见。急性发病者，多为实热证，好发于春秋两季，有传染性，偶可爆发流行。病程迁延、反复发作者，多为虚证或虚实夹杂。本病可诱发喉痈及痹证、水肿、心悸、怔忡等全身疾病。

西医学的急性扁桃体炎、化脓性扁桃体炎可参考本病论治。

一、病因病机

病因：外感六淫，热病之后，久病体虚等。

病机：风热、热毒、痰瘀搏结喉核或虚火上炎。

病位：病位在咽喉，与肺脾肾密切相关。

病性：急性发病者，多为实热证；病程迁延、反复发作者，多为虚证或虚实夹杂。

二、辨证

		风热外袭，肺经有热	邪热传里，肺胃热盛	肺肾阴虚，虚火上炎	脾胃虚弱，喉核失养	痰瘀互结，凝聚喉核
症状	主症	病初起咽喉干燥灼热，疼痛逐渐加重，吞咽时更重	咽部疼痛剧烈，连及耳根，吞咽困难，痰涎较多	咽部干焮，微痒微痛，哽哽不利，午后症状加重	咽干痒不适，异物梗阻感，咳嗽痰白	眼干涩不利，或刺痛胀痛，痰黏难咯，迁延不愈
	兼症	头痛，发热微恶风，咳嗽	高热，口渴引饮，咳嗽痰黄稠，口臭，腹胀，便秘溲赤	午后颧红，手足心热，失眠多梦，或干咳痰少而黏，耳鸣眼花，腰膝酸软，大便干	胸闷脘痞，易恶心呕吐，口淡不渴，大便不实	全身症状不明显
	舌脉	舌质红，苔薄黄，脉浮数	舌质红，苔黄厚，脉洪大而数	舌质干红少苔，脉细数	舌质淡苔白腻，脉缓弱	舌质暗有瘀点，苔白腻，脉细涩
治法	治则	疏风清热，利咽消肿	泻热解毒，利咽消肿	滋养肺肾，清利咽喉	健脾和胃，祛湿利咽	活血化瘀，祛痰利咽
	取经	手太阴肺经，手阳明大肠经				
		足少阳胆经	足阳明胃经	足少阴肾经，足太阳膀胱经	足太阳膀胱经，足少阳胆经	足太阴脾经，足阳明胃经，足太阳膀胱经

三、治疗

【取穴】

主穴	配穴	
	分型	取穴
阿是穴（即红肿之喉核）、鱼际、商阳	风热外袭，肺经有热	风池、尺泽、液门、少商
	邪热传里，肺胃热盛	曲池、鱼际、内庭、耳尖
	肺肾阴虚，虚火上炎	然谷、太溪、肾俞、肺俞
	脾胃虚弱，喉核失养	脾俞、胃俞、日月
	痰瘀互结，凝聚喉核	丰隆、血海、膈俞、公孙

【方法】

阿是穴（即红肿之喉核），用细火针在酒精灯上烧至白亮后，快速点刺，将喉核上白点或黄白脓点点净，以不伤及正常组织为度；商阳、少商、耳尖细火针刺入0.05～0.1寸，点刺出血；内庭、公孙，细火针刺入0.1～0.2寸，不留针；余穴火针针刺0.2～0.3寸。

【其他疗法】

（1）放血疗法：取少商、商阳、耳背静脉等部位。用三棱针点刺出血，每日1次。

（2）耳穴疗法：取咽喉、肺、颈、气管、肾、大肠、轮1～轮6。操作：常规消毒后，以毫针对准穴位快速刺入，深度1分左右，约至软骨组织，以不刺透对侧皮肤为度，捻转数秒钟后，留针20～30分钟，每日或隔日治疗1次。或用王不留行籽进行耳穴贴压，手法由轻到重，按至有热胀感和疼痛（以患者能耐受为度），每日按压4次以上，每次2分钟左右。两耳交替进行，3天换1次。亦可取耳背静脉、耳尖，或轮3、轮4、轮6，点刺出血。

（3）穴位注射：取合谷、曲池、孔最等穴，每次选一侧穴，用柴胡注射液，每穴1～2ml，左右交替，每日1次。

四、验案示例

火针治疗乳蛾

史某，女，30岁，患慢性扁桃体炎已三年余。该患者长年咽部干焮不适，有异物感，每遇感冒或劳累即加重，咽痛多痰，吞咽不利。每年总要复发多次，久治不愈，患者甚感痛苦。专科检查：双侧扁桃体呈Ⅰ度肿大，表面较光滑，无脓苔附着，无明显充血。用特制的小烙铁，其头部大小约为0.5cm×0.5cm左右，将烙铁放在酒精灯上，烧红后蘸上香油，迅速烙于扁桃体上，每次烙10～20铁，以扁桃体烙面烙成褐黑色为佳，间隔2～3天烧烙一次，经火烙法治疗5次后，即告痊愈。扁桃体虽有部分残余，但观察一年余，未见复发。（中医药学报1987年第6卷第29期）

五、按语

（1）火针对咽喉肿痛有较好的疗效，乳蛾急发者应治疗彻底，以免迁延日久，缠绵难愈，但应注意对原发病的配合治疗。

（2）注意口腔卫生，及时治疗邻近组织疾病；避免有害气体的不良刺激，忌食辛辣刺激性食物，力戒烟酒。

（3）注意休息，减少或避免过度讲话，合理发音。

（4）积极锻炼身体，增强体质，提高机体抵抗力。

第九节　慢性咽炎

慢性咽炎是指咽部黏膜及黏膜下和淋巴组织的慢性炎症，常为上呼吸道慢性炎症的一部分，病程较长，多为急性咽炎反复发作所致，可分为慢性单纯性咽炎、慢性肥厚性咽炎和萎缩性咽炎与干燥性咽炎等。临床上主要表现咽部异物感、灼热感、干燥感或微痛感、刺激性咳嗽等种种咽部不适的症状，检查可见咽部黏膜慢性充血，咽后壁淋巴滤泡增生或咽侧索肥厚，或咽部黏膜干燥萎缩。

属于中医学“喉痹”范畴中病程较长者。

一、病因病机

病因：温热病后，饮食失调，内伤情志，劳房过度。

病机：痰火瘀壅滞咽喉或正气亏虚，咽喉失养。

病位：咽喉，与肺、脾、肾密切相关。

病性：以虚为主，或虚实夹杂。

二、辨证

		肺肾阴虚	脾胃虚弱	脾肾阳虚	痰凝血瘀
症状	主症	咽部干燥，灼热疼痛不适，午后较重，或咽部哽哽不利	咽喉梗梗不利或痰黏着感，咽燥微痛	咽部异物感，哽哽不利，痰涎稀白	咽部异物感、痰黏着感、焮热感，或咽微痛，痰黏难咯，咽干不欲饮
	兼症	干咳痰少而稠，或痰中带血，手足心热	口干不欲饮或喜热饮，易恶心，或时有呃逆反酸，若受凉、疲倦、多言则症状加重，平素倦怠乏力，少气懒言，胃纳欠佳，或腹胀，大便不调	面色苍白，形寒肢冷，腰膝冷痛，腹胀纳呆，下利清谷	易恶心呕吐，胸闷不适
	舌脉	舌质红少津，脉细数	舌质淡红，苔薄白，脉细弱	舌质淡嫩胖，苔白，脉沉细弱	舌质暗红或有瘀斑、瘀点，苔白或微黄，脉弦滑
治法	治法	通利咽喉			
		滋养阴液降火	益气健脾升清	温补脾肾	祛痰化瘀散结
	取经	手太阴肺经，足少阴肾经，任脉			
			足阳明胃经	足太阳膀胱经	足太阳膀胱经

三、治疗

【取穴】

主穴	配穴	
	分型	取穴
天突、廉泉、列缺、照海	肺肾阴虚证	复溜、经渠
	脾胃虚弱证	足三里、气海
	脾肾阳虚证	脾俞、肾俞
	痰凝血瘀证	膈俞、中脘

【方法】

穴位常规消毒后，选择细火针，在酒精灯上烧至白亮后，天突、廉泉、列缺、照海穴用速刺法，刺入深约0.1～0.2寸，不留针；余穴位用中粗火针，针刺深约0.2～0.3寸，不留针，针刺时嘱患者配合做吞咽动作。

【其他疗法】

（1）耳穴疗法：取咽喉、肺、颈、气管、肾、大肠、轮1～轮6，每次选2～3穴。操作：常规消毒后，以毫针对准穴位快速刺入，深度1分左右，约至软骨组织，以不刺透对侧皮肤为度，捻转数秒钟后，留针20～30分钟，每日或隔日治疗1次。或用王不留行籽进行耳穴贴压，手法由轻到重，按至有热胀感和疼痛（以患者能耐受为度），每日按压4次以上，每次2分钟左右。两耳交替进行，3天换1次。

（2）穴位注射：取百劳、肺俞、肾俞等穴，可选当归注射液、维生素B_{12}注射液，每穴每次注入0.5～1ml。

四、验案示例

火针治疗慢性咽炎

李某，男，35岁，2010年4月3日初诊。反复咽部异物感3年，再发3天。患者慢性咽炎病史3年，平素吸烟饮酒，咽部异物感，时有咽干咽痒，刺激性咳嗽，晨起咳少量灰色痰，胃纳欠佳，大便偏溏，小便调。舌淡苔薄白，脉细。查体：咽充血（+），咽后壁滤泡增生，双侧扁桃体无肿大，肺部听诊无异常。诊断为慢性咽炎，辨证为脾胃亏虚证。取穴：阿是穴（咽后壁增生滤泡），列缺，照海，脾俞，气海。治法：持细长火针快速点刺阿是穴，将咽后壁增生滤泡点净，余穴快速点刺2～3下即可。每日1次，3次后症状有所改善，10次后症状明显改善。

五、按语

（1）火针对本病有一定疗效，在坚持治疗的同时，预防感冒，忌吸烟、饮酒，忌食辛辣刺激性食物，多可提高疗效。

（2）诊断需仔细询问病史和全面相关检查，以排除咽异物感为主要症状的重要疾病，如咽喉及食管上端癌肿早期、返流性食管炎等疾病。

第十节 牙 痛

牙痛是口腔疾患中最常见的症状，每因冷、热、酸、甜等刺激而发作或加重，可伴有牙龈红肿、牙龈出血、牙龈萎缩、牙齿松动、咀嚼困难或有龋齿存在。中医学对牙痛的认识很早，《灵枢·经脉》载："大肠手阳明之脉……是动则病齿痛。"十二经脉中，手阳明大肠经入下齿，足阳明胃经入上齿，无论是风热外袭还是胃火炽盛，火邪循经上炎均可引起牙痛，又因肾主骨，齿为骨之余，肾阴不足，虚火上炎亦可引起虚火牙痛。

西医学中的龋齿、牙髓炎、牙周炎、牙槽或牙周脓肿、冠周炎及牙本质过敏等均可引起牙痛。

一、病因病机

病因：风寒、风热外袭，饮食失调，禀赋不足或久病年老。

病机：风寒火邪阻滞，与气血相搏而痛。

病位：牙，与胃、胆、肝、肾密切相关。

病性：有虚实之分，一般而言，急性牙痛、牙龈红肿者多为实证；慢性牙痛、齿松、齿痛隐隐、红肿不甚多为虚证。

二、辨证

		实证				虚证
		风寒侵袭	风热侵袭	少阳郁火	胃火炽盛	肾阴亏虚
症状	主症	急性牙痛发作，得热痛减	发作急骤，牙痛剧烈，牙龈红肿，喜凉恶热	齿痛连及腮颊或耳下肿痛，延及牙床	牙痛剧烈，牙龈红肿甚至出血，遇热更甚	牙痛隐隐发作，时作时止，午后或夜晚加重，日久不愈可见牙龈萎缩，甚至牙根松动
	兼症	恶寒，微发，热鼻塞流涕	发热，口渴，腮颊肿胀	目赤，耳鸣，口苦	口臭，尿赤，便秘	腰膝酸软，头晕眼花
	舌脉	舌淡红苔薄白，脉浮紧	舌红苔薄黄，脉浮数	舌红苔黄，脉弦数	舌红苔黄，脉洪数	舌质红嫩，少苔或无苔，脉细数
治法	治则	疏风散寒止痛	疏风清热止痛	泻肝清热止痛	清胃泻火止痛	补肾引火归元
	取经	手阳明大肠经，足阳明胃经				
		手太阴肺经，督脉，足太阳膀胱经	手少阳三焦经，足少阳胆经，督脉	手少阳三焦经，足少阳胆经，足厥阴肝经		足少阴肾经，足太阳膀胱经

三、治疗

【取穴】

主穴	配穴	
	分型	取穴
下关、颊车、合谷	风寒侵袭证	风门、风府、列缺
	风热侵袭证	风池、曲池、大椎
	少阳郁火证	液门、行间、侠溪
	胃火炽盛证	内庭、二间、丰隆、偏历
	肾阴亏虚证	太溪、照海、肾俞

【方法】

穴位常规消毒后，选择细火针，在酒精灯上烧至白亮后，在阿是穴（即红肿牙龈处）直接点刺出血，深度约0.01寸；下关、颊车、合谷穴用速刺法，刺入深约0.1~0.2寸，不留针；内庭、二间、列缺、太溪、照海、液门、行间、侠溪细火针，针刺深约0.05~0.1寸，不留针；余穴火针针刺0.2~0.3寸。

【其他疗法】

（1）耳穴疗法：取口、三焦、上颌或下颌、牙、神门、耳尖、胃、大肠、肾等穴，每次选3~5穴。操作：消毒穴位后，以毫针对准穴位快速刺入，深度1分左右，约至软骨组织，以不刺透对侧皮肤为度，捻转数秒钟后，留针20~30分钟，每日或隔日治疗1次。或用王不留行籽进行耳穴贴压，手法由轻到重，按至有热胀感和疼痛（以患者能耐受为度），每日按压4次以上，每次2分钟左右。两耳交替进行，3天换1次。

（2）烟熏法：取巴豆1个，黄烟少许（约1支烟量），把巴豆去壳研碎，卷入烟内点燃吸之，1支烟吸完为度，治各种牙痛。

四、验案示例

火针治疗牙痛

许某，男，55岁。1990年8月27日就诊。素有牙痛史，今左上牙痛甚剧，口渴，便秘，舌苔黄，脉弦数。辨为实火牙痛，随以毫针刺左下关、颊车、右内庭。入针行泻法后痛止，留针半小时。

出针后痛又作，余即行细火针在酒精灯上烧至针尖由红变白，快速刺入左下关、颊车后立即出针，刺入深度为0.8~1寸，每穴1针后，痛即止。随访半载，无复发。

按 火针止痛之效无论是实证或虚证，其效如桴鼓，是毫针所不能比；下关、颊车为足阳明胃经之穴，胃经恰入上齿，故细火针刺之有效。（四川中医1991年第49期）

五、按语

（1）针灸对牙痛有较好的治疗效果，一般1次即可止痛或痊愈，但对龋齿只能暂时止痛，应针对原发病进行治疗。

（2）注意口腔卫生，避免过度的硬物咀嚼和冷热酸甜等刺激。

（3）牙痛的发生原因很多，诊断时应注意与三叉神经痛鉴别；本病治疗尚要注意防有感染者向深部发展，引起牙痈、牙槽风等。

第十一节 口 疮

口疮是指以唇、舌、颊、上腭等处黏膜发生单个或多个淡黄色或灰白色溃疡点，疼痛或刺激时疼痛为特征的口腔疾病。本病以青壮年多见，易反复发作，甚至没有间歇期。

相当于西医学的口腔复发性阿弗他溃疡。

一、病因病机

病因：饮食不节，情志所伤，劳倦等。

病机：热盛肉腐或寒湿瘀阻，黏膜失养。

病位：口腔，与脾、胃、肝、肾密切相关。

病性：分虚实，实证多见于年轻或体质较强者；虚证多见于老年或虚弱患者，病程较长，缠绵不愈。

二、辨证

		实证			虚证		
		心火上炎	胃肠积热	肝郁化火	阴虚火旺	脾虚湿困	脾肾阳虚
症状	主症	溃疡多位于舌尖、舌前部或舌侧缘，数目较多，局部红肿疼痛明显	溃疡多位于唇、颊、口底部位，溃疡形状不规则，基底色深黄，周围充血范围较大	溃疡数目大小不一，周围黏膜充血发红，常随情绪改变或月经周期而发作或加重	溃疡数目少，分散，边缘清楚，基底平坦，呈灰黄色，周围绕以狭窄红晕，有轻度灼痛	溃疡数目少，面积大，基底深凹，呈灰黄或灰白色，边缘水肿，红晕不明显	溃点量少分散，表面紫暗，四周苍白，疼痛轻微，或仅在进食时疼痛，遇劳即发
	兼症	口干口渴，心中烦热，小便黄赤	口干口臭，大便秘结，小便黄赤	胸胁胀闷，心烦易怒，口苦咽干，失眠不寐	头晕目眩，五心烦热，口干咽燥，唇赤颧红	头身困中，口黏不渴，食欲不振，胃脘胀满，时有便溏	面色㿠白，形寒肢冷，下利清谷，少腹冷痛，小便多
	舌脉	舌尖红，苔薄黄，脉略数	舌红绛，苔黄腻，脉滑数	舌尖红或略红，苔薄黄，脉弦数	舌红，脉细数	舌质淡，有齿痕，苔白滑腻，脉沉缓	舌淡苔白，脉沉弱无力
治法	治则	清心导赤，解毒疗疮	清热泻火，凉血解毒	疏肝理气，泻火解毒	滋阴补肾，降火敛疮	健脾祛湿	温补脾肾，引火归元
	取经	任脉，手厥阴心包经					
		手少阴心经	足阳明胃经	足少阳胆经，足厥阴肝经	足少阴肾经，手少阴心经	足太阴脾经，足阳明胃经	足太阳膀胱经

三、治疗

【取穴】

主穴	配穴	
	分型	取穴
阿是穴、承浆、合谷	心火上炎	劳宫、少府
	胃肠积热	内庭、四缝
	肝郁化火	行间、侠溪

续 表

主穴	配穴	
	分型	取穴
阿是穴、承浆、合谷	阴虚火旺	照海、阴郄
	脾虚湿困	足三里、公孙
	脾肾阳虚	脾俞、肾俞

【方法】

阿是穴即局部溃疡点，常规消毒，用细火针在酒精灯上烧至白亮后，快速点刺，将溃疡点全部点净，刺入溃疡基底部，不伤及正常组织；少府、内庭、行间、侠溪、照海、阴郄用细火针快速点刺，刺入0.05～0.1寸，不留针；余穴火针针刺0.2～0.3寸。

【其他疗法】

(1) 耳穴疗法：取口、舌、神门、胃、内分泌、肾上腺、脾、心等，每次选3～5穴。操作：消毒穴位后，以毫针对准穴位快速刺入，深度1分左右，约至软骨组织，以不刺透对侧皮肤为度，捻转数秒钟后，留针20～30分钟，每日或隔日治疗1次。或用王不留行籽进行耳穴贴压，手法由轻到重，按至有热胀感和疼痛（以患者能耐受为度），每日按压4次以上，每次2分钟左右。两耳交替进行，3天换1次。

(2) 穴位注射：取足三里、曲池等穴，采用维生素B_1或维生素B_{12}、当归注射液，每次1～2穴，每次每穴注入0.5ml，隔日1次。

(3) 局部用药：可用珍珠粉、双料喉风散或维生素C等于口疮局部敷药，每天2～3次。

四、验案示例

火针治疗口疮

孙某，女，30岁，2009年7月10日初诊。反复口腔溃疡2年，再发3天。伴口干，口臭，大便秘结，小便黄，舌红，苔黄偏腻，脉滑数。查体：颊部可见多个溃疡，形状不规则，基底色深黄，周围充血明显。诊断为口腔溃疡，中医辨证为胃肠积热证。治法：清热泻火，凉血解毒。用细长火针快速点刺局部溃疡点（即阿是穴），将溃疡点全部点净，刺入溃疡基底部，不伤及正常组织；内庭点刺出血。每日1次，4次治疗后溃疡基本愈合。

按 本例为实证、热证，用火针“以热引热”，导邪外出，则病愈也。

五、按语

（1）火针治疗口腔溃疡疗效较好，其有效率在80%～90%，具有一定远期疗效。

（2）发作期应选流质或半流质饮食，避免过热、过咸及粗硬食物；症状缓解期应注重锻炼，增强体质，保证睡眠，提高机体的免疫功能，并尽量避免各种诱发因素。

（3）保持心情舒畅，注意口腔卫生，选用富含维生素类食品、水果。

（4）顽固性复发性口疮，可能和机体的免疫功能低下有关，应注意整体治疗；反复的口疮还应注意排除白塞综合征等。